서른 살에 처음 시작하는
스윙 살사 탱고

스윙 살사 탱고

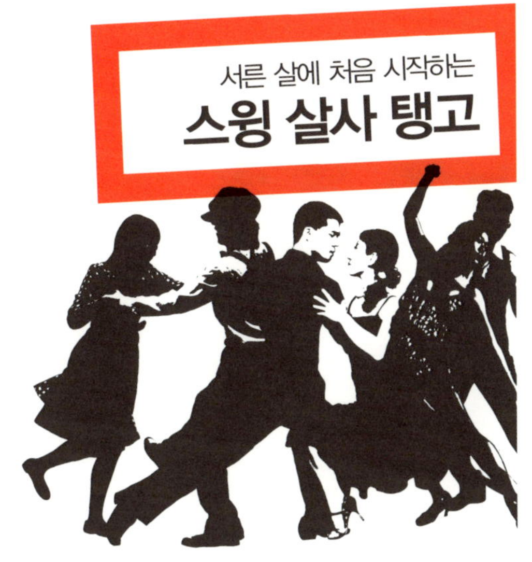

깜악귀 지음

북하우스

일러두기

* 본문에 나오는 일부 단어는 의미 전달을 위해 현지 발음에 가깝게 표기하였습니다.

** 소셜 댄스 현장에서 관용적으로 사용되는 용어 중 일부는 외래어 표기법을 따르지 않고,
현장에서 쓰이는 표기를 따랐습니다.

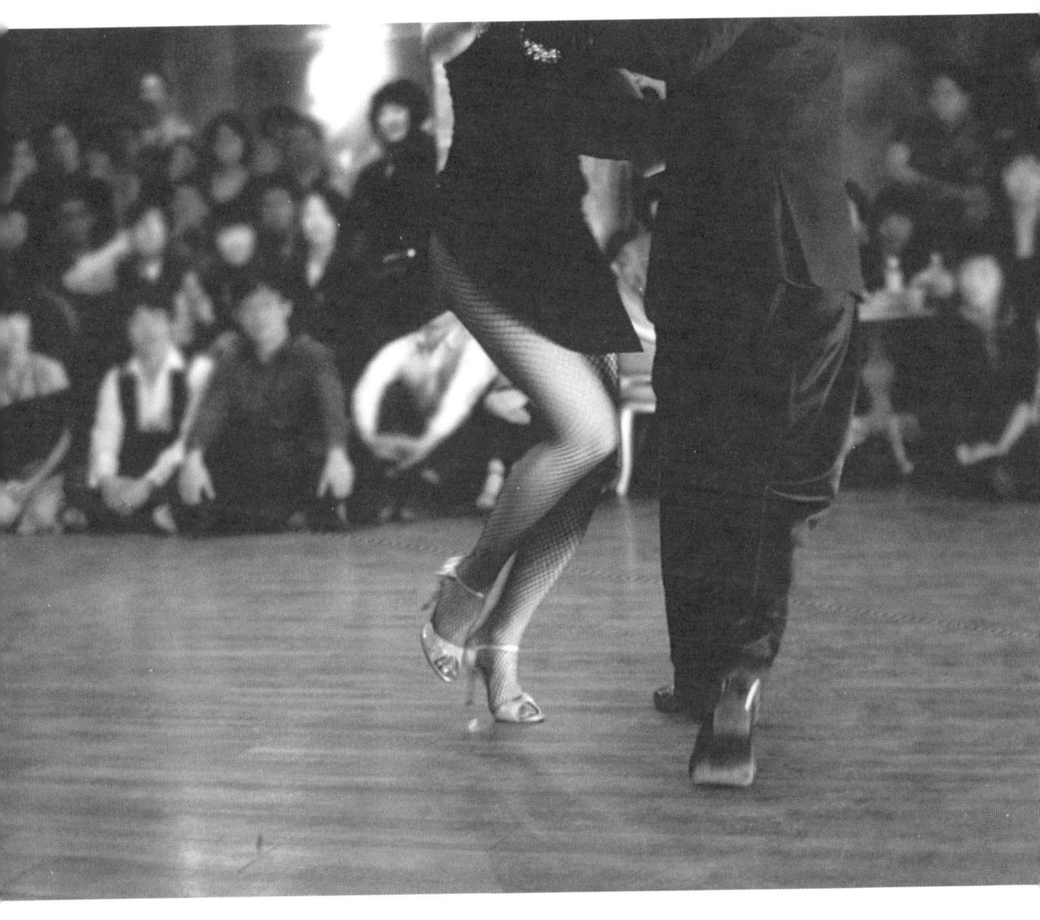

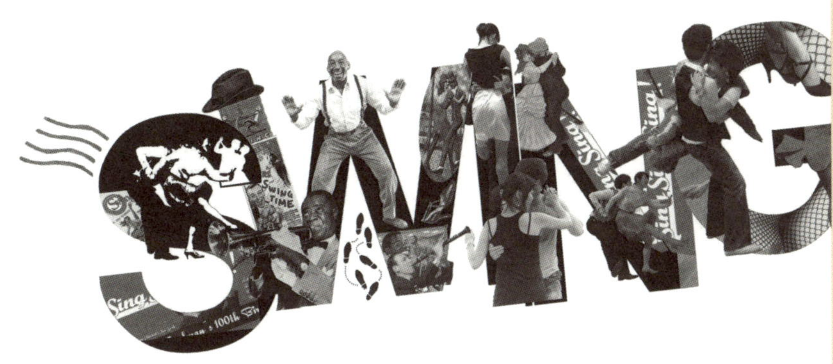

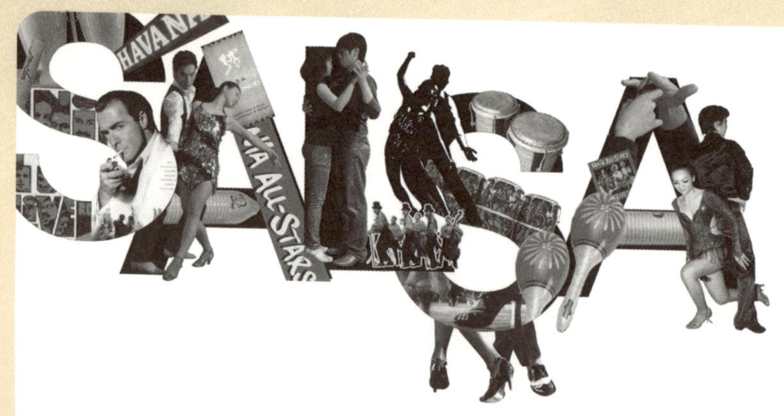

■ 3부 살사, 열정과 관능의 몸짓

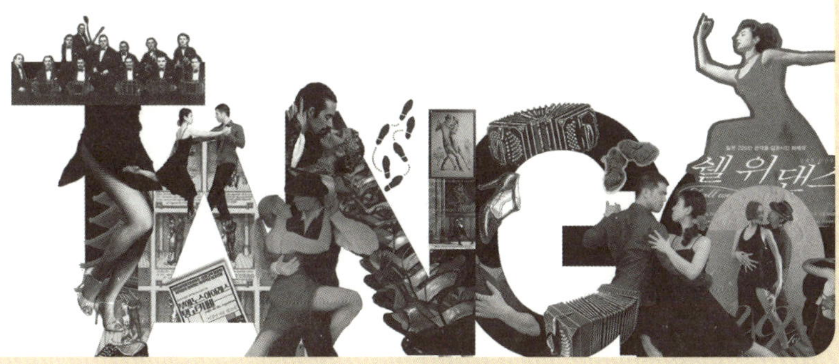

운명의 시작,
그렇게 춤은 나에게 다가왔다

몇 년 전부터, 사회에는 이상한 사람들이 생겨났다. 이 사람들은 겉보기에 일반인과 다르지 않을뿐더러 멀쩡하게 할 건 다 한다. 학교 혹은 직장에도 다니고 친구들도 만난다. 다만 다른 점이 있다면, 일주일에 3, 4일은 꼭 밤 시간을 비워둔다는 것이다. 보통은 밤 9시 이후의 시간을 비워둔다. 이 시간은 이들에게는 마치 성역 같다.

야근을 하라고 하면 어떻게든 시간 내에 끝내놓고 정시에 퇴근을 한다. 상사가 퇴근 시간이 다 되어 일을 맡기면, (누구든 싫은 일이지만) 그것조차도 시간 내에 끝내고는 집념 어린 눈빛으로 회사를 나선다. 피할 수 없는 회식이 있다면? 그래도 그들은 어떻게든 1차에서 자리를 뜨고야 만다. 부모님이 아프시다거나 하는 등 어떤 핑계를 대서건 하여튼 일어서고야 만다.

그렇게 자리를 뜨는 그들의 눈빛에는 특별한 느낌이 있는데 그것은 "내겐 가야 할 곳이 있다"는 비장함이다. 달리 보면 내겐 뭔가 특별한 삶의 기쁨이 있다고 생각하는 사람의 눈빛이라고 할 수 있다. "나는 인생을 소모하고 있지 않아. 나는 뭔가 느끼고 살고 있어."

그들에게는 몇 가지 공통점이 있다. 직장에서 시간이 날 때마다 유튜브www.youtube.com와 같은 동영상 사이트에서 뭔가를 검색한다(누가 들여다볼라 치면 얼른 꺼버린다). 길거리에서 음악이 들리면 발을 이리저리 움직여보지 못해서 안달하는 것 같다. 걸을 때도 왠지 그냥 걷는 것 같지 않다. 발을 규칙적으로 이 방향 저 방향으로 움직이며 손으로 자꾸 허공을 휘젓는 것 같다. 눈앞에 누군가가 있다는 듯이 쳐다보기도 한다. 물론 거기엔 아무도 없다. 허공이다. 살짝 미쳤나 싶기도 하다. 때로는 작은 가방을 들고 다니는데, 딱 신발 하나가 들어가면 좋을 것 같은 모양새다. 그들은 누구일까?

그들은 바로 이 시대의 제다이들, '소셜 댄서'들이다. 소셜 댄스social dance는 일종의 아마추어 커플 댄스 문화라고 할 수 있는데, 대표적인 소셜 댄스로는 스윙, 살사, 탱고를 들 수 있다. 셋 다 우리나라에는 10년 전쯤 들어왔다. 그리고 그 10년 동안 이 춤들을 추는 인구가 상당히 늘었다. 살사의 경우에는 한 번쯤 접해본 사람의 숫자로만 치면 수만 명을 헤아릴 수 있을지도 모른다. 스윙, 살사, 탱고 이 세 가지 춤을 거쳐간 사람들의 수를 합하면 백만 대군까지는 아니더라도 십만 대군은 될지도 모른다. 나름대로 '폭발적인 성장'이라고 할 수 있다. 직장인들의 '뉴 라이프'라고 해서 신문기사로 언급되는 일도 적지 않았다.

하지만 지금까지 소셜 댄스에 대해서만 따로 소개하는 글이나 책은 없었다. 댄스 스포츠와 함께 묶어서 설명하거나 살사만 별개로 소개했던 책은 있었지만 말이다. 내 생각에 스윙, 살사, 탱고로 대별되는 소셜 댄스는 현재 한국에 유행하는 신종 바이러스이다. 이는 그전에 있었던 춤바람과는 또 다른 문화다. 그건 30대를 전후로 세워진 직장인들의 새로운 서브 컬처sub culture다. 그래서 그 매력적인 것이 도대체 어떤 것인지 책 한 권으로 훑어볼 수 있게끔 용기를 내어 글을 써보기로 했다.

그렇다면 이 글을 쓰는 나는 스윙, 살사, 탱고에 두루 권위가 있는 유명한 사람인가. 아니 전혀 그렇지 않다. 나는 그저 스윙을 배운 지 2년 정도 되었으며 살사와 탱고를 접한 지는 이제 반년이 되지 않는다. 요새는 바빠서 그나마도 그리 열심히는 못 한다. 잘난 척을 하며 책을 쓰고 있지만 실제로 대단한 경력자도 아닌 셈이다. 그래서 이 책을 쓸 때 주변에 이런저런 조언을 굉장히 많이 구했다. 이 책은 춤의 동작을 알려주는 교본은 아니다. 그보다는 소셜 댄스라는 문화의 전반적인 분위기를 소개하는 데에 초점을 맞추었다.

내가 최초로 접한 소셜 댄스는 스윙 혹은 스윙 댄스인데, 현재까지는 이게 나의 주종목이다. 스윙을 시작하게 된 것은 내가 춤이라는 것과 처음 접한 일생일대의 사건이었다. 그 일화를 되돌아보면 아직도 마음이 조금은 싱숭생숭하다.

어느 날 아는 여자아이가 전화를 걸어서 이렇게 말했다. "친구가 스윙 댄스라는 일종의 커플 댄스를 가르치는 강사를 하고 있는데, 거기에 남자들이 부족하다더라. 가볍게 춤추는 파티 같은 거니까 한번 가서 조금만 배우고 같이 놀면 된다더라.”

나는 춤과는 하등의 인연이 없는 몸이었다. 심지어 나의 몸에 대한 철학은 ‘몸이란 기계와 같아 많이 쓰면 빨리 닳는다’ 는 것이었다. 하지만 그때까지도 나는 혈기 왕성한 남자였던지라 ‘커플 댄스파티 같은 것’ 이라는 말과 ‘남자가 부족하다’ 는 말에 귀가 솔깃해졌다.

그 말들을 듣자 당장 내 머릿속에는 가벼운 펀치와 다과가 준비되어 있는 야외의 한 공간에서 왈츠 같은 기본 동작을 가르쳐주는 사람에게 춤을 배운 후, 그곳의 여성들과 춤과 담소를 즐기며 하하하 호호호 하는 풍경이 떠올랐다. 나는 일종의 ‘무도회+소개팅’ 을 상상했던 것이다. 게다가 남자가 부족하다면 이는 거꾸로 여자가 많다는 이야기이기도 했다. 이렇게 되자 나의 결론= ‘나쁘지 않겠군’. 결국 운명의 일요일, 친구와 함께 약속된 장소로 갔다.

그다음에는 어떻게 되었을까? 그대가 서른이 넘었다면 알겠지만 인생은 항상 배반의 연속이다. 우리가 도착한 곳은 거울 몇 장 걸린 썰렁한 춤 연습실이었다. 그곳에서 30명쯤 되는 초급 수강생들이 열심히 스윙 댄스의 기본 스텝을 밟으며 땀을 흘리고 있었다. 친구와 나는 간단한 기초를 10분 속성으로 배우고 강습에 바로 투입되었다. “이번에는 공짜로 들으시고 마음에 드시면 수강 등록하시면 돼요!” 으음, 우린 특별히 초청된 것이라고 생각했는데 알고 보니 그냥 수강 등록자 후보였다. 요약하자면 그냥 춤 강습이었다.

상황이 파악되자 왠지 다단계 피라미드 판매에 말려든 것 같은,

'쫌 그런' 기분이 밀려들었다. 하지만 기대하던 것이 아니라고 해서 갑자기 뛰쳐나올 수는 없었다. 2시간만 버티자는 기분으로 가르쳐주는 대로 묵묵히 스텝을 밟았다. 10분 후 강사는 뭔가 이상한 기술을 가르쳐주었다. 남자가 여자의 손을 잡고 박자에 맞춰 스텝을 밟다가 오른쪽으로 여성이 턴을 하도록 유도하는 동작이었다. 발과 손이 헷갈리긴 했지만 어쨌거나 대충 해낼 수 있었다. 그런데 함께 춤을 추는 상대가 말하길,

"오늘 처음이신데 무지 잘하시네요. 재능이 있으신가봐요!"

"아니 뭐…… 보통이죠."

말은 그렇게 했지만 나의 입가는 미묘하게 찢어지고 있었다. 칭찬은 고래도 춤추게 한다고 하지 않던가? 심지어 나는 인간이다. 정신을 차려보니 강습 뒤풀이 자리에서 오늘 배운 동작을 열심히 구사하며 춤을 추고 있는 내가 있었다. "잘하시네요!" "박자도 정말 잘 잡으세요!" 주변에서는 지금 생각해보면 결코 진심만은 아니었을 칭찬들이 그렇게 줄줄이 이어지고 있었다.

그렇게 춤을 시작하고 반년 후 누군가가 내게 말했다. "당신과 같이 춤을 추면 즐거워요." 그 말을 듣는 순간 우주가 나에게 미소 짓는 것 같았다. 그녀는 나의 레아 공주였고 나는 최초로 우주에 발을 디딘 루크 스카이워커 같았다. 빠라바밤 빠라바밤 하고 어떤 영화음악도 흐르는 것 같았다. 이윽고 정신을 차려보니 1, 2년이 훌쩍 지나 있었고 도끼 자루는 살짝 썩어 있었다. 이젠 나는 춤에 중독된 게 아니라 그냥 조금 열심히 할 뿐이라고 항변해도 믿어주는 사람이 없다.

이제『슬램덩크』의 막바지에 강백호가 내뱉었던 말처럼, 나도 인정할 수밖에 없는지도 모르겠다.

"그래요, 저 춤 좋아합니다. 이번에는 거짓이 아니라구요."

그래서 당신들에게도 알려주고 싶다. 스윙, 살사, 탱고라는 소셜 댄스의 세계를.

춤을 사랑할 수밖에 없는 건
춤이 사랑이기 때문이다

이 책의 저자

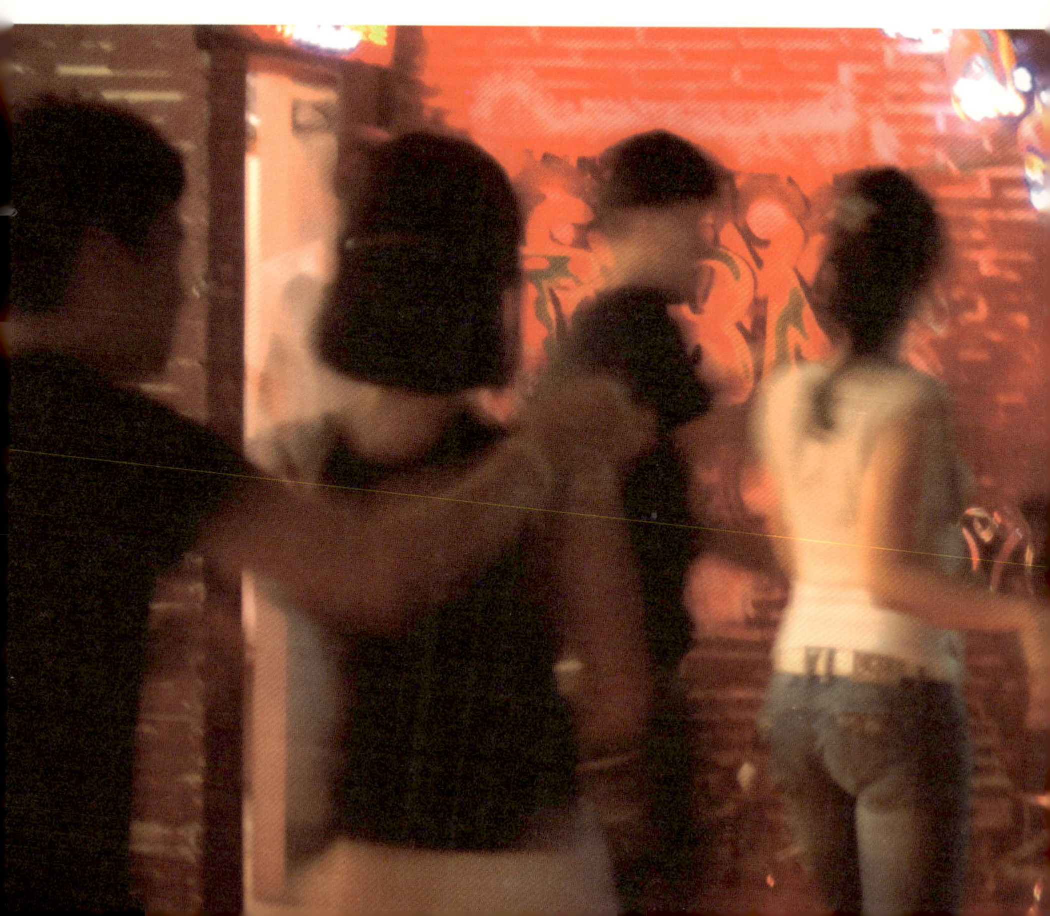

Shall we dance?

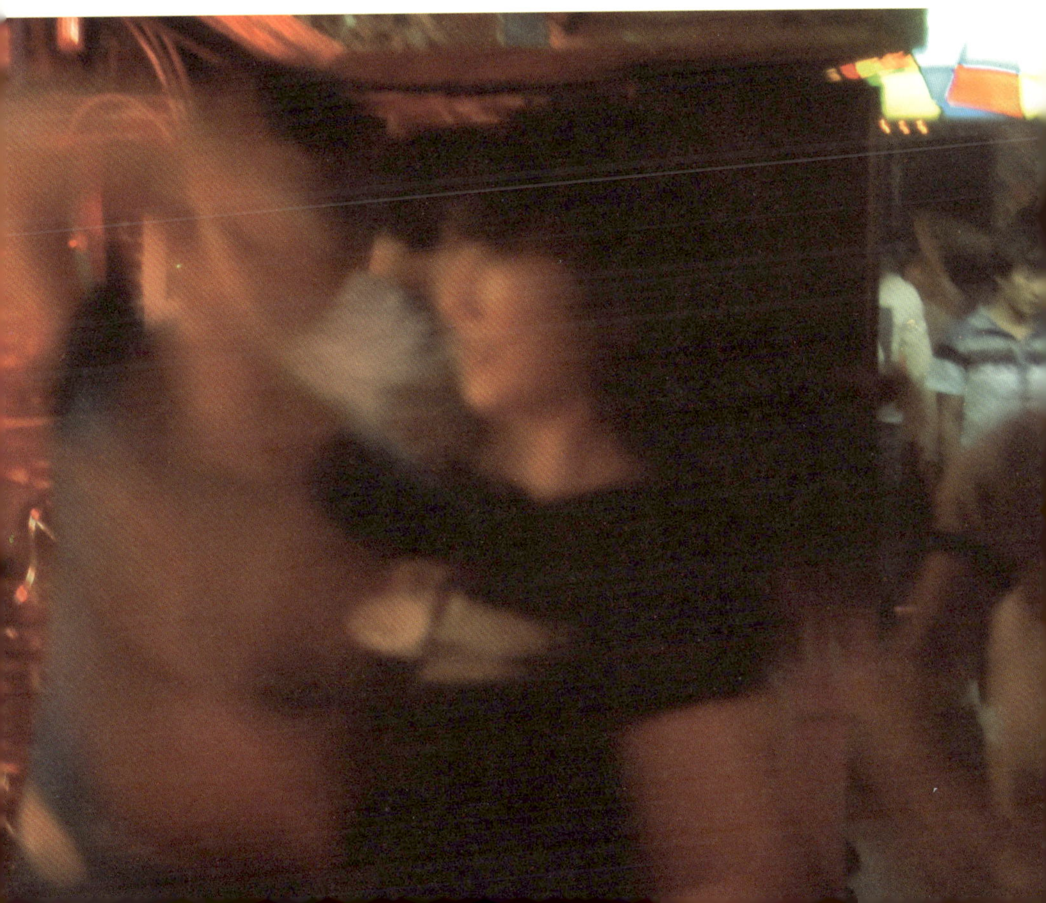

오늘도 플로어에 올라 스텝을 밟는 이유

우연히 스윙이라는 소셜 댄스의 세계에 발을 들인 나는 지인들과 댄스파티를 열기도 하고 스윙을 추는 장소인 스윙 바에서 정기적으로 디제잉djing도 하고 있다. 내가 고르고 고른 음악에 사람들이 땀을 흘리며 춤추는 모습은 또 얼마나 각별한지! 그러다 몇 달 전부터는 다른 소셜 댄스가 어떨지 궁금한 나머지 살사와 탱고도 시작했다. 둘 다 초급 강습을 이제 막 다 들었을 뿐이지만, 세 개의 춤을 병행하면서 각각의 소셜 댄스는 고유한 매력을 가지고 있다는 것을 알게 됐다. 스윙이 통통 튀면서 '크레이지' 하고 발랄하다면, 살사는 관능적이고 열정적이다. 탱고의 움직임에는 열정과 비애, 기쁨과 슬픔이 함께 흐른다. 2~4부에서는 스윙, 살사, 탱고에 대해 좀더 자세히 설명할 예정이다. 앞부분의 두루뭉술한 이야기에 만족하지 못하시는 분은 본인이 가장 궁금해하는 춤을 다룬 챕터로 바로 넘어가도 좋다.

내가 춤을 춘다는 것을 알게 된 사람들은 보통 "왜"냐고 묻는다. 그게 뭐가 그리 좋으냐는 것이다. 하지만 좋은 점이 뭐냐는 질문은 대답하기 매우 난감한 질문이다. 단순히 '좋은 점' '장점'이라는 단어로는 내가 왜 소셜 댄스를 하고 있는지 설명하기 곤란하다. 내가 헬스를 하고 있다고 치자. 누군가가 왜 헬스를 하느냐고 묻는다면 근육이 붙어 몸이 좋아진다거나 체형이 바르게 된다는 등 여러 가지 이야기를 할 수 있을 것이다. 하지만 내가 왜 소셜 댄스를 하는지는 명확한 목적이나 이유를 들어 설명하기 힘들다. 세상에는 언어로 가둘 수 없는 진한 느낌과 울림들이 있는 법이다. 물론 소셜 댄스를 추게 되면 여러 가지 실용적인 이점이 따라오는데, 이런 것들로 친구들을 '꾀어낼' 수는 있다. 직접 체험해본 결과, 장점으로 꼽을 수 있는 것들은 대략 이런 것들이다.

몸이 좋아진다

춤을 추고 난 뒤부터 체형과 체력이 좋아져서 예전에 비해 자세가 바르게 교정이 되고 건강도 좋아졌다. 그전에는 몸이 구부정한 편이었는데, 지금은 허리가 꽤 펴졌다는 소리를 듣는다(하지만 완전한 '직립' 보행을 하는 날은 아직도 멀었다). 의사가 혈액순환이 좋지 않으니 유산소 운동이 꼭 필요하다고 권유해도 꿈쩍하지 않던 내가, 지금은 밤마다 헐떡이면서 뛰어다닌다. 소셜 댄스는 하루 종일 컴퓨터를 들여다보는 직업을 가진 사람들에게 특히 추천할 만하다. 어쨌거나 자신의 몸을 신경써서 움직여볼 기회는 되니까.

인맥이 생긴다

소셜 댄스는 다양한 직종의 사람들이 모여 춤을 즐기는 것이기 때문에 낯선 사람과 친해질 수 있는 '소셜리티sociality'의 장이 자연스럽게 생겨난다. 생각해보면 한국 사회에서 회사를 다니는 평범한 30대가 직장 일로 만나는 사람들 외에 새로운 사람을 만날 수 있는 계기는 전혀 없다고 해도 과언이 아니다. 그렇다고 매일 상사나 회사 동료 들과 술 마시며 2, 3차를 거듭하는 것도 지겨운 일 아닌가. 그 시간에 업무의 연장이 아닌 다른 무언가를 하고, 새로운 사람들을 만날 순 없을까? 소셜 댄스는 이런 고민을 하는 사람들을 위해 존재한다.

리듬감이 좋아지고, 음악을 잘 듣게 된다

'탱고를 추다보니 탱고 음악이 너무 좋아졌다.' 이 말은 탱고 댄서들에게서 흔히 들을 수 있는 말이다. 살사나 스윙도 마찬가지다. 스윙, 살사, 탱고 모두 춤을 위한 무도곡이기 때문에 춤을 배우면 음악의 본질적인 부분에 쉽게 접근할 수 있다. 자연스럽게 곡의 구성이나 뉘앙스, 리듬감의 차이를 깊이 있게 음미할 수 있게 된다. 그래서 소셜 댄스를 추다보면 친구들에게 탱고 음악의 대가 아스토르 피아졸라Astor Piazzolla에 대해서, 스윙의 거장 듀크 엘링턴Duke Ellington에 대해서, 혹은 살사의 여왕인 셀리아 크루스Celia Cruz 누님에 대해 적어도 한마디는 할 수 있다. 영화 〈부에나 비스타 소셜 클럽〉을 볼 때도 살사를 추는 사람이라면 그렇지 않은 사람보다 영화에 등장하는 쿠바인들의 음악에 대해 좀더 수월하게 이해할 수 있을 것이다.

어떤가, 이 정도면 매력적인가? 그런데 솔직히 말해서 위에서 열거한 것들은 소셜 댄스 '만'의 장점은 아니다. 재즈댄스나 힙합을 해도 체형과 체력은 좋아지며, 체형이 좋아지는 것이 궁극의 목표라면 오히려 요가나 필라테스가 더 좋을 것이다. 소셜리티, 즉 사회성이라는 부분도 마찬가지다. 어떤 취미 모임이든 여러 직종에 종사하는 사람들이 모여 공통의 관심사를 나누다보면 서로 친해지기 마련이다. 음악을 잘 듣게 된다는 장점을 들었지만 악기를 배우는 편이 밝은 귀를 만드는 더 나은 방법인지도 모른다.

내친 김에 더 솔직해보자. 나는 왜 스윙에 빠졌고, 살사와 탱고까지 손대기 시작했는가? 답은 하나밖에 없다. 즐. 겁. 기. 때문이다. 나는 소셜 댄스가 춤과 음악, 사람, 세 가지 요소로 구성된다고 생각한다. 나는 음악이 있고, 함께 출 사람이 있기 때문에 춤을 춘다. 춤과 음악, 소셜리티가 하나의 형식으로 묶인 것이 소셜 댄스이고, 좋은 소셜 댄서는 이 세 가지 요소를 즐기고 아끼며 존중하는 사람이다. 그리고 춤, 음악, 사람이, 세 가지는 어디에나 존재한다.

나는 지금으로부터 반년 전에 스윙 댄스 행사를 위해 베트남까지 다녀온 적이 있다(자세한 내용은 이 책의 뒷부분에 실려 있다). 외국이라고는 그때까지 딱 한 번 밖에 나가본 적이 없는 내가 춤을 위해 베트남까지 나갈 줄은 전혀 생각도 못 했다. 그런데 어쩌다보니, 해외로 춤여행을 떠나는 꼴이 되고 만 것이다. 당시 사이공을 지나 무이네의 해변에 도착해서 느낀 것은 외국에도 나처럼 춤에 미친 사람들이 꽤 많다는 사실이었다. '같은 춤에 미친 사람이 베트남에도 있다니! 일본

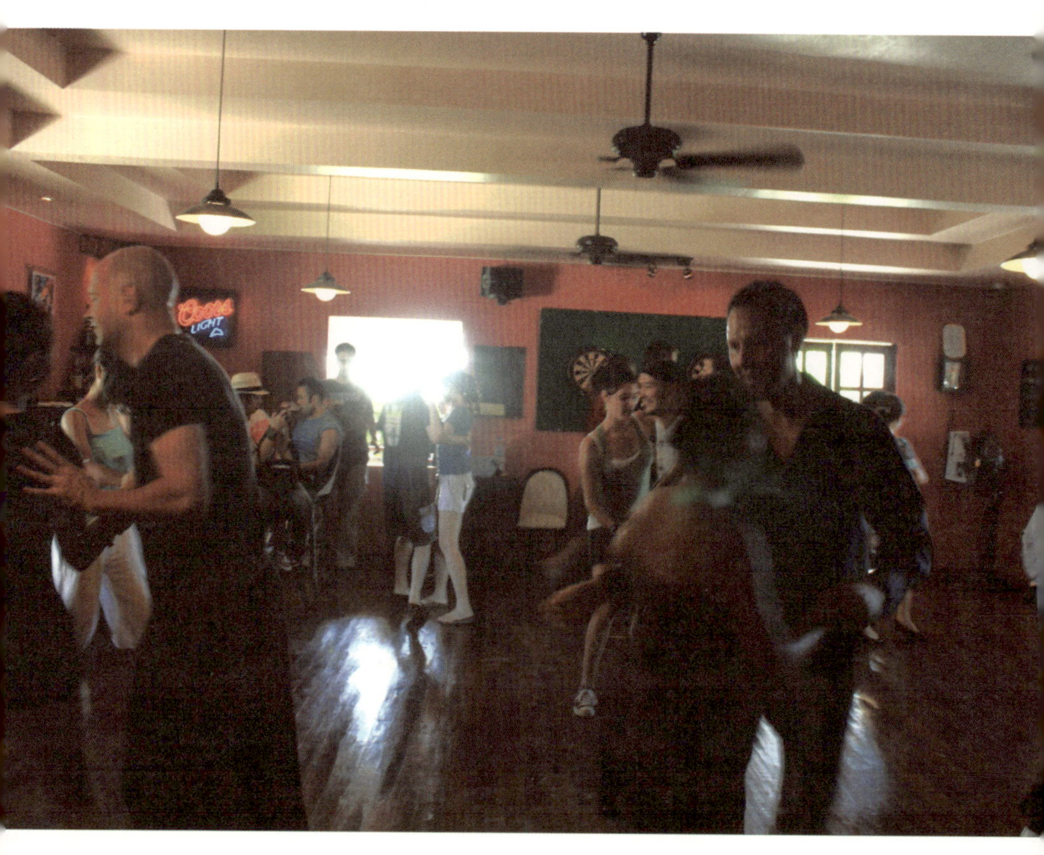

● 나처럼 춤에 미친 사람들을 바다 건너에서 만나다.
  2009년 3월 베트남에서.

에도 있고, 미국에도 있고, 프랑스에도 있어!' 그곳에서 만난 낯선 이방인들과 나는 같은 춤을 추고 있다는 것만으로 친구가 되었고, 말이 통하지 않아도 교감할 수 있었다. 춤을 추기 전에는 그리 서먹했건만 하룻밤 춤을 추고 난 뒤 이튿날에는 다들 친구가 되어 있는 마법 같은 시간. 상대방과 춤을 춰보면 그 사람이 어떤 사람인지 어렴풋이 알게 된다. 춤은 매우 솔직하기 때문이다. 며칠 전만 해도 완벽한 타인이던 그들과 나는 춤을 통해 '순간의 베스트 프렌드'가 될 수 있었다.

단지 어쩌다 우연히 시작했을 뿐인데 지금의 나는 춤을 춘다는 사실 하나만으로 과분하게 많은 것을 누리고 있다. 활기를 찾아가는 건강한 신체, 다양한 결을 가진 사람들과의 만남, 다른 사람들과 교감하는 방법에 대한 깨달음 등, 춤은 어느덧 30대 중반을 향해 달려가는 나에게 인생의 즐거움을 와락 안겨주었다. 어쩌면 파티라더라 해서 찾아갔던 그 길목이 인생 전체를 파티로 만들어버렸는지도 모르겠다.

지르박은 소셜 댄스가 아닌가요?

생각해보면, 별다른 설명도 없이 앞에서 '소셜 댄스'라는 단어를 빈번하게 사용했다. 그런데 소셜 댄스라는 것이 무엇인지는 아직 구체적으로 설명하지 않았다. 독자들께서는 '아마도 스윙이나 살사, 탱고 등을 소셜 댄스라고 부르나보다'라고 짐작하셨으리라 믿는다.

맞다. 소셜 댄스라는 단어를 번역하면 '사교춤'이라는 뜻이 된다. 사교춤은 두 사람이 추는 커플 댄스 중에서 특히 사교 활동을 목적으로 추는 춤이다. 18세기 유럽의 귀족이 등장하는 영화를 보면 왈츠 추는 장면이 자주 나온다. 이를테면 이런 식이다. 파티에 찰스 경 부부가 입장한다. 사람들은 그들의 등장에 주목하며 담소를 나눈다. 그리고 찰스 부인은 이제 막 사교계에 진출한 신출내기 귀족을 소개받아 함께 플로어로 나간다. 그리고 왈츠를 춘다. 때로는 서로 말 없이 춤만 추기도 하고, 때로는 도란도란 대화를 나누기도 한다. 이런 전형적인 장면들 기억나시는가? 이런 것이 전통적인 의미의 사교춤, 곧 소셜 댄스다. 소셜 댄스는 춤을 추는 즐거움과 친목이라는 목적을 공유하는 활동이다. 그렇기 때문에 기술적으로 잘하는 것보다는 상대를 배려하며 즐겁게 추는 것이 더욱 중요하다. 프로가 아니니까 무리할 필요가 없다.

댄스 스포츠와 소셜 댄스의 차이

그렇다면 소셜 댄스가 아닌 커플 댄스도 있을까? 있다. 즐거움이나 친목을 위해서가 아니라 경기용 춤으로 정식화된 '댄스 스포츠'가 대표적이다. 댄스 스포츠와 소셜 댄스의 차이는 김연아가 선보이는 피겨스케이팅과 우리가 취미로 즐기는 스케이팅의 차이와 같다고 보면 된다. 전자는 사람들에게 멋진 모습을 보여주고 평가받기 위해 춘다. 그러나 후자는 그저 두 사람 사이의 교감과 즐거움을 위해 춘다.

왈츠의 경우, 댄스 스포츠 대회의 한 종목이지만 유럽 등지에서는 여전히 무도회용 춤이자 소셜 댄스 문화로 남아 있다. 댄스 스포츠의 정식 종목으로는 왈츠, 자이브, 룸바, 차차 등이 있는데, 대부분 본래 사교춤, 소셜 댄스였던 것이 경기용으로 변화한 것이다. 즉, 소셜 댄스인 춤과 댄스 스포츠용 춤이 따로 있는 것이 아니라, 춤을 추는 사람들의 문화나 목적에 따라 같은 이름의 춤이라도 형식이나 분위기가 다르게 변하는 셈이다. 실제로 댄스 스포츠 종목의 춤도 무도회에서 소셜 댄스로 즐기기도 하므로 완전하게 딱 구분하기도 어렵다.

왈츠 같은 유럽의 소셜 댄스들은 대체로 격식이나 폼을 중시했다. 유럽에서 사교춤은 귀족들의 춤이었기 때문이다. 춤을 잘 춘다는 것은 귀족의 체면과 관계된 문제였고, 사교계에서의 성패를 좌우할 수도 있었다. 그래서 당시에 어린 귀족들은 춤 선생님을 통해 교양 수업을 듣듯이 춤을 배웠다. 이런 전통은 오늘날의 댄스 스포츠로 이어지고 있다. 그래서 댄스 스포츠에는 아무래도 귀족적이고 유럽적인 전통에 근거한 커플 댄스 문화가 집약되어 있는 편이다. 반면, 스윙이나 살사, 탱고 등의 소셜 댄스들은 주로 신대륙의 문화를 가지고 있다. 귀족적이라기보다 서민적이고 격식이나 폼보다는 순간의 감흥을 중시한다.

이 차이를 극명하게 보여주는 것이 바로 탱고다. 에스파냐어 발음 그대로 '땅고'라고 부르는 아르헨티나 탱고는 자유분방하며, 춤을 추는 두 사람 사이의 편안한 교감을 중시한다. 그렇기 때문에 춤을 추는 것인지 두 사람이 그냥 걷기만 하는 것인지 구분이 안 되는 경우도 많다. 한편 아르헨티나의 탱고는 유럽으로 건너가 별도로 발전해서 댄스 스포츠의 한 종목이 되었는데, 이 유럽식 탱고는 정확함과 격식을 중시하며 크고 멋진 동작이 많다.

이 책에서 말하고자 하는 소셜 댄스는 전자다. 앞으로 다룰 스윙, 살사, 그리고 아르헨티나 탱고는 신대륙에서 기원한 음악의 장르이자 춤이다. 이 춤들은 귀족 중심의 춤이 아니었으므로, 자유분방하고 원칙에 얽매이지 않는다. 선생님이 가르치는 춤이 아니라, 함께 춤을 추는 두 사람이 서로 가르치고 배우며 교감을 나누는 춤이다. 그래서 종종 소셜 댄스를 배울 때 "이렇게 추는 게 맞나요?" 하고 물으면 이런 대답을 경우를 종종 들을 수 있다. "맞고 틀리고는 없어요. 서로 즐거우면 되는 거예요."

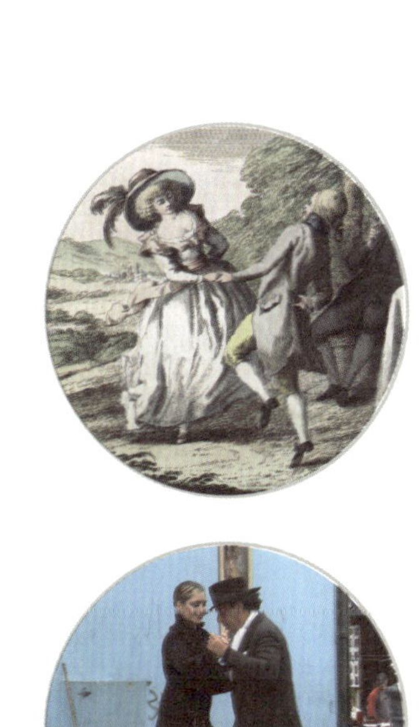

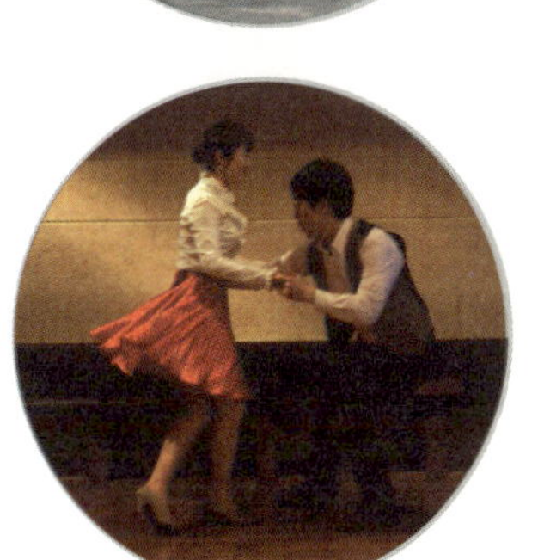

사교춤과 소셜 댄스의 차이

이제 소셜 댄스가 뭔지 조금 감이 잡혔으리라 믿는다. 그런데 또 다른 질문이 있을 수 있다. 누군가는 이렇게 물을지도 모르겠다. "얼마 전부터 저희 아버지가 지르박, 리듬짝 등등에 심취해 나훈아의 음악에 스텝을 밟고 계시는데, 이것은 소셜 댄스인가요 댄스 스포츠인가요? 당신이 설명하려는 소셜 댄스와는 어떤 차이가 있나요?"

정말 좋은 질문이다. 카바레나 콜라텍 같은 곳에서 주로 어르신들이 많이 추는 지르박, 블루스, 트로트, 리듬짝 등의 소위 '사교춤'은 경기용 춤이 아니고 친목과 재미를 위해서 추는 춤이므로 소셜 댄스임이 명확하다. 나 역시 언젠가 한번은 꼭 배워볼 마음을 가지고 있다. 아무래도 현재로서는 가장 한국적인 소셜 댄스 문화가 아닌가 하는 동경심을 가지고 있기 때문이다. 그리고 따지고 보면 스윙, 살사, 탱고 등 이 책에서 다루는 소셜 댄스를 추는 인구보다 사교춤을 추는 인구가 훨씬 많다. 전국의 콜라텍이 모두 그분들의 것이니 말이다.

그렇다면 소셜 댄스를 운운하면서 지르박, 블루스는 다루지 않고 스윙, 살사, 탱고 등만 다루는 것은 잘못된 것이 아니냐고 지적받아도 할 말이 없을 것 같다. 그런데 그렇지는 않다. 전통적인 사교춤 문화와 스윙, 살사, 탱고와 같은 소셜 댄스 문화는 그 춤을 추는 연령대에서부터 문화, 도입 시기와 춤추는 장소까지 상당 부분 다르기 때문이다. 스윙, 살사, 탱고와 같은 소셜 댄스는 한국 사교춤의 역사에서 보면 갑자기 튀어나온 '영 제너레이션'이라고 해야 할까.

소셜 댄스로서의 스윙, 살사, 탱고는 1990년대 후반쯤에 한국의 기존 사교춤과 특별한 교류 없이 국내에 들어왔다. 누군가가 해외에서 배워와 퍼트리거나, 한국에 체류하고 있는 외국인이 내국인에게 직접 가르친 것이 시작이다. 이후 이 새로운 커플 댄스를 즐기는 인구가 차차 늘어나 1990년대 후반부터 2000년대에 걸쳐 인터넷 카페를 중심으로 동호회가 형성되었고, 취미 활동으로서 소셜 댄스를 점점 허용하는 사회적 분위기가 맞물리면서 급속도로 성장했다. 그게 겨우 10년 전이다. 이제 한국의 소셜 댄스는 기존에 존재하던 한국의 사교춤 문화와는 다른 영역에서, 젊은 세대를 중심으로 하는 직장인 문화로 자리를 잡았다. 소셜 댄스를 즐기는 세대는 주로 20대 후반부터 30대 사이에 분포하는데, 이들은 직장이 끝나면 옷을 갈아입고(혹은 그옷 그대로) 멋진 춤을 즐기러 간다. 이들은 지르박, 리듬짝을 배워본 일이 없고, 그 문화도 잘 모른다.

사교춤과 소셜 댄스 문화 간의 차이는 스윙 동호회에서 가르치는 '지터벅jitterbug'과 사교춤 학원에서 가르치는 '지르박'의 차이로 설명하면 좀더 명쾌하지 않을까 싶다. 지르박은 미국 스윙 댄스의 한 종류인 지터벅이 일본을 거쳐 한국의 사교춤으로 정착된 것이지만, 스윙 동호회에서 가르치는 지터벅은 이미 완전히 다른 춤이 되어버렸다. 지르박은 뽕짝에 추고 지터벅은 스윙 재즈 혹은 로큰롤 음악에 춘다. 뿐만 아니다. 손을 잡는 방식도, 스텝을 밟는 방식도 다르다. 심지어 춤을 출 때의 표정도 다르다. 미국산 청바지와 개량 한복의 차이라고 할까.

현재 스윙, 살사, 탱고는 미국이나 아르헨티나 등 해외와 직접적인 연결망을 가지고 성장하고 있다. 외국 댄서들의 국내 강습도 활발하게 이루어지고 있고, 국내 댄서들이 그쪽의 행사에 가서 즐기기도 한다. 나라마다 스타일이 다르기는 하지만 전 세계 누군가와 함께 즐길 수 있을 만한 공통적인 원리를 잃지 않으려고 하는 것이다. 반면에 사교춤은 아무래도 한국적인 정서가 강한 춤이다. 한국 트로트 가수들의 노래에 맞춰 추는 사교춤들은 어쩌면 우리의 핏줄에 녹아 있는 '뽕끼'에 더욱 들어맞는지도 모르겠다.

사실 사교춤이건 소셜 댄스이건 간에 모두 'social dance'라는 말을 이리저리 다양한 방법으로 표기해놓은 것에 불과하지 싶다. 어느 쪽이든 춤과 음악, 소셜리티를 즐기는 소셜 댄스 문화임에 틀림없고, 어느 것이 더 우열한 것인지 가릴 수도 없다. 좋은 댄서와 나쁜 댄서가 있을 뿐이지, 좋은 춤과 나쁜 춤이라는 구분은 존재하지 않기 때문이다. 춤을 추는 플로어가 평평하듯 모든 춤은 동등하다. 하지만 어쨌거나 현재 사교춤과 소셜 댄스는 섞이지 않는 서로 다른 문화다.

춤을 춰본 일이 없는 사람이 더 푹 빠진다?

커플 댄스, 특히 소셜 댄스에는 오묘한 부분이 있다. 상식적으로 생각하면 '춤에 대한 감각'이 있다는 사람들이 좀더 쉽게 배울 것 같아 보인다. 이 말이 틀린 것은 아니다. 당연히 몸을 움직여본 사람이 몸을 쓰는 데 익숙하다.

그런데 실제로 춤에 대한 감각이 있다고 해서 꼭 소셜 댄스를 오래 추거나 푹 빠지는 것은 아니었다. 오히려 주변의 사례들을 살펴보면 자신이 몸치라고 생각하는 사람은 소셜 댄스의 매력에 푹 빠져 고수가 되는 반면, 혼자 추는 춤에서 두각을 드러내는 사람이 파트너와 맞춰가며 춤을 춰야 한다는 것에 스트레스를 받아 흥미를 잃는 경우를 많이 보았다.

내가 아는 한 후배는 7개월 정도 스윙을 추다가 춤이 잘 춰지지 않아 스트레스를 받고 있었다. 파트너는 뭔가 이상하다는데 자신은 뭐가 문제인지 감도 안 잡히고……. 그러던 어느 날 압구정의 한 댄스 클럽에 가서 마음껏 춤을 추며 뭇사람들의 시선을 한껏 받은 뒤, 불현 듯 깨달음이 찾아왔다고 했다. '내가 왜 이렇게 스트레스를 받고 있었지? 혼자서도 여왕처럼 놀 수 있는데 말이야!'

물론 혼자서 춤을 잘 추는 사람은 모두가 소셜 댄스를 재미없어한다는 말이 아니다. 솔로 댄스도 잘 추면서 두 사람의 몸이 대화하듯이 만들어내는 춤의 재미에 푹 빠져 소셜 댄스의 세계로 투신한 춤꾼들도 많이 있다. 다만 여기서 말하고자 하는 것은 기본적으로 춤을 잘 춘다고 꼭 소셜 댄스에 금방 익숙해지는 것은 아니라는 점이다. 힙합을 정말 잘 추던 사람이 소셜 댄스 초급 수업에서는 춤이라고는 한 번도 춰본 적이 없는 사람들에 비해 특별히 두각을 드러내지 못하는 경우도 많다. 소셜 댄스는 파트너와 보조를 맞추어야 하는 춤이기 때문이다.

이인삼각 달리기가 좋은 비유가 될 것 같다. 뛰어난 육상 선수라도 이인삼각 달리기에서는 의외로 격차를 벌리지 못하는 법이고, 반면 '난 달리기는 잘 못하는데' 라고 생각하는 사람이 타인과 보조를 맞추며 좋은 성과를 낼 수도 있다. 즉, 열심히 달리다가 고개를 돌려 확인해보니, 자신의 순위가 그렇게 낮지 않은 것을 발견하고 ⇒ 이 사실에 고무되어 은근히 의욕이 나기 시작한다 ⇒ 의욕이 나니 더 열심히 보조를 맞춰 달리게 되고 ⇒ 정신을 차려보니 어느새 꽤 잘하는 축에 들게 된다.

소셜 댄스는 소셜 댄스만의 방법론이 있어서, 상대가 춤을 출 수 있도록 이끌고('리드lead' 한다고 한다) 그에 호응하여 따르는('팔로follow' 한다고 한다) 기법과 약속이 있다. 혼자서도 마음껏 춤출 수 있는 사람에게는 이런 약속들이 거추장스럽고 스트레스를 주는 요인이 되기도 하지만, 반면 혼자서 출 수 없는 사람이 상대와 함께 이런 규약에 맞추어 춤을 추면 오히려 그게 지침이 되고 도움이 되기도 한다. 손을 잡으면 아무래도 더 용감해진다. 혼자가 아니라 최소한 둘이니까. 상대방이 나를 신뢰하고 있다면 더욱 그렇다. 그러면 어느 날 두 사람이 다리를 묶고 달리기 때문에 더 빠르고, 더 지치지 않으며, 아름다운 달리기를 할 수 있는 날이 온다.

이렇게 말하는 나 역시 내가 소셜 댄스를 출 거라고는 생각도 하지 못했다. 친구에게 '낚이지' 않았다면 절대 내 의지로는 시작하지 않았을 것이다. 내가 스윙에 푹 빠진 뒤에도 친구들은 내가 춤을 춘다는 사실이 너무 어울리지 않는다고 이야기했다. 그런데 오히려 내가 그런 사람이기 때문에 더욱 빠져든 것 같다. 스윙 댄스를 시작한 지 어느새 두 달 정도가 지난 뒤, 나는 '소셜 댄스에 푹 빠져버린 아버지가 딸에게 보내는 편지' 라는 콘셉트의 가상 콩트를 하나 쓴 적이 있다.

딸아, 한집에서 사는 가족에게 이렇게 편지를 보내는 까닭은 얼굴을 마주하고는 도저히 할 수 없는 이야기를 하기 위해서다. 넌 이미 무엇 때문인지 짐작하고 있겠지. 그래, 아빠가 춤을 배운다는 건 엄마에겐 비밀이다. 아빠는 사실 춤 같은 것에 재능이 없단다. 몸을 움직이는 것에는 총체적으로 문제가 있다고 할 수 있겠지. 네 할아버지는 "테니스 같은 힘든 일은 노비에게 시켜라"라고 말하는 전형적인 선비 근성의 사람이었고, 너희 엄마는 심지어 밤에도 "당신은 움직이지 마"라고 말한단다.

나도 안다. 내가 몸을 움직일 때는 나 자신도 뭔가 이상하다는 생각이 들 정도다. 심지어 아빠는 낙서를 할 때 사람을 그려도 몸뚱이는 거의 형체가 없이 그린다. 아빠가 어릴 적에 '졸라맨'이라는 캐릭터가 있었는데 얼굴은 동그랗고 아무렇게나 그려놓은 직선으로 이루어진 몸을 갖고 있었단다. 대체로 그런 식이다. 심리학적으로 보면 아빠는 '인간의 몸에 대한 인식이 제로'이고, 결국 '자기 몸에 대한 인식도 제로'라고 할까?

그런데, 이런 아빠가 요즘 몸을 움직이는 짓을 하고 있다. 네가 홍대 놀이터를 지나가다가 본 아빠의 모습은 분명 책임 있는 가장의 모습은 아니었을 게다. 그럴 수밖에! 사람들 보는 앞에서 공연이랍시고 딸뻘 되는 여성의 허리에 손을 두르고 굳은 표정으로 서툰 스텝을 밟는 아버지의 모습이 네 눈에 어떻게 보였을까! 부끄럽기 짝이 없구나.

하지만 아빠는 늦바람이 든 것이 아니다. 그보다는, 아빠는 마치…… 그래, 재활 프로그램에 참여한 환자 같은 기분이다. 오랫동안 다리를 쓰지 못한 환자가 걷는 연습을 하는 것과 같다고 생각해주면 안 되겠니?

딱 일주일에 하루만이다. 그 외에는 아빠는 직장에 충실하고 책임감 있는 남편이자 아버지로서 살아갈 거란다. 너희 엄마는 좋은 여자다. 하지만 이런 것에 이해심을 발휘하기에는 너무 나이가 들었고, 너무 오래 집안일만 한 여자이기도 하다. 아빠는 엄마를 비난하는 것이 아니다. 엄마의 세계가 좁은 것은 아빠를 뒷바라지하는 데 성실했기 때문이다. 그리고 아빠 역시 아내에게 충실한 남편이고자 한단다. 하지만 너희 엄마는 이제 와서 남편의 세계가 변한다는 것을 받아들일 순 없을 거란다. 그러니 최소한 앞으로 8주 만이라도 비밀을 지켜줄 수 있겠니?

초중급 강습이 끝날 때까지만이라도.

부탁한다.

뒤늦게 춤바람 난 부끄러운 아빠가

가상의 콩트였지만 이 글 속에는 춤을 배우며 느낀 당시의 내 생각과 감상이 꽤 드러나 있는 것 같다. 나에게 어울리지 않는 일이라고 생각하면서도, '조금만 더, 조금만 더!' 하면서 빠져나오질 못했다. 이제 나는 누구에게나 소셜 댄스를 하나 배워볼 것을 권한다. 특히 콩트 속의 '아빠' 같은 사람에게는 더욱 권하고 싶다.

나이는 숫자에 불과하다

의외로 춤을 출 때 나이를 걱정하는 사람이 많다. '내가 제일 나이 많은 사람이면 어쩌지?' 라든가 '어린 사람들을 못 따라잡으면 어쩌나' 같은 걱정을 한다. 나이 걱정은 전혀 할 필요가 없을 것이라고 말해주고 싶지만 한편으로는 주류가 어떤지 알고 싶은 것이 사람 심정일 것이다. 한국에서는 어떤 연령대의 사람들이 소셜 댄스를 즐기고 있을까?

한국의 소셜 댄스는 현재 20대 초중반에서 30대 중후반이 중심을 이루고 있다. 다시 말해 대학생부터 시작해, 직장인 세대 전반을 가로지르는 문화가 된다.

실제로 체험한 바로는, 춤별로 배우는 사람들의 평균 연령대에 차이가 있었다. 비교적 연령대가 낮은 것은 스윙으로 20대 초반의 댄서도 종종 있고, 20대 중후반도 꽤 찾아볼 수 있다. 스윙 댄서들의 평균 연령대는 대체로 20대 중후반에서 30대 초반이다. 나는 스윙 댄서들 중에서는 나이가 많은 축에 속한다. 살사는 그보다 좀더 연령대가 높아 30대 초중반이 많다. 살사를 배울 때, 나는 딱 중간 정도였는데 스윙 때와는 달리 형이나 누나라고 불러야 하는 사람들이 꽤 있었다. 탱

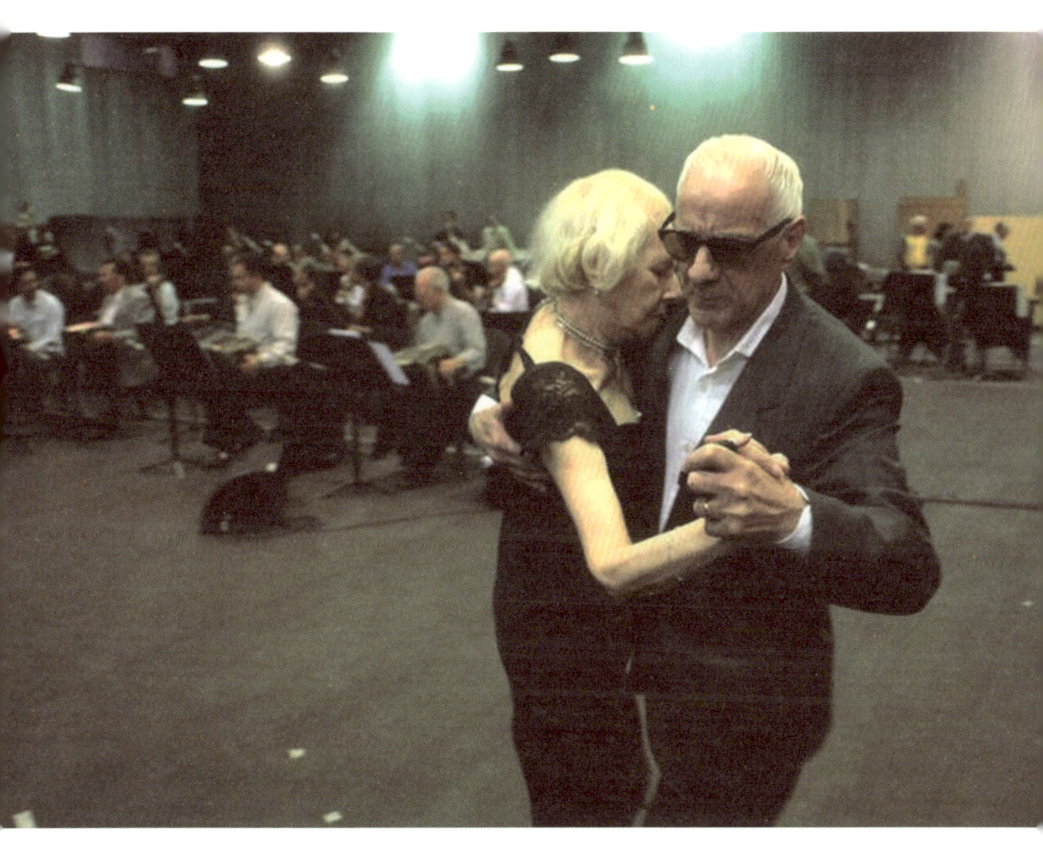

● 춤을 추는 데 나이는 중요하지 않다. 사진은 영화 〈부에노스아이레스 탱고 카페〉의 한 장면.

고는 이 책에서 다룰 소셜 댄스들 중 춤을 즐기는 사람들의 평균 연령이 가장 높은 편으로 30대 후반이나 40대 초반도 어렵지 않게 발견할 수 있다. 나는 그 중에서 약간 어린 편이다. 간단하게 정리하면 스윙 〈 살사 〈 탱고의 순서라고 할 수 있다.

그러나 위에서 말한 내용은 평균적인 이야기일 뿐이다. 40대 초반에 스윙 초급반에 가입하는 경우도 있고, 20대 아가씨가 탱고를 배우기도 한다. 소셜 댄스는 본래 나이를 가리지 않으며, 동호회별/지역별 차이도 있으므로 어느 춤이건 다양한 연령대가 즐기는 중이라고 보는 것이 맞다. 다양한 연령대가 서로 관계를 형성하고 소통할 수 있다는 것 자체가 소셜 댄스의 매력이다. '스윙을 배우기엔 내가 너무 나이가 많나?' '탱고를 배우기엔 내가 너무 어린가?'라는 생각은 할 필요가 전혀 없다. 나 역시 위로든 아래로든 띠동갑인 사람들과 즐겨 춤을 춘다. 엄마가 대학생 딸의 손을 잡고 스윙을 배우러 오기도 한다.

평생 탱고와 인생을 함께해온 부에노스아이레스 할아버지는 아직도 춤을 추고 있을 것이다. 그게 자연스럽다. 내가 아는 사람 중에는 30대 후반에 스윙 댄스를 시작해서 지금은 남들의 시선을 끄는 훌륭한 댄서가 된 사람도 있다. (그는 바로 이 책의 사진작가다!)

한국의 소셜 댄스는 아직 10년 전후의 역사를 갖고 있는 정도다. 초기에 소셜 댄스를 시작한 1세대가 당시에 30세 초반이었다고 한다면 그들은 이제 40대 초반에 불과하다. 한국에 나이 많은 소셜 댄서가 없는 것은 단순히 춤의 역사가 짧기 때문이지, 나이 먹은 사람은 받아주지 않기 때문은 아니다. 오히려 나이의 상한선이 더 높아져야 한국 소셜 댄스 문화에 깊이가 생기지 않을까 싶다.

소셜 댄스의 요람, 동호회

소셜 댄스 라이프의 가족 같은 동반자

국민 누구나가 춤을 출 수 있어서 어떤 파티에서나 상대에게 자유롭게 춤을 신청하고 한 곡 즐길 수 있다면 좋겠다. 카리브 해 연안의 사람들이 자연스레 살사를 출 수 있듯이, 한국 국민이라면 누구나 살사를 출 줄 안다면 좋겠다. 부에노스아이레스에서 온 가족이 모여 탱고를 추듯이, 한국에도 탱고가 보편화되어 있다면 좋겠다.

만일 그렇게 된다면 우리는 어느 날 오후, 재즈가 흘러나오는 카페에서 혹은 한밤중 탱고가 흘러나오는 술집에서 누군가에게 자연스럽게 춤을 신청할 수 있을 것이다.

탱고가 흘러나오는 와인 바, 옆자리에서 발끝으로 리듬을 타고 있는 여인에게 조용히 다가가서 말한다. "한 곡 어떠세요?"라는 말이 끝남과 동시에 이어지는 아이스크림을 얹은 에스프레소처럼 차갑고 정열

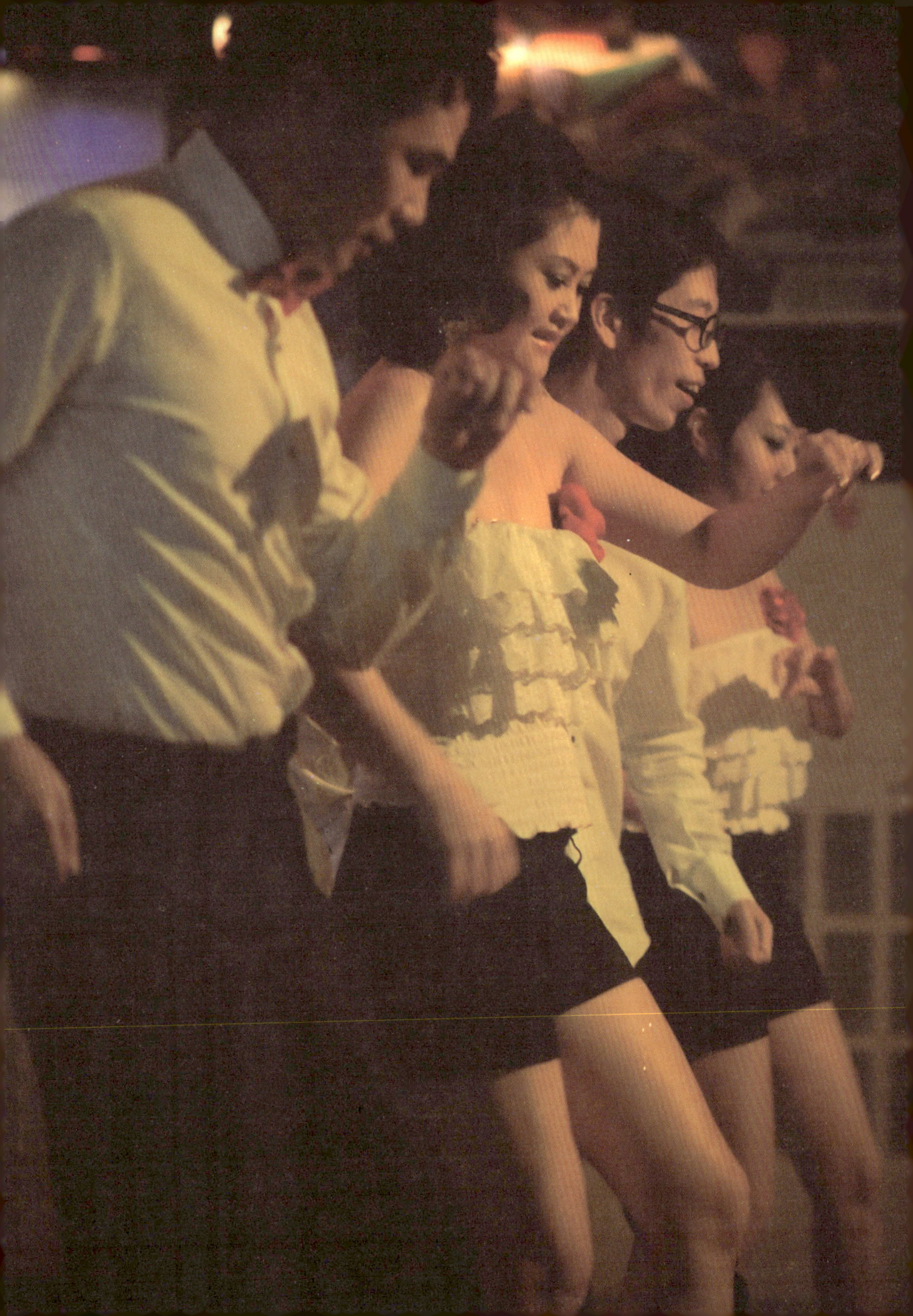

적인 탱고 한 곡. 사람들도 그런 광경을 특별히 신기하고 낯설게 바라보지 않을 것이다. 이런 것이 진짜 의미에서 소셜 댄스일 터지만, 아쉽게도 한국은 아직까지 그런 나라가 아니다. 그래서 스윙이나 살사, 탱고를 즐기는 사람들은 같은 공간에 모여서 서로를 확인할 수 있어야 한다. 춤을 신청할 수 있는 사람이 누구인지 알아야 하기 때문이다. 어딜 가면 마음 놓고 춤을 출 수 있는지 알아야 하고, 또한 그런 장소가 있어야만 한다. 그래서 스윙 바, 살사 바, 밀롱가milonga(탱고를 추는 곳. 아르헨티나의 민요도 밀롱가라고 부른다) 등이 생겨난다. 나무로 된 플로어가 깔려 있는 그곳들은 입장료를 내고 들어가 서로 춤을 신청할 수 있는 곳이다. 물론 스윙 바에는 스윙을 추는 사람들이 살사 바에는 살사를 추는 사람들이 모여 있다. 밀롱가에는? 탱고, 그중에서도 아르헨티나 탱고를 추는 사람들이 모여 있다.

하지만 공간만으로는 조금 부족한지도 모른다. 아무래도 함께 배우고 함께 즐기는 가족 같은 모임이 필요하다. 혼자서 춤을 배우면 외로울 뿐만 아니라 춤에 대한 전반적인 정보도, 지식도, 교습 방법도 챙기기 힘들다. 교류할 사람들이 필요하다. 한국의 소셜 댄스가 '동호회'를 중심으로 굴러가는 이유가 바로 이 지점에서 생긴다. 스윙 동호회는 스윙 댄스를 즐기는 사람들의 모임인 동시에, 새로 가입하는 이들에게 스윙을 가르쳐주는 곳이기도 하다. 살사나 탱고도 마찬가지다.

소셜 댄스 동호회들은 대체로 영리를 목적으로 하지 않으며, 동호회에 가입한 사람들에게 소셜 댄스를 가르치고 함께 발전하기 위해 노력하는 것을 목적으로 하고 있다. 전문 강사가 있는 경우도 있지만 몇 년 먼저 배운 동호회원이 강사가 되어 신입생들을 가르치는 경우도 많다. 동호회 사람들은 곧 당신의 선배이자 동기, 후배가 되고 스승이 되며 동료이자 파트너가 된다.

1년 정도 지나 자신감이 생기면 동호회가 자리 잡고 있는 곳 외에 다른 바에 가서 자기가 속한 동호회가 아닌 다른 동호회 사람들과 섞여서 춤을 즐길 수 있다. 더 나아가 해외로 나가 피부색이 다른 사람들과 섞여 춤을 추게 될지도 모른다. 하지만 그전에는, 즉 춤을 배우고 1년 정도까지는 동호회가 자리 잡고 있는 바를 요람으로 삼아 실력을 갈고 닦는 경우가 대부분이다. 아무래도 낯선 사람보다는 친한 사람에게 춤을 신청하는 것이 더 편하지 않겠는가?

물론 동호회를 기반으로 소셜 댄스를 시작하지 않는 사람들도 많다. 나는 탱고의 경우, 동호회 문화가 강하지 않은 곳에서 강습을 위주로 배웠다. 그러니 동호회가 소셜 댄스를 배울 수 있는 '유일한' 길은 아니다. 그러나 가장 일반적인 방법인 것은 사실이다. 나중에 모르는 사람과 춤을 추고 나서도 "닉네임이 어떻게 되세요?"라는 질문 다음으로 "어느 동호회세요?"라는 질문을 많이 받게 될 것이다. 그만큼 동호회를 기반으로 활동하는 사람이 많다.

한국에서 동호회가 중요한 가장 큰 이유는 나의 소셜 댄스 라이프를 편견 없이 이해해줄 가족 같은 사람들의 필요성 때문일 것이다. 아직은 춤을 추는 활동을 생경하게 바라보는 경우가 많고 그래서 주변 사람에게 춤추러 다닌다고 말하기가 쉽지만은 않은 것이다.

여기, 다소곳한 얼굴을 하고 사무실에 앉아 공손한 태도로 업무를 보고 있는 한 여성을 보자. 사실 그녀는 밤마다 반짝이는 의상을 입고 거침없는 턴을 도는 살사 퀸이다. 남자들은 그녀와 춤을 춰보고 싶어

● "난 언제쯤 저들처럼 출 수 있는 걸까?"

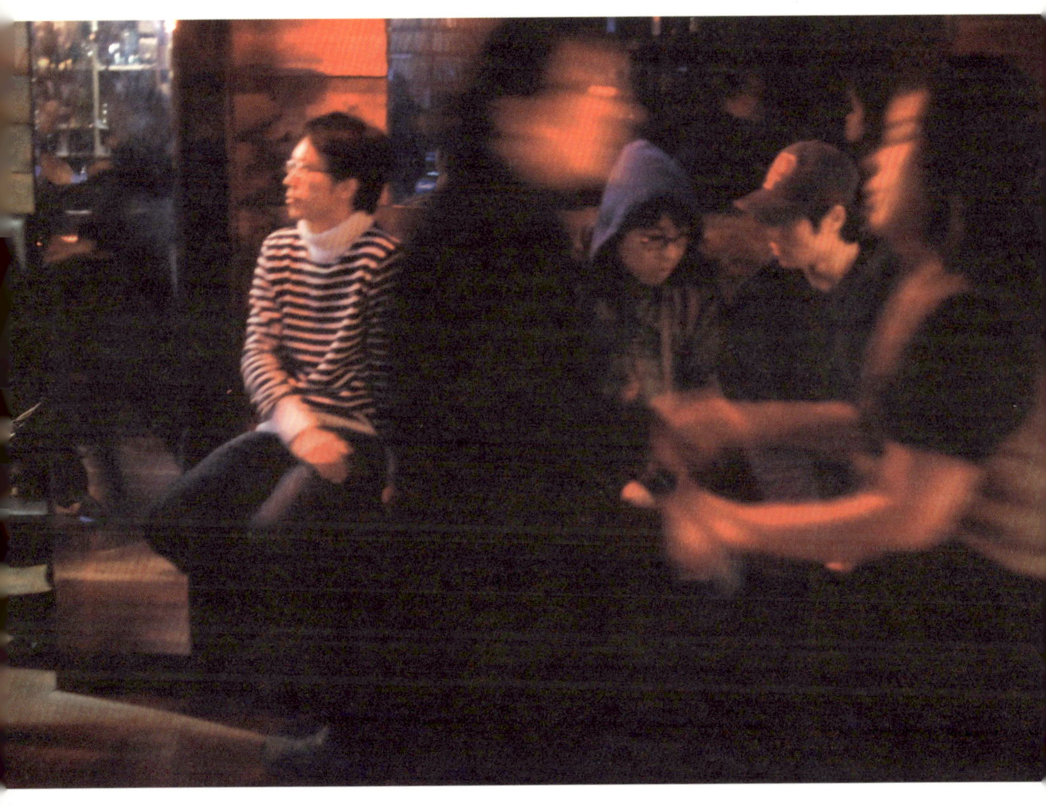

서 줄을 서고, 여자들은 그녀를 부러운 눈으로 바라본다. 그녀의 닉네임은 몇 만 명이 활동하는 살사 판에서 알 만한 사람은 다 알 정도로 유명하다. 하지만 그녀는 부모님과 직장 동료들에게는 결코 이 사실을 말할 수 없다. 반면에 동호회 사람들은 그녀가 내보이는 '밤의 얼굴'을 알아주는 사람들이다. 당신이 만일 배트맨이라면 로빈이나 알프레드가 되어줄 사람들인 것이다.

당신이 동호회에서 맞이할 첫 풍경

그렇다. 동호회는 당신의 춤 인생을 시작할 비밀의 배트 케이브라 할 수 있다. 당신이 발을 디딘 배트 케이브의 풍경은 이렇다.

당신은 A 동호회의 인터넷 카페에 가입하여 온라인으로 수강 신청을 하고 입금을 마쳤다. 비용은 한 달에 5~7만 원 정도로, 6주 내지 8주에 달하는 강습 횟수에 비하면 비싸다고 할 수는 없다. 동호회마다, 춤마다 강습비는 조금씩 다르다. 초급 강습은 보통 저렴한 편이다.

지정된 강습 장소로 향하는 당신. 강습 장소는 스윙 바, 살사 바, 밀롱가이거나 혹은 일반적인 춤 연습실일 것이다. 편하게 입고 오면 된다고 해서 그냥 편하게 입고 가는데 괜찮은 걸까? 다행히 춤을 배울 곳에 도착하니 대부분의 강습생들은 자신과 다를 바 없는 평범한 옷차림이어서 안심한다. 그곳에는 당신처럼 몸치에 박치인, 어딜 봐도 일반인처럼 보이는 사람들이 웅성거리고 있다.

한편 그들에 비해 '조금 덜 일반인'인 것처럼 보이는 사람들이 있다. 그들은 동호회 선배들이다. 약간 '살사스럽'거나 '탱고스러운'

복장을 하고 있는 그들은 수강 등록을 확인해주고 당신에게 이름표를 나누어준다. 이름표에는 '닉네임'이라는 것이 적혀 있다. 그러고보니 생각난다. '아! 수강 신청을 할 때 닉네임을 적어냈었지.' 그렇다. 동호회에서는 닉네임으로 활동한다. 브루스 웨인이 밤에는 '배트맨'이라는 이름으로 활동하듯이 당신도 당신만의 새로운 이면을 만들어야 하는 것이다. 당신은 닉네임을 '서른'으로 정했다. 『서른, 잔치는 끝났다』라는 시집에서 따온 닉네임이다. 누군가가 당신의 닉네임을 부른다. "서른 님, 그럼 이쪽으로 오세요!" 수강생들은 강사를 둘러싸고 원형으로 선다. 이제 춤의 기본이 되는 틀을 배우기 시작한다. 살사와 스윙이라면 기본 스텝을 가르쳐줄 것이다. 탱고라면 걷는 법이나 탱고에서 파트너를 잡는 법인 아브라소abrazo를 가르쳐줄 것이다.

당신은 아마도 그곳에서 난생처음으로 춤을 추기 위해 다른 이성의 손을 잡아볼 것이다. 어쩌면 첫 번째 애인과 포옹할 때보다 더 긴장될지도 모르겠다. 그러다 강사가 "파트너 체인지 하세요"라고 하면 꾸벅 인사를 나누고, 다음 사람과 손을 맞잡고 상대의 눈을 마주보지 못해 다시 한 번 어색한 웃음을 지으며 고개를 숙일 것이다.

첫 수업을 듣고 오는 길, 당신은 아마도 수많은 생각을 할 것이다. 과연 내가 춤을 출 수 있기는 할까? 가르쳐주는 대로 되는 것도 같고 아닌 것도 같고, 상대방을 마주 보기는 민망하고……. 그런 민망함을 해소하기 위해 동호회에서는 강습이 끝나고 보통 뒤풀이를 한다. 강습이 끝날 무렵에는 '졸업 공연'이라는 것을 할지도 모른다. 이런 일련의 과정을 거치며 처음의 어색함을 떨어내고 서로 조금씩 친해지기 시작한다. 그리고 당신도 조금씩 변하기 시작할 것이다.

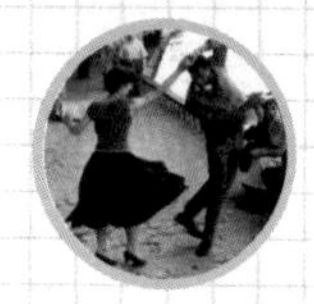# 동호회 가입을 위한 몇 가지 팁

소셜 댄스에 입문하는 첫 관문은 대체로 앞에서 묘사한 동호회 가입이 일반적이다. 물론 살사 동호회와 스윙 동호회 사이에는 배우는 것도 다르고 음악도 다르니 그만큼 문화적인 차이가 있다. 심지어 같은 소셜 댄스 동호회 간에도 문화적 차이가 있으니 염두에 두자.

앞에서도 말했지만 동호회가 소셜 댄스를 배울 수 있는 유일한 경로는 아니다. 하지만 여기에서는 일단 동호회에 가입한다는 전제로 설명을 하겠다.

당신이 동호회에 들어가서 소셜 댄스를 배운다면 어느 동호회에 들어가면 좋은 것일까? 설명하기 쉽지 않다. 좋은 남자와 결혼하려면 어떻게 해야 하는지에 대해 쉽게 설명할 수 있겠는가? 자기 결혼이 성공적이라고 생각하는 여자는 자기 남편 같은 남자를 만나면 된다고 종용하기 마련인 것과 마찬가지로 어느 동호회든지 그 동호회에 성공적으로 잘 적응한 사람들은 자기 동호회가 최고라고 생각할 것이다. 큰 동호회가 좋다거나, 작은 동호회가 좋다거나 하고 단정해서 말하기도 어렵다. 그래도 몇 가지 진심 어린(?) 조언을 하면 다음과 같다.

집이나 회사 근처가 좋다

이것은 진리다. 멀면 아무래도 잘 안 나가게 된다. 물론 상당한 집념의 소유자이거나, 처음 배워본 춤에 홀딱 빠져버렸다면 밤마다 춤추러 가기 위해 먼 길을 떠나는 당신을 막을 사람은 아무도 없을 것이다. 하지만 대부분은 가까운 곳을 선택하는 것이 좋다. 나는 강남으로 살사를 배우러 다녔는데 결국 초급 이후 자연히 발걸음이 뜸해지고 말았던 기억이 있다. 집이 강북에 있었기 때문이다. 언젠가는 다시 배워야 하겠지만, 이때 얻은 교훈이 있다면 거리가 매우 중요한 문제라는 것은 체감한 것이다. 그렇기 때문에 퇴근 후에 쉽게 들를 수 있고, 늦게까지 있어도 차가 끊길 걱정 없는 곳이 좋다. 강습이 끝나고 바로 후딱 집에 가야 한다면 동호회 사람들과 친해지기 어려울뿐더러 그날 배운 것을 연습할 시간도 마땅치 않다. 이 책의 뒷부분에 각 춤별로 동호회 소개를 해놓겠지만, 꼭 동호회가 아니어도 강습을 하는 곳은 상당히 많으므로 인터넷 검색을 잘 활용해서 물리적인 거리도 반드시 고려해보자.

이렇게 검색하면 편하다!

살사를 예로 들겠다. 어느 정도 활성화된 살사 동호회의 인터넷 카페에 들어가면 '외부 강습 홍보' 코너에 '살사 초급 모집!'이라는 제목의 게시물들이 있을 것이다. 최근 게시물부터 찾아보며 강습 장소와 시간, 요일을 잘 살펴본 뒤 자신에게 알맞은 곳을 골라서 수강 등록하면 된다. 즉 큰 동호회의 게시판에는 이런저런 관련 홍보물이 모이므로 잘 활용하면 된다.

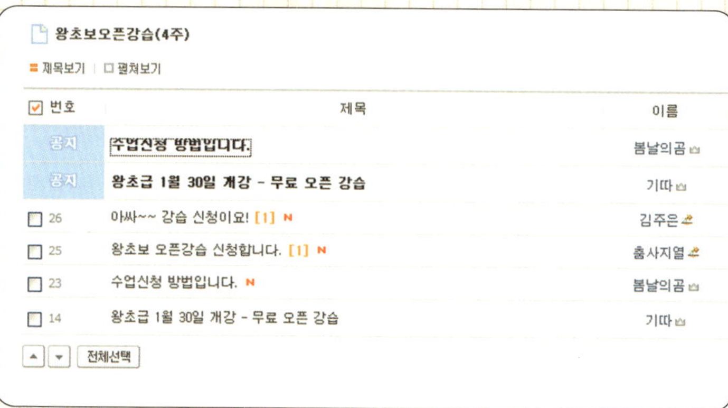

● 인터넷 카페 검색만 잘해도 동호회 가입의 절반은 성공한 셈이다.

'아는 사람'의 중요성

아는 사람이 있고 없고는 단순히 편의성의 문제로 생각할 수 있지만, 꽤나 중요한 요소다. 동호회 안에 아는 사람이 있으면 좀더 부담 없이 기존 동호회원들에게 다가갈 수 있다. 낯선 사람과 친해지기 어려워하고 인간관계를 중요시하는 한국인의 습성상 어쩔 수 없는 부분이다. 선배 기수 중에 아는 사람이 한 명이라도 있으면 최소한 스텝이라도 한 번 더 잡아주고, 다른 동호회원들 소개도 시켜줄 것이다. 덕분에 초반의 어색함은 많이 줄어들 것이다.

'아는 사람' 없으면 만들자!

아는 사람 중에 당신이 배우고 싶은 소셜 댄스를 하는 사람이 아무도 없다면? 필요는 발명의 어머니라고 했다. 친구를 꾀어내자. "춤을 추면 운동도 되고 진짜 재미있대!" "처음에는 어색하지만 나중에는 못 춰서 안달이라더라." 이런 사탕발림들이 모두 안 통하면 이렇게 말해보자. "죽기 전에 한 번쯤은 그녀(혹은 그)와 멋지게 춤춰보고 싶지 않냐?"

남성인 경우 여성을, 여성인 경우 남성과 함께 강습을 신청한다면 서로 간에 편한 연습 상대가 되어줄 수 있다. 동성끼리 신청한다면 서로 경쟁하면서 실력을 발전시킬 수 있다. 내 경우에는 스윙을 배우던 초기에 함께 배우는 친구와 경쟁 모드였던 것이 실력 향상에 좋은 영향을 주었다.

크다고 좋지 않고, 작다고 나쁘지 않다

큰 동호회도 있고 작은 동호회도 있다. 큰 동호회 중에는 역사와 전통을 자랑하는 곳들이 많은데, 이런 곳은 초창기부터 시작해서 지금까지 수많은 유명한 강사나 탁월한 댄서들을 배출한 곳일 가능성이 많다. 예를 들어 살사와 탱고를 병행하는 동호회인 '라틴속으로 cafe.daum.net/latindance'는 대표적인 거대 소셜 댄스 동호회인데, 강습 신청을 할 때 사람들이 너무 몰리는 까닭에 심사까지 거치는 것으로 유명하다. 스윙에서는 '엔조이스윙cafe.daum.net/enjoyswing'이 수많은 유명 강사들을 배출하는 동호회로 인정받고 있다.

그러나 큰 동호회라고 해서 당신에게 멋진 체험을 시켜준다는 보장은 없다. 다만 인력이 풍부하고 경험이 많기 때문에 수강 시스템이나 신입 기수를 교육하는 시스템 등이 잘 정비되어 있을 가능성이 높을 수는 있다. 반면에 작은 동호회는 사람 수가 적다보니 아기자기하고 서로 잘 챙겨주는 분위기를 갖고 있다는 것이 강점이다. 만일 새롭게 시작하는 동호회라면 사람들은 별로 없겠지만 함께 동호회 문화를 만들고 개척한다는 점이 가슴을 뛰게 할 수도 있다.

동호회 선택의 절대적인 기준을 나열하기는 사실 힘들다. 또한 모든 동호회가 다 훌륭하니 어딜 들어가도 좋다고는 못하겠다. 가끔 내부에 트러블이 있는 동호회도 있고, 폐쇄적인 면이 강해서 다른 동호회 사람들과 소셜 댄스를 즐기는 것을 꺼려하는 곳도 있다. 좋은 동호회의 기준은 절대적인 것이 없다. 어떤 사람에게 어디가 더 맞느냐의 문제이니 어디가 좋고 어디가 나쁘다고는 말할 수 없다. 그러니 잘 선택해서 가입하도록 하자.

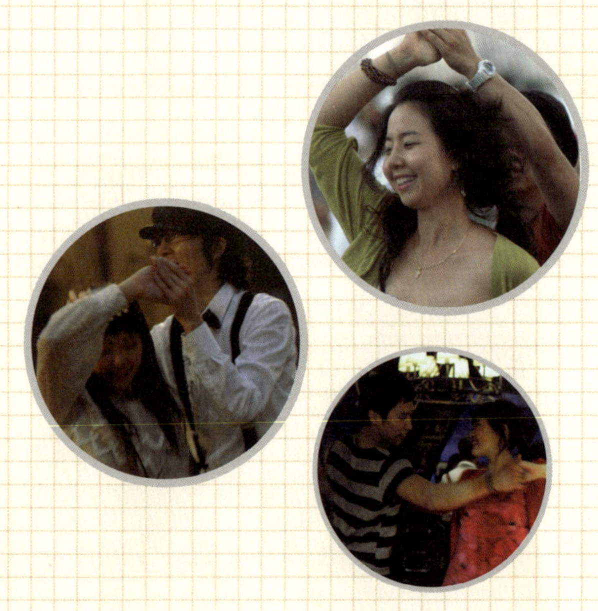

닉네임, 나의 또 다른 얼굴

앞에서도 말했다시피 동호회에서는 실명이 아닌 닉네임으로 활동한다. 한국의 소셜 댄스 동호회들은 대체로 인터넷 커뮤니티를 중심으로 발전했는데, 인터넷 공간에서는 실명보다 닉네임을 사용하는 문화이다 보니 오프라인에서도 그렇게 굳어진 것 같다.

참고로 외국 소셜 댄서에게는 닉네임이라는 게 없다. 그들은 그냥 자신의 본명을 쓴다. 그래서 한국의 소셜 댄서들이 이름과 닉네임이 둘 다 있다는 것을 굉장히 헷갈려 한다. 나는 외국 댄서들에게는 '남훈'이라고 소개하지만, 한국 사람들에게는 닉네임으로 소개한다.

닉네임 문화는 한국 소셜 댄스 특유의 문화다. '다른 이름'을 가지지 않으면 적극적으로 이런 활동을 즐길 수 없는 문화에서 자라났기 때문은 아닐까? 소셜 댄스를 즐길 때 한국인들은 일종의 가면을 쓰고 있는지도 모르겠다.

　　소셜 댄스 세계에 입문하고자 한다면 이 세계에서 통용될 자신만의 닉네임을 정해보자. 한번 정하면 바꾸기 어렵다는 점도 염두에 두자. 나는 처음에 생각 없이, 평소에 쓰던 대로 '깜악귀'라고 소개했는데 다들 무슨 뜻이냐고 질문을 해대는 통에 곤란했던 적이 많았다. 나의 닉네임은 설명하기도 귀찮고, 발음도 알아듣기 힘들었던 것이다. (까마귀예요, 까막귀예요?) 그러나 바꿔볼 겨를도 없이 춤을 배우는 동안 사람들에게 그 닉네임이 익숙해져서 바꿀 타이밍을 놓쳐버렸다. 때문에 살사에서는 아주 다른 닉네임을 써버리고 말았다. 닉네임은 사람들의 이름만큼이나 다양하다. 땅고리우스, 제시카 알바 구함, 최반장, 호텔 캘리포니아, 아이스맨, 피쉬, 떼레, 갱 등 내 주변만 돌아봐도 정말 다종다양하다.

　　보통은 두 글자, 세 글자, 네 글자가 무난한데, 가끔씩 무려 일곱 글자에 달하는 닉네임을 정하는 사람도 있다. 닉네임이 길면 보통 줄여서 부르게 되어 있다. 예를 들어 호텔 캘리포니아는 호캘 님, 제시카 알바 구함은 제시카 님이 되는 식이다.

　　닉네임은 다른 세계에서의 이름이고 당신만의 개성이므로 기존의 자신과는 다른 느낌이어도 좋다. 하지만 다양한 사람들과 즐겁게 춤추는 공간에서의 이름이므로, 정치적이거나 이념적인 닉네임은 되도록 피하는 것이 좋지 않을까 싶다. '빨갱이'라든가 '보수주의자'라는 닉네임을 가진 사람과 딴 생각 없이 춤추기는 힘든 일일 테니까.

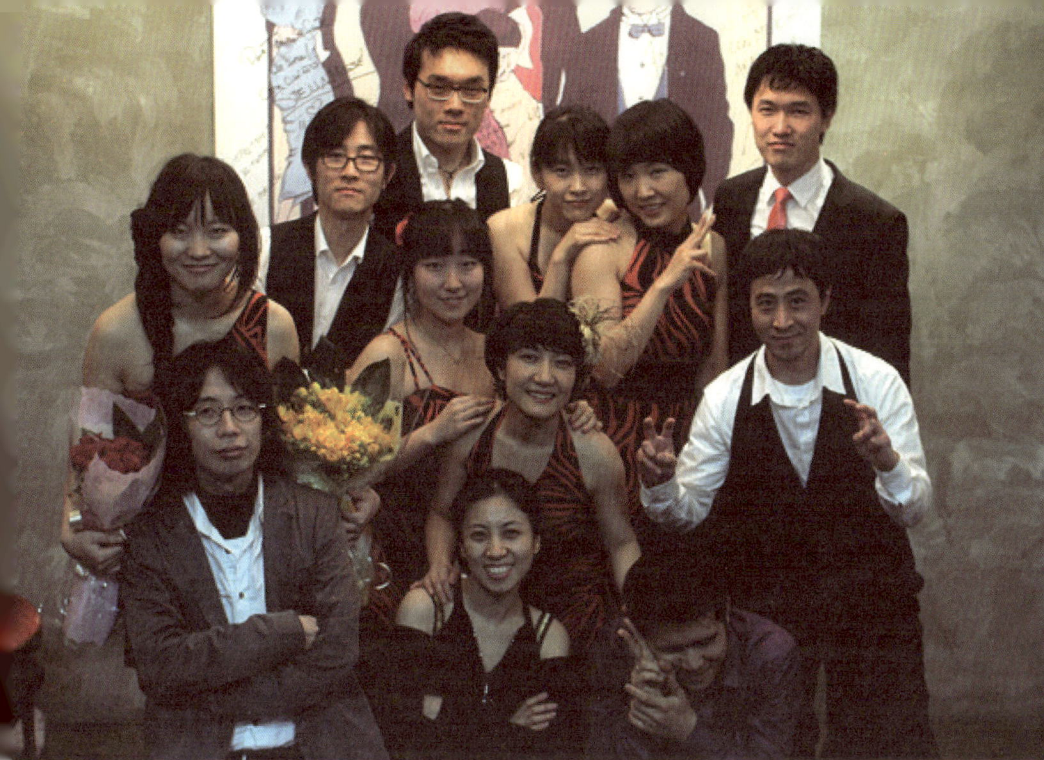

● 탱고 공연 후 한 컷. 다양한 직업과 다양한 취향을 가진 사람들이 춤으로 하나가 된다.

춤판에서 벌어지는 또 다른 유혹

제사보다 젯밥에 관심이 있다는 속담처럼 춤을 배우러 동호회에 들어가서는 강습보다 뒤풀이를 더 좋아하는 사람들도 있다. 많은 사람들을 알게 되니 너무 좋은 것은 물론이요, 일상에 찌들지 않고 춤을 추겠다고 나선 사람들이다보니 어딘가는 조금씩이라도 특이하고 재미있는 부분이 있다. 그리하여 당신은 오늘도 동호회 사람들과 술 한잔을 하러 간다.

이런 교류가 나쁜 것은 아니다. 하지만 춤보다 사람이 더 좋아서 당장은 너무 재미있을지 몰라도 그 재미가 1년을 넘기기 힘들다. 춤추는 재미보다 뒤풀이 재미에 빠져 있다면 살짝 경계하고 다시 춤에 매진하자. 서로 춤에 대해 토론하거나 라이벌이 되거나 파트너가 되거나 한다면 단순히 술친구 이상의 교류가 생길 것이다. 술이나 마시는 직장에서의 뒤풀이와는 다른 삶의 낙을 발견하기 위해 소셜 댄스를 시작했는데, 그곳에서의 시간도 다시 술과 뒤풀이로 점철되는 것은 그리 좋은 일이 아니다. 어떤 동호회가 춤추는 것보다 뒤풀이를 더 중시하는 문화라면 나는 그리 추천해주고 싶지 않다.

제사보다 젯밥에 관심이 생길 수 있는 것이 꼭 술만은 아니다. 또 다른 젯밥은 연애다. 춤을 배우러 와서 이성들이 엄청나게 모여 있는 것을 보면, 아무래도 가슴이 두근거리기 마련이다. 손을 맞잡고 춤을 추다보면 왠지 연애를 위한 1단계가 힘들이지 않고 클리어된 것 같다. 이 설렘이 나쁜 것은 아니다. 왈츠를 추던 19세기 유럽 귀족에게도, 21세기 한국의 백수에게도 커플 댄스가 주는 두근거림이란 피할 수 없는 기쁨이자 당연지사다.

직장인들은 새로운 이성들을 만날 기회가 거의 없다. 회사 사람은 어디까지나 회사 사람이고, 소개팅이나 선은 인위적이어서 부담스럽다. 그렇게 그 사람이 그 사람인 판에서 적당히 살았는데 갑자기 소셜 댄스를 배우며 다양한 이성을 만나니 정신이 현란해진다. 매력적인 남자도 여자도 많다. 회사원으로서 살아가다가 갑자기 인간으로서 사는 것 같다.

하지만 꼭 명심할 것이 있다. '춤추다가 연애하지 말라는 법은 없다. 하지만 연애하기 위해 춤추러 오진 말라'는 명제이다. 아무리 춤추다가 친해진다고 해도 의외로 이성 간의 '작업'이라는 건 그리 쉽진 않다. 그리고 연애를 하게 되면 또 하게 되는 대로 문제가 생긴다. 아무래도 자신이 좋아하는 사람이 다른 이성과 웃으며 춤추는 모습을 보고 기분 좋기란 쉽지 않다. '소셜은 소셜이고 연애는 연애'지만 초반에는 그게 심정적으로 잘 분리되지 않는다. 그래서 동호회 활동 초반에 연애하는 사람들은 정신을 차려보면 어느새 사라져 있다. 춤을 어느 정도 오래 추면 균형을 잡을 수 있지만 처음에는 쉽지 않다.

웬만하면 빠지지 말아야 할 졸업 공연

소셜 댄스 동호회는 초급 강습을 끝마칠 때 '졸업 공연'이라는 행사를 한다. 그 동호회의 다른 기수들 앞에서 자신들이 배운 것을 '공연'의 형태로 펼쳐보이는 것이다. 졸업 공연은 줄여서 '졸공'이라고들 부르는데 초급 강습의 특별한 일이 없는 한 빠지지 말라고 권하고 싶다. 졸업 공연은 동기들과 친해질 수 있는 최대의 기회이자, 초급 수업 때 배운 것들을 정리하고 복습하는 계기가 되기 때문이다. 수업에 빠졌더라도 졸업 공연을 열심히 하면 대부분 매워진다고 할 수 있을 정도다.

　상대가 있어야 춤을 출 수 있는 소셜 댄스의 특성상 어느 때나 파트너를 잡고 연습하긴 힘들다. 하지만 졸업 공연을 하는 사람들은 연습실에 모여서 되풀이 연습을 하기 마련이고, 그러다보니 졸업 공연에 참여한 사람과 그렇지 않은 사람 간에 실력 차이가 생겨난다. 졸업 공연 연습은 초급 강습에서 배운 것을 몸에 익힐 수 있는 몇 안 되는 기회다. 그 연습에 빠지지 말기를 권한다.

동호회가 만능은 아니다

당신이 동호회에 성공적으로 적응한다면 그 동호회의 모든 점이 좋아질 것이다. 하지만 명심할 것이 있다. 동호회는 결코 만능이 아니다. 동호회 안에서 춤추는 것에만 만족하면 춤이 늘지 않을 수도 있다. 동호회는 아마추어적인 열정과 친목을 기반으로 한 모임이다. 그러다보면 더 나은 동호회 운영을 위한 투명한 절차와 노력이 어느새 사라지고, 가족주의 내지 편파성이라는 늪으로 침몰할 수도 있다. 때로는 한두 명이 동호회의 주도권을 장악하는 경우도 있다. 외부로 춤추러 돌아다니는 것을 좋아하지 않거나, 외부 동호회의 강습을 듣는 것을 터부시하는 동호회도 종종 있다.

개인적으로 이런 분위기는 별로 좋지 않다고 생각한다. 그러나 누군가에게는 마음에 안 드는 동호회라도 다른 사람에게는 더할 나위 없이 좋을 수도 있다. 거대 동호회는 그 동호회 사람의 숫자만 해도 엄청나기 때문에 내부 사람들과만 춤을 춰도 항상 새로울 수 있다고 한다. 그러면 굳이 밖으로 돌아다닐 필요가 없을 것이다. 혹은 폐쇄적인 동호회라도 당신이 친숙한 사람과 춤추는 것을 편안해하는 성향을 가졌다면 큰 문제가 되지 않을 수도 있다. 결국 중요한 것은 궁합이 맞느냐 안 맞느냐 하는 문제가 아닐까 한다.

동호회는 당신이 춤 인생을 시작하는 곳이 되기 쉽다. 그렇기 때문에 동호회에 적응을 잘하느냐 못하느냐가 소셜 댄스 인생의 초반부를 좌우하곤 한다. 하지만 동호회에만 너무 의존하는 것은 좋지 않다. 나는 기본적으로 소셜 댄스라는 것이 더 많은 사람과 자유롭게 추기 위한 춤이라고 생각한다. 그렇기 때문에 친한 사람들이 있는 동호회를 기반으로 다른 동호회나 강습소의 사람들과도 점진적으로 춤추고 교류하는 것이 최적이 아닐까 싶다. 동호회는 소셜을 즐기기 위한 기반이지 그 반대는 아니다. 배트맨 식으로 말하자면, 고담 시의 정의가 중요하지, 배트 케이브가 중요한 것은 아니다.

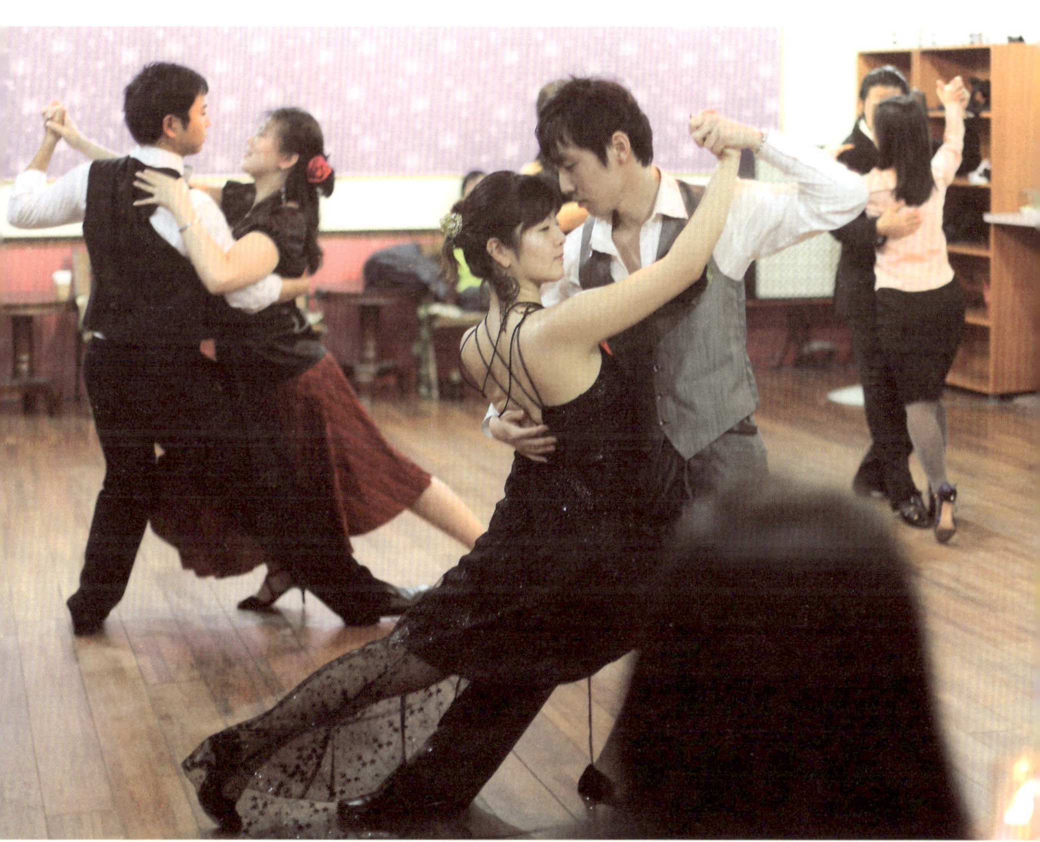

● 탱고 졸업 공연 사진. 졸업 공연은 초급 수업을 정리하는 계기가 된다.

소셜 댄스의
세 가지 원칙

하나 **손뼉도 부딪쳐야 소리가 난다**

그럼 이제 본격적인 춤 이야기를 해보자. 여기 젊음이 무르익을 대로 익은 한 여성이 무대에 올라와 있다. 홀로 무대에 올라 멍하니 객석을 바라보고 있는데, 음악이 나와도 도통 춤을 추지 않는다. '뭔가 하려나보다' 하고 주목하던 사람들은 점점 지치기 시작하지만 그녀는 아무것도 시작하지 못한다. 왜일까?

답은 간단하다. 객석의 앉아 있는 사람들 중 그 누구도 그녀를 리드할 사람이 없기 때문이다. 소셜 댄스는 결코 혼자 출 수 없다. 수소와 산소가 만나야 물이 되듯이, 리드하는 사람과 팔로하는 사람이 만나야 소셜 댄스가 완성될 수 있다. 음악이 흘러나오면 리더와 팔로어의 대담하고 은밀한 주고받음이 시작되어야 한다. 여기에서 소셜 댄스의 첫 번째 원칙이 등장한다. 바로 리드할 사람과 팔로할 사람, 두 사람이 필요하다는 것이다.

춤을 소재로 다룬 영화 중 희대의 걸작으로 꼽히는 〈더티 댄싱〉을 떠올려보자. 두 주인공이 연출한 마지막 장면은 영화사에 길이 남을 명장면으로 회자된다. 이 장면을 다시 본다면, 이 커플이 그냥 손을 잡고 각자 춤을 추는 것이 아니라 서로 다른 역할을 해내고 있음을 알 수 있을 것이다.

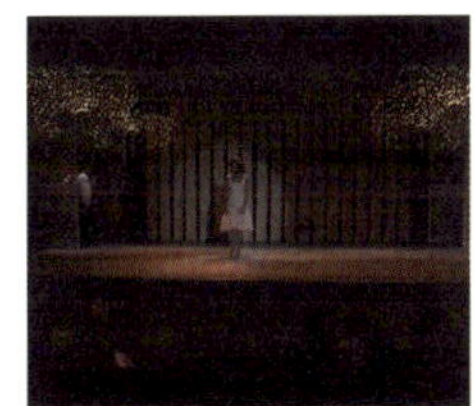

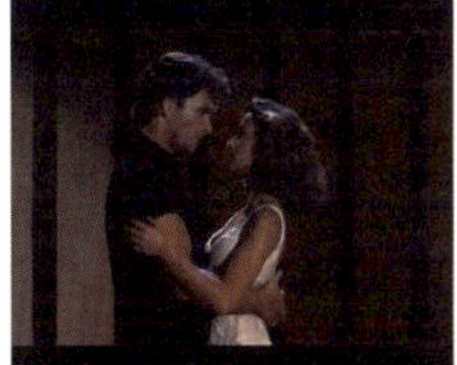

제니퍼 그레이가 무대에 먼저 오른 뒤 좌중이 긴장하는 가운데 우리의 훈남 패트릭 스웨이지가 나타난다. 서서히 'Time of My Life'가 흘러나오고 도입부에서 패트릭 스웨이지는 제니퍼 그레이와 한껏 무드를 잡다가 불현듯이 '회전(턴)'을 시키며 좌중을 놀라게 한다. 갑작스러운 리드였지만 역시 평소에 호흡을 잘 맞추어놓은 덕분인지 제니퍼 그레이는 전혀 놀라지 않는다. 활짝 웃으며 강렬한 턴을 선보이는 제니퍼 그레이. 단순히 리드에 응한 것뿐이지만, 이런 태연한 팔로는 쉬운 일이 아니다.

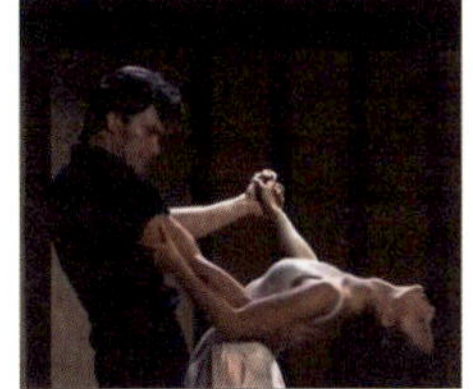

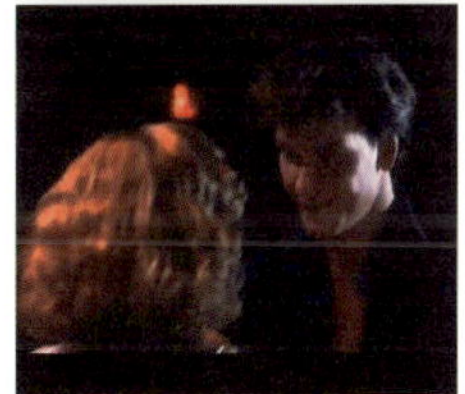

이후에 패트릭 스웨이지는 상대가 움직일 동선이나 춤의 형태들을 전반적으로 이끌고, 제니퍼 그레이는 이에 호응한다. 정열적인 음악과 함께 두 사람 사이에 오가는 눈빛, 호흡, 스텝과 스텝, 동작과 동작. 이것이 바로 리드와 팔로의 실체다.

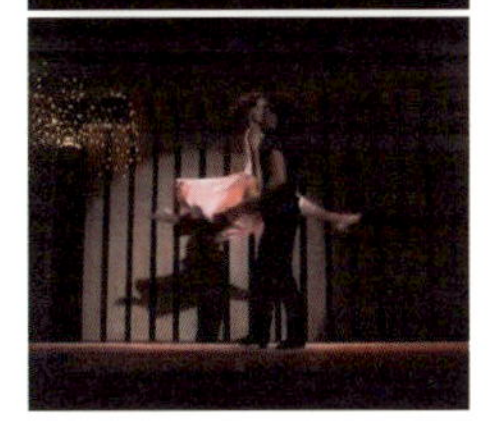

● 〈더티 댄싱〉의 마지막 장면

그리고 안무의 마지막에 다다르면 패트릭 스웨이지가 눈빛으로 제니퍼 그레이의 점프를 유도한다. 리드와 팔로는 이렇게 눈빛만으로도 이루어질 수 있다.

둘 소셜 댄스는 미리 정해놓고 추지 않는다

스윙을 추다가 알게 된 한 친구는 자신이 스윙 댄스를 처음 보았을 때를 이렇게 표현한 일이 있다.

"처음 봤을 때는 정말 놀랐지. 저게 정말 순간순간 즉흥으로 나오는 동작인가 싶어서 말이야. 둘이서 미리 맞춰본 거 아닌가. 두 사람이 서로 처음 만난 상대라는데 어떻게 저리 음악에 딱딱 맞는지. 음악이 변하면 춤 동작도 계속 달라지는 것이 서로 텔레파시라도 통하는 게 아닌가 싶었다고. 지금이야 그 비밀을 알지만 당시에는 정말 깜짝 놀랐어."

문외한에게 소셜 댄스를 이해시키기 어려운 것은, 리드와 팔로의 논리와 그 속에 배어 있는 아름다움을 몸으로 직접 느끼지 않고는 알기 어렵기 때문이다. 그건 아무리 수려한 말로 전한다 해도 알 수 없다. 춤을 출 때는 서로 말 한 마디도 나누지 않지만 맞잡은 손을 통해 서로 대화를 나누듯 신호가 오가게 된다. 그래서 마치 애초에 한 몸이었던 것처럼 움직일 수 있다. 서로의 맞잡은 손, 신호가 오고 가는 접점, 이것이 바로 '커넥션connection'이다.

커넥션을 통해 "지금 점프"라거나 "지금 솔로를 해라" "지금 킥을 해라" "지금 멈추어" "조금 더 미묘하게" "조금 더 부드럽게" "더 발랄하게"와 같은 신호들이 오고 간다. 그렇기 때문에 처음 듣는 음악에 맞춰, 처음 본 사람과도 함께 멋진 춤을 출 수 있다.

커넥션을 가지는 방법은 소셜 댄스마다 다르다. 살사와 스윙에서는 주로 맞잡은 손을 통해, 탱고에서는 주로 밀착한 상체로 커넥션을 만든다. 커넥션 안에서는 동작에 대한 신호뿐 아니라 음악을 듣고 춤을 출 때 느끼는 감정과 정서도 교환된다. 상대가 춤에 집중하고 있는지 아니면 딴 생각을 하는지에 대해서도 느껴지기 때문에 커넥션이라는 것은 어쩌면 정말 텔레파시에 가까운지도 모른다.

커넥션은 이리도 '엄청난' 것이건만 겉으로 보기에는 그냥 음악에 맞추어 정해진 안무를 행하는 것으로밖에 보이지 않기 일쑤다. "저거 짜고 추는 거 아니야?" 그러나 사실 소셜 댄스는 정해놓고 추지 않기 때문에 매번 새롭다. 이번에 어떤 음악이 흘러나올지, 누가 나에게 춤을 신청할지, 그 음악에 맞추어 상대가 어떤 리드를 할지, 그 리드에 상대가 어떤 느낌으로 팔로하며 호응할지 알 수 없기 때문에 소셜 댄스는 가치가 있다. 여기서 바로 소셜 댄스의 두 번째 원칙이 나온다. 미리 정해놓고 춤추지 않는다는 것이다. 심지어 10초 후에 내가 무엇을 할지도 알 수 없다. 지금 흘러나오는 음악은 생전 처음 듣는 음악이기 때문이다.

혼자서는 출 수 없다는 것까지는 단순히 두 사람이 추는 커플 댄스 모두에 적용되는 원칙이다. 하지만 '미리 정해놓고 추지 않는다'는 것은 커플 댄스 중 소셜 댄스만이 가지는 원칙이다. 소셜 댄스는 대회나 공연을 위한 춤이 아닌, 두 사람이 서로가 손을 맞잡고 있는 그 순간의 매혹을 위해 즐기는 춤이다. 즉 소셜 댄스는 자신의 파트너를 단 한 명의 관객으로 놓고 추는 춤이다. 그래서 소셜 댄스에서는 겉보기에 멋진 춤을 추는 댄서보다 함께 추었을 때 편하고 즐거운 댄서가 더 호응을 얻는다.

 배려는 초보 댄서도 춤추게 한다

소셜 댄스의 세 번째 원칙은 상대를 배려하면서 춤을 춰야 한다는 것이다. 상대를 배려하지 않는다면 그것은 소셜 댄스가 아니라고도 할수 있다. 급진적인 의견일 수 있겠지만 나는 이것이 굉장히 중요한 원칙이라고 생각한다. 여기에서 영화 속 한 장면을 떠올려보자. 알 파치노가 탱고를 추는 장면으로 유명한 〈여인의 향기〉다. 퇴역한 맹인 대령인 프랭크 슬레드는 이제 막 사회에 발을 디디려는 아가씨와 우연히 만났다. 그는 아가씨에게 탱고를 한 곡 추자고 제안한다.

"탱고를 배우고 싶지 않나요? 무료로 가르쳐드리죠. 어때요?"
"하지만 실수할까 걱정 되는걸요."

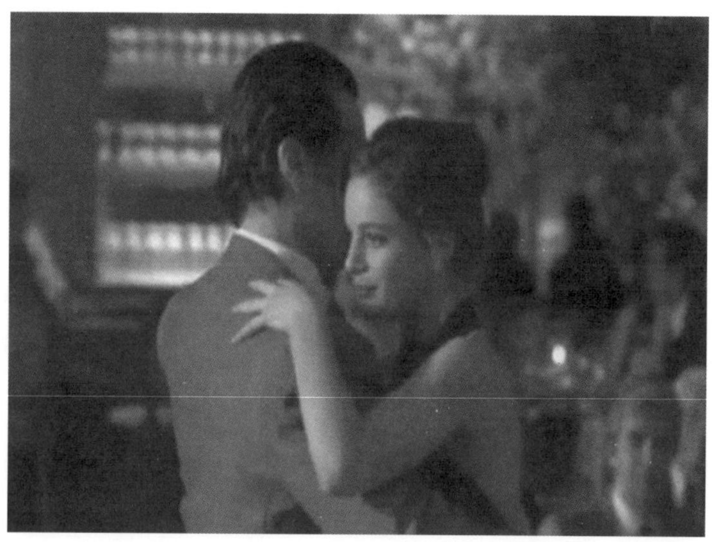

주저하는 아가씨에게 괜찮다고 답하는 프랭크 대령. 그는 자신의 리드를 따르면 자연스럽게 탱고를 출 수 있다고 말한다. 자신을 믿고 자연스럽게 맡겨준다면 말이다. 여기에서 유명한 대사가 등장한다.

"탱고는 어려울 것이 없어요. 잘못하면 스텝이 엉키죠. 하지만 그대로 추면 돼요. 스텝이 엉키면 그게 바로 탱고지요."

그런데 과연 상대가 탱고를 전혀 춰본 일이 없더라도, 탱고를 출 수 있는 것일까? 더구나 리드하는 쪽은 맹인. 긴장되는 순간이다. 이때 탱고를 대표하는 명곡, 'Por una Cabeza'가 흘러나오고 탱고는 시작된다. 중간에 몇 번 불안한 대목을 보이기는 하지만 훌륭하게 한 곡을 끝까지 추는 두 사람. 화려하고 능숙한 춤이 아니었는데도 잔잔한 박수가 쏟아진다. 그들의 춤을 본 이들이 박수를 친 이유는 무엇일까? 그것은 프랭크 대령이 상대 여성을 배려해서 생초보인 그녀가 움직일 수 있는 방식으로 리드를 했고, 반대로 상대 여성은 리더를 신뢰하고 자신을 맡겼기 때문이다.

배려와 신뢰는 이렇게 생초보도 춤추게 한다. 상대를 배려하고 신뢰하며 그에 보답하기 위해 노력하는 것이 소셜 댄스다. 두 사람이 춤을 추면 당연히 실력 차가 있게 마련인데, 서로를 배려하고 이해하지 않으면 결코 아름다운 춤은 나올 수 없다.

춤을 추는 두 사람, 리더와 팔로어

다시 한 번 설명하자면 커플 댄스에서 동작을 이끄는 것을 리드, 리드를 따르는 것을 팔로한다고 한다. 그런데 리드하는 사람과 팔로하는 사람을 지칭하는 명칭은 춤마다 조금씩 다르다. 보기 좋게 정리하자면 오른쪽 사진과 같다.

그런데 이 용어들에 대해서는 설명해야 할 부분이 있다. 알겠지만 스윙에서 리더, 팔로어라는 말은 영어로 리딩하는 사람, 팔로잉하는 사람이라는 뜻이다. 하지만 살사의 살세로, 살세라라는 용어는 단순히 살사를 추는 남성, 살사를 추는 여성이라는 의미다. 따라서 그 남성이 리딩을 하는지 팔로잉을 하는지는 용어의 의미에 포함되어 있지 않다. 탱고도 마찬가지로 땅게로, 땅게라는 각각 탱고를 추는 남성, 여성이라는 뜻이다.

한쪽은 리드와 팔로라는 역할에 초점을 맞춘 용어고 다른 쪽은 남

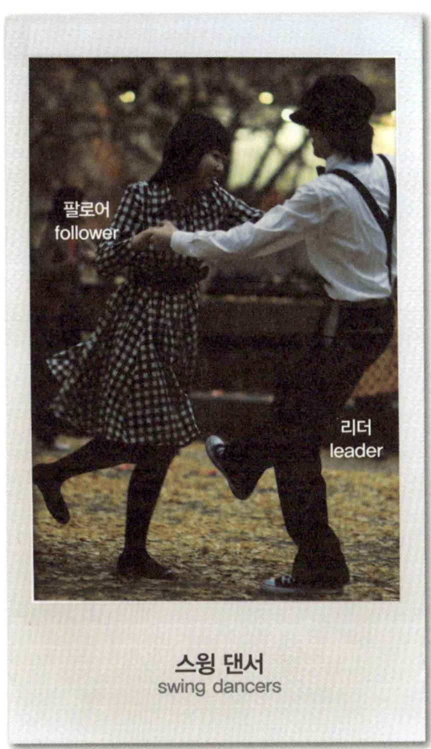

스윙 댄서
swing dancers

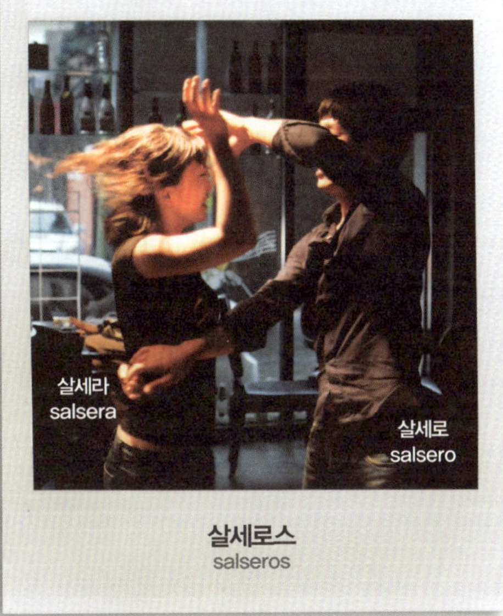

살세로스
salseros

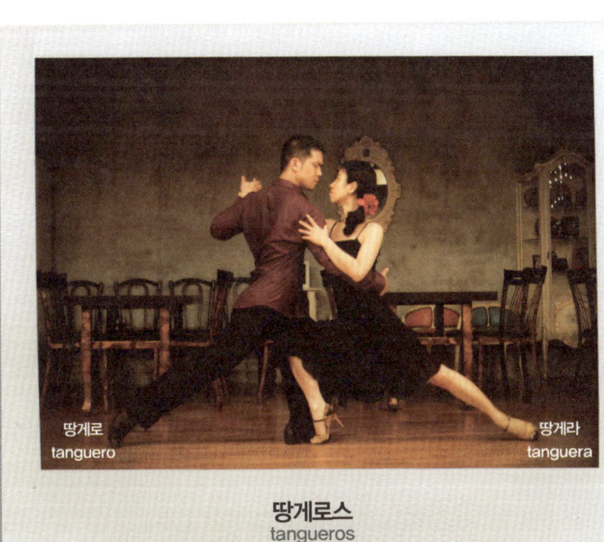

땅게로스
tangueros

성이냐 여성이냐에 초점을 맞추고 있으니 원칙적으로는 서로 비슷한 용어라고 할 수는 없다. 하지만 스윙에서의 리더, 살사에서의 살세로, 탱고에서의 땅게로는 거의 같은 용어로 간주되고 있다. 왜일까? 그것은 소셜 댄스에서 남성이 리드하고 여성이 팔로하는 것이 확고하다 할 수 있을 만큼 보편적인 문화이기 때문이다.

여성 차별 아닌가요, 왜 남자만 리드하나요?

왜 성별에 따라 리더와 팔로어가 분업하듯이 나누어져 있는 것일까? 서로 조금씩 나눠서 리드하면 안 되는 것일까? 그건 좀 곤란하다. 음악을 들으면서 바로바로 반응해 움직여야 하는데, 두 사람이 서로 리드를 하려고 하면 춤이 제대로 될 리가 없다. 자동차를 운전하는데 핸들을 두 사람이 잡고 있다고 생각해보라. 춤도 마찬가지다. 그래서 한쪽은 어떤 동작을 할지 몸으로 신호를 보내고 다른 쪽은 그 동작을 수행하는 분업이 이루어진다. 춤을 춰보면 알겠지만 이런 분업은 서로의 영역을 전문적으로 만들어 소셜 댄스를 더욱 깊이 있게 만든다.

그러면 이렇게 질문하는 사람이 있을 수도 있겠다. 요즘 같은 남녀평등 시대에 반드시 남성만 리드를 해야 하나? 여성은 팔로만 해야 하나? 정당한 질문인 만큼 소셜 댄서들이 난감하게 여기는 질문이기도 하다. 물론 여성이 리드하고 남성이 팔로해도 된다. 그런데 소셜 댄스에서 리드하는 남성, 팔로하는 여성이라는 형식은 소셜 댄스의 역사가 발전시켜온 일종의 형식미라고 할 수 있다. 파티에 참석할 때 남성은 정장을 입고 여성은 드레스를 입는 것과 같은 경우라고 설명하는 것이 가장 적합할 것 같다. 정장이 남성의 신체에, 드레스가 여성의 신체에 맞추어 발전했듯이 리드하는 기술은 남성의 신체에, 팔로하는 기술은 여성의 신체에 맞추어 발전했다. 그래서 리드하는 기술에는 남성의 신체에 맞추어 여성을 들거나 지탱하는 기술이 많다. 탱고에는 여성이 다리를 장식적으로 아름답게 사용하는 동작이 많은데 이처럼 팔로하는 동작에는 여성 신체의 아름다움을 활용하는 스타일이 많다. 그러다보니 남성은 리드를 하고 여성은 팔로를 하는 것은 그냥 당연하게 여겨지는 것이다.

솔직히 말하면 남성 리드, 여성 팔로의 원칙이 남성 중심주의적 성 역할의 잔재라는 말은 틀리지 않다. 그렇다고 리드/팔로가 현실에서의 남녀 관계와 동일하다고 생각할 필요는 없다. 소셜 댄스를 1년 이상 추다보면 소셜 댄스는 결국 리드와 팔로 간의 대등함을 추구한다는 것을 몸으로 느낄 수 있다. 두 사람이 서로 대화하듯 춤을 주고받는 것이 가장 아름다운 형태인데, 이는 서로가 대등하지 않은 상태에서는 불가능하기 때문이다.

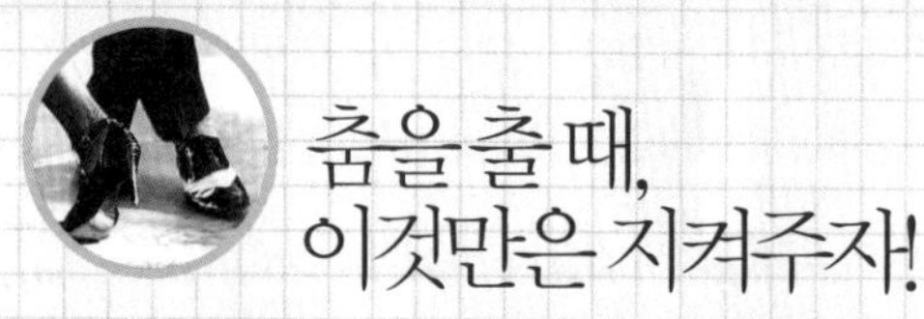

춤을 출 때,
이것만은 지켜주자!

청결은 기본, 춤추기 전에 양치질은 필수!

춤추기 전에 양치질은 꼭 하는 것이 좋다. 입 냄새가 나는 편이라면 더욱 유의하자! 담배를 피우는 사람은 자신의 옷과 몸에서 담배 냄새가 나지 않는지 살피자. 지나치지 않은 향수의 사용은 상대에게 좋은 기분을 선사할 수 있다. 땀이 많이 나는 편이라면 갈아입을 옷도 준비하자. 삼겹살, 불고기같이 냄새가 강한 음식을 먹고 난 다음에는 춤추지 않는 편이 좋다. 언젠가 한번은 불고기를 구워 먹고 온 여성과 춤을 춘 일이 있었는데 정말 너무나도 힘들었다. 자신에게는 냄새가 느껴지지 않아도 상대에게는 고역일 수 있다는 것을 명심하자.

부딪히면 꼭 사과하자

플로어에 댄서가 많은 경우 춤을 추다가 충돌하거나 상대의 몸을 '때리게 되는' 경우가 있다. 이럴 때는 춤을 멈추진 않더라도 눈짓이든 말로든 죄송하다는 표현을 상대 커플에게 확실히 전달하는 것이 좋다. 플로어에서는 잘잘못을 가리기보다는 서로의 잘못이라고 생각하고 눈인사라도 나누는 것이 예의다. 즐겁게 춤추다가 벌어진 일이므로 얼굴을 붉히지 않도록 하자.

한편 남성은 플로어에서 여성을 보호해야 할 의무가 있다. 피치

못해 충돌한다면 부닥치는 쪽은 여성이 아닌 남성이어야 한다. 왜냐하면 리더를 따르는 쪽은 대체로 시야가 확보되지 않은 상태에서 마치 아이처럼 리더만을 믿고 움직일 수밖에 없기 때문이다. 남성의 리드를 따라 움직이다가 여성이 다른 커플과 충돌했다면 함께 춤을 추는 여성에게도, 상대 커플에게도 죄송하다는 표현을 하자. 심각하게 충돌했다면 춤을 멈추고 다친 곳이 없는지 살펴야 한다.

여성도 안심해서는 안 된다. 탱고와 살사에서는 하이힐을 신는데, 하이힐은 상당한 무기가 된다. 잘못해서 상대의 발을 밟지 않도록 각별한 주의가 필요하다. 또한 여성이 리드를 확실하게 따르지 못해 스텝과 동선이 제대로 통제되지 않아 다른 커플과 충돌하는 경우가 있다. 이런 경우에 예의상 남성이 먼저 자기 잘못이라고 말할 수도 있지만 그걸 진짜로 받아들이면 곤란하다.

상대가 불편해하지 않는지 두루 살피자

살사나 스윙의 경우 턴 종류의 패턴을 할 때 상대의 팔을 비틀면서 본인은 전혀 모르는 둔감한 사람들이 간혹 있다. 탱고의 경우에는 턴이 없지만 서로 몸이 밀착하기 때문에 기본자세가 불편하면 상대가 춤을 추는 내내 고통스러울 수 있다.

상대가 불편한 얼굴을 하고 있다면, 불편한 점은 없는지 직접 물

● **패턴pattern** 왼쪽으로 돌기(레프트 턴left turn), 오른쪽으로 돌기(라이트 턴right turn) 등과 같이, 하나의 춤을 완성하는 작은 단위의 기술들. 춤을 추기 위한 기본 동작들이라고 생각하면 쉽다.

어보는 것도 나쁘지 않다. 자신이 힘을 너무 주고 있지는 않는지, 무리한 신체 접촉이 상대를 불편하게 하지는 않는지 초보는 가늠하기 힘들 수도 있기 때문이다. 배려도 일종의 실력이라는 것을 기억하자.

'지적질'은 하지 말자

지적질이란 춤을 추거나 배울 때, "그렇게 하면 안 돼"라거나 "자세가 잘못됐잖아" 등과 같이 고칠 점을 낱낱이 지적하는 행위를 말한다. 강사와 수강생의 관계라거나 동호회 선배가 처음 시작하는 후배를 지도하는 경우가 아니면 지적질은 하지 않는 편이 좋다. 상당한 경력을 가진 댄서가 아니라면 올바르게 가르칠 확률이 거의 없고, 즐겁게 소셜 댄스를 즐기는 데 장애가 될 가능성이 많다.

강습 시간에 파트너가 된 상대가 잘하지 못한다고 짜증내면서 "이렇게 해라, 저렇게 해라" 하는 사람이 종종 있는데, 이런 행동은 절대 하지 말아야 한다. 나도 지적질을 종종 당했는데 정말 화나는 일이다(실제로 지적질을 열심히 하는 사람일수록 실력은 별로인 경우가 많다). 강습 중에 하는 지적질보다 더 나쁜 것은 춤을 즐기는 도중에 하는 지적질이다. 아무리 친한 상대라도 춤을 추는 도중에는 춤에만 집중하는 것이 올바른 예절이다.

과도한 '작업'은 금물이다

상대가 아무리 마음에 든다고 해도 함부로 '작업'에 들어가지 말자.

즐거운 기분으로 마음 편하게 춤추려고 온 사람에게 심리적인 부담을 안겨줄 수 있다. 상대가 춤을 출 때 웃는다고 해서 당신에게 호감이 있다고 착각해서는 안 된다. 함께 연인처럼 춤추는 시간을 소중하게 여기되, 그 외의 시간에도 같은 것을 요구해서는 안 된다.

한편 소셜 댄스라고는 하지만 친목이 의무 사항은 아니다. 가끔 친목 도모를 명분으로 상대에게 지나치게 접근하는 사람들이 있는데, 좋은 모습이 아니다. 자연스럽게 친해지는 것이 좋다. 어차피 춤추다 보면 익숙하게 보고 자주 춤추는 사람과는 친해질 수밖에 없다.

거울을 보지 말자

스윙, 살사, 탱고 모두 춤을 추는 장소의 한쪽 벽이 거울로 되어 있다. 몸을 풀면서 자세도 확인하고 연습도 하라는 의미로 붙여놓은 것이다. 그런데 이런 용도의 거울로 춤을 추는 도중에 자신이 어떻게 추고 있는지 확인하는 댄서들이 종종 있다. (고백하건대 나도 이런 일이 꽤 있다.) 물론 연습을 할 때는 문제가 되지 않는다. 상대에게 춤을 신청하고 그러니까 문제다. 가끔 힐끗 보는 것은 이해할 만하지만 춤추는 내내 그러는 댄서도 있다. 이는 데이트하는데 핸드폰만 만지작거리는 것과 다름없다. 거울과 사랑에 빠지는 것은 매너 없는 행동이다. 소셜 댄스는 기본적으로 서로를 마주하고 춰야 한다. 거울과 사랑에 빠지는 일은 리더에게 압도적으로 많다. 팔로어는 어차피 시선의 방향을 자신이 결정하기 어렵기 때문이다. 그렇기 때문에 팔로어들은 거울을 보면서 춤을 추는 리더를 기분 나빠한다. 명심하자.

소셜 댄스 추다가
정분나면 어떻게 해?

소셜 댄스에 대한 세간의 오해

그런데 아무래도 남녀가 땀을 흘리며 나름의 즐거운 '쾌락'을 나누는 게 소셜 댄스이다보니 이런저런 말이 있기 마련이다. 커플 댄스라는 말을 들었을 때 나이트클럽에서 종종 볼 수 있는 '과장님 블루스' 그 이상의 이미지를 떠올릴 수 있는 사람은 얼마나 될까? 물론 이런 블루스도 때에 따라 소셜 댄스라고 할 수 있지만 '춤과 음악, 사람'을 즐기기 위한 목적보다는 다른 용도의 도구로 쓰이는 경우가 비일비재하다는 것은 모두 아는 사실이다. 강요된 사람 사이의 관계가 춤과 음악을 학대하는 사례라고 할까? 그래서 나는 "어이, 과장님하고 블루스 한 곡?" 이런 식의 문화를 보면 좀 울컥하는 심정이 된다.

미국 하이틴 드라마를 보면 (심지어 영화 〈해리 포터〉에서도) 학생들은 학교에서 주최하는 댄스파티를 즐기곤 한다. 하지만 이에 비해 한국에서 소셜 댄스는 아무래도 성적인 측면에서 왜곡되어 받아들여지고 있는 인상이다. 이런 식의 이미지를 가장 널리 퍼뜨린 것은 한국 최초의 슈퍼 베스트셀러 소설이었던 정비석의 『자유부인』이다. 『자유부인』에는 춤바람과 함께 정분이 나는 대학교수 부인이 주인공으로 나온다. 이 소설에서 커플 댄스는 흥청망청 하는 과소비 풍조와 성적 문란함과 결합되어 표현되는데 그 영향으로 춤을 추면 정분이 나고, 성애의 늪에 빠지게 된다는 식의 부정적인 이미지가 강해졌다. 그런 탓에 우리가 다루고 있는 스윙, 살사, 탱고 이전에 한국에서 성행했던 사교춤 문화는 된서리를 맞기도 했다. 물론 춤추다보면 손잡는 것은 기본이고 아무래도 일정한 스킨십이 있는 것이 사실이다. 때로는 실수로 의도하지 않은 신체 부분을 스치기도 한다. 그러나 접촉이 많다고 해서 서로 눈이 맞는 것은 아니다. 오히려 접촉이 잦을수록 스킨십에 대해 더 둔감해진다.

물론 소셜 댄스에는 기본적으로 '에로틱 파워'가 내재되어 있다.

최근에 내가 읽은 책에는 '탱고에서 여성이 남성의 다리 위에 자신의 다리를 올려놓는 동작에는 강렬한 성적 은유가 담겨 있다' 라는 문장이 쓰여 있다. 모든 커플 댄스 동작에는 크든 작든 이런 에로틱한 요소가 있다. 하지만 김연아의 공연 의상이 섹시하다고 그녀가 얼음판 위에서 야한 행동을 하는 것이 아니듯이 커플 댄스를 춘다고 그것이 곧 서로 '작업'을 한다는 뜻은 아니다. 이제는 그런 것을 구분할 수 있을 정도로는 사회가 성숙해졌다고 생각한다.

그리고 사실 나는 소셜 댄스가 좀 불건전하면 어떠냐는 생각도 한다. 남녀가 만나서 춤춘다는 것을 즐긴다는 게 이상한 건 아니다. 소셜 댄스는 자유분방한 문화 속에서 잉태되었고 남녀 사이에 있을 수 있는

'즐김'의 한 형태다. 즐길 수 있는 것의 범주가 다양하다고 해서 크게 문제될 것도 없다. '우리 건전해요'라며 애써 행동에 대해 강변해야 하는 것이 오히려 더 어색하지 않을까?

신체 접촉은 도대체 어느 정도인가요?

하지만 소셜 댄스 신은 대체로 건전하다. 특히 한국의 소셜 댄스 신은 그렇다. 그 점이 한계라고 말하는 사람이 있을 정도다. 물론 어느 정도 관능적인 춤들도 있다. 살사에서 배우는 바차타bachata나 스윙에서 배우는 블루스가 그렇다. 신체가 닿는 면적이 꽤 큰 편이고, 일단 춤의 움직임 자체가 섹시하다. 탱고도 상체가 붙는 편이어서 거부감이 든다는 사람이 있는데, 실제로 탱고는 춤 속에 스며 있는 정서의 바탕에서 예절과 절도를 중요시하므로 드러내놓고 야해 보이지 않는 반면, 블루스나 바차타는 그 관능적인 정도가 퍽 직접적이다. 블루스는 스윙 쪽에서, 바차타는 살사 쪽에서 주로 추는데, 상체 혹은 하체(주로 허벅지)를 맞대고 골반을 사용하는 등의 움직임이 있다.

그렇다면 바차타나 블루스를 추면 섹슈얼한 느낌을 받게 되는 걸까? 여성들에게 물어본 적이 있는데, 여성들은 대체로 "춤의 일부일 뿐 의식적으로 에로틱하게 느껴지지는 않는다"고 말한다. "물론 섹슈얼한 무드가 있을 때도 있지만, 그것까지 포함해서 그냥 춤은 춤일

● **블루스 blues** 여기에서 말하는 블루스 댄스는 아메리칸 블루스로, 트로트에 추는 한국 정통의 사교춤 블루스와는 무관하다.

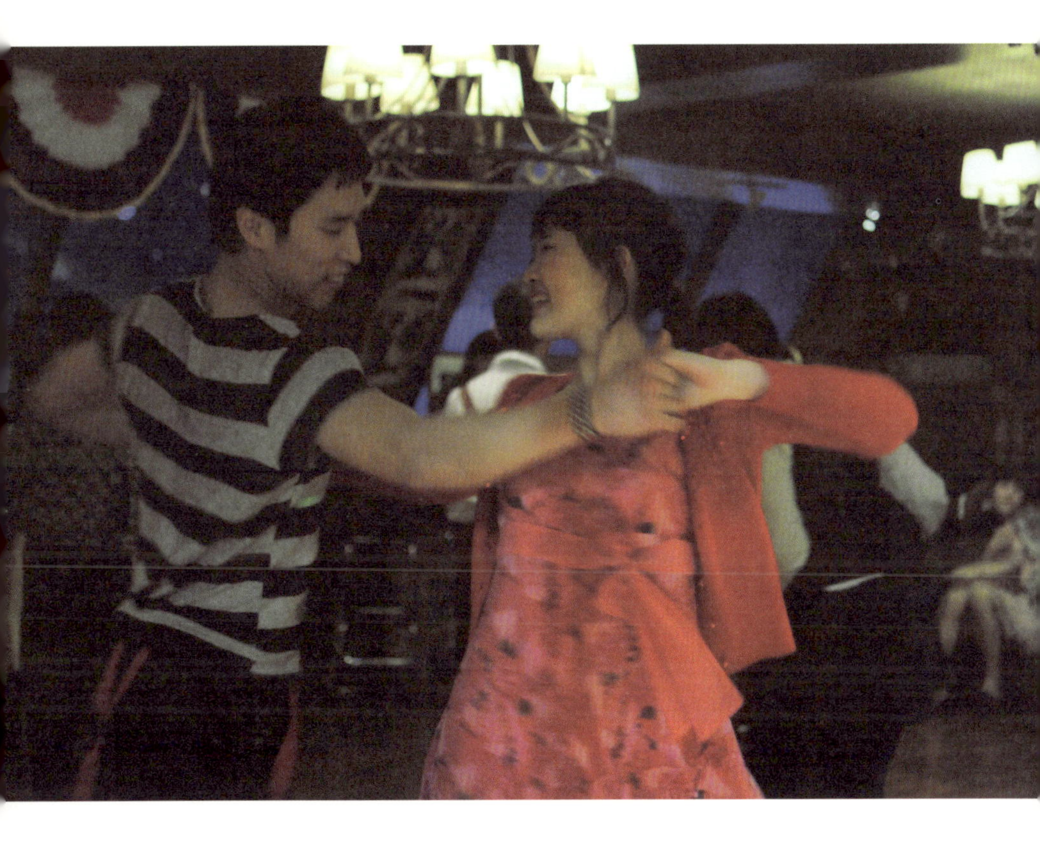

뿐"이라고 말한다. 오히려 상대 남성이 지나치게 두근거려하거나 긴장하면 불쾌해진다고 한다. 남자가 아니라 리더, 살세로, 땅게로일 뿐이라는 것이 공통된 의견이다.

분명한 것은 이렇게 몸이 가깝게 붙을수록 더욱더 소셜 댄스의 예의범절에 민감해져야 한다는 것이다. 이런 춤들을 잘못 추다가 기피 대상으로 찍히는 남성들이 종종 있다. 몸이 붙어 있기 때문에 상대가 춤과 음악에 집중하지 않고 혹시라도 다른 생각을 하고 있다면 바로 알아채기 때문이다. 그것이 커넥션의 신비로움이다. 어느 정도 신뢰가 없이는 마음 편하게 추기 힘들기 때문에 바차타나 블루스는 대체로 낯선 사람보다는 편한 사람들과 많이 추게 된다.

잘해야 한다는 강박은 버리자

소셜 댄스는 재미있다. 음악과 춤, 사람들과의 관계를 동시에 즐길 수 있으니, 그 파워는 실로 지대하다. 음악에 질리면 춤과 사람이, 사람에 질리면 음악과 춤의 매력이 번갈아 부상한다. 춤에 맛이 들리기 시작하면 일주일에 일곱 번을 춤추러 가기 시작하는 사람도 나타난다.

그러다보면 살사만 즐기면서 살 수는 없을까, 탱고만 즐기면서 살 수는 없을까 생각을 하는 사람들이 생겨난다. 직장에서 몰래 춤 동영상을 보며 어떻게 하면 잘 출 수 있을까 연구하는 사람들도 부지기수다. 나의 탱고 선생님은 아르헨티나에 탱고 추는 사람들을 위한 게스트 하우스를 차리고 싶어한다. 그전에는 번듯한 직장도 있었는데 탱고의 세계에 푹 빠져 지금은 탱고 강습소가 직장이 되었다. 그런 식이다. 정신 차려보니 인생이 춤으로 가득 차 있다. 맙소사, 이걸 어쩌나? 이건 더이상 가벼운 취미가 아니다.

나도 매일 밤 춤추러 가지 않아도 세상이 무너지지 않는다는 걸 깨닫는 데 1년 반쯤 걸린 것 같다. 어떻게 보면 이런 매혹과 중독의 문제는 한국인 특유의 것인지도 모른다. 별다른 취미 활동이 없다가 무엇 하나에 재미가 들리면 천천히, 가볍게 하는 법이 없고 아주 파고드는 습성. 술을 마셔도 1차에서 끝내는 법이 드물듯이, 즐거움을 위한 소셜 댄스도 한번 빠지면 '제대로' 하고 싶어한다. 그리고 공부하듯이 파고들기 시작한다. 잘한다 못한다 평가하길 좋아하고 행여나 못한다는 소리라도 들으면 굉장히 괴로워한다. 여가 활동에 불과하다는 걸 알면서도 수능 준비하듯이 파고드는 것이다.

이런 성향을 갖다보니 한국 댄서들은 세계적으로도 그 실력이 떨어지지 않는다. 역사가 짧다보니 '최상층' 댄서들은 부족할지 몰라도 평균적으로 굉장히 잘한다는 평가를 듣는다. 한국의 웬만한 살사 고수들은 중국이나 일본에 가면 챔피언 급이 된다는 말도 있다. 스윙의 경우도 한국에서 2년을 춘 사람이면 외국에서의 4, 5년차에 버금가는 것이 일반적이다. 내가 베트남의 스윙 댄스 행사에 갔을 때도 한국 댄서들은 어떻게 그리 다들 춤을 잘 추느냐며 놀라곤 했다.

그런데 최근에는 이런 면에 대해 자성의 목소리도 나오고 있다. "우린, 어쩌면 음악과 춤을 제대로 즐기지 못하고 있는 것이 아닐까?"

외국인들이 소셜 댄스를 추는 모습을 보면 그냥 음악에 맞춰 기본 스텝만 밟으면서 느긋하게 즐기는 편이다. 잘하건 못하건 그리 신경을 쓰지 않는다. 좀 틀리거나 해도 신경 쓰지 않고 상대를 바라보고 웃으며 여유 있게 춘다. 되는 만큼 재미있게. 물론 그들 중에도 잘하기 위해 노력하는 사람들도 있고 고수도 많지만 일반적으로는 그저 즐기는 사람들이 많다. 어쩌면 이런 태도야말로 소셜 댄스의 본 모습임에 틀림없다.

이에 비해 한국의 소셜 댄서들은 '공부하듯이' 혹은 '기술 연습하듯이' '운동하듯이' 소셜 댄스를 추는 경우가 많다. 그러다보니 해외 강사들이 한국 댄서들은 음악을 충분히 듣고 즐기고 표현하는 부분이 부족하다고 지적하기도 한다. 함께 춤을 추는 상대를 연습 도구로 생각하는 댄서들도 있다. 왜 그런 걸까?

국가적인 정서 탓도 있지만 소셜 댄스의 역사가 짧았기에 빨리 고수를 키워내고 싶어했던 탓도 있을 것이다. 한국은 10년 만에 아시아의 소셜 댄스 강국으로 급부상했다. 최소한 댄서의 숫자나 열정이나 실력, 기반 시설 면에서는 그렇다. 하지만 매너와 문화적인 면에서의 세련미는 아직 그에 못 미치는 듯하다. 동호회에서 '잘하는 소셜 댄서'가 되는 법은 가르치지만 매너나 정신에 대해서 가르치는 경우는 흔치 않다. 실력이 늘면 춤 좀 춘다고 우쭐해하는 모습도 보인다.

잘한다고 다른 사람들의 감탄을 받는 것은 몇 년 동안 열심히 하면 가능해진다. 하지만 존경받는 소셜 댄서가 되는 것은 그냥 기술을 갈고 닦는다고 되는 것이 아니다. '잘하는' 댄서가 되는 것도 중요하지만 '좋은' 소셜 댄서가 되는 것이 더 중요하지 않을까? 이런 마인드는 기술의 급성장에만 치중했던 한국 소셜 댄스 신이 점차 성찰을 거듭하며 채워나가고 있는 부분이다.

나에게 어울리는 소셜 댄스는?

선택을 위한 9문 9답

이 책을 읽고 '나도 소셜 댄스라는 것을 해볼까' 라는 기분이 들기 시작했다면 이제 슬슬 무엇을 배워야 할지 고민을 할 듯하다. 스윙, 살사, 탱고 각각의 소셜 댄스에 대해 설명하는 것은 뒷부분에서 본격적으로 시작하겠지만 맛보기 차원에서 세 춤을 조금 비교해보는 것도 좋겠다. 다시 한 번 말해두지만 스윙이나 살사나 탱고 모두 제각기의 재미와 깊이가 있다. 서로 다르게 발전해온 세 개의 다른 문화라고 보면 된다. 일식과 중식, 한식 사이에 뭐가 더 우월한지 단정할 수 없는 것처럼 개인의 기호는 있겠지만 뭐가 더 낫다고는 할 수 없다.

하지만 '중식은 일식보다 불을 이용한 요리가 많다' 는 식의 말처럼 객관적인 사실을 기술하는 수준에서 세 개의 춤을 비교해보는 것은 각각의 소셜 댄스들이 가진 특성을 쉽게 파악하는 데 도움이 될 것 같다.

Q 옷이 가장 야한 춤은?

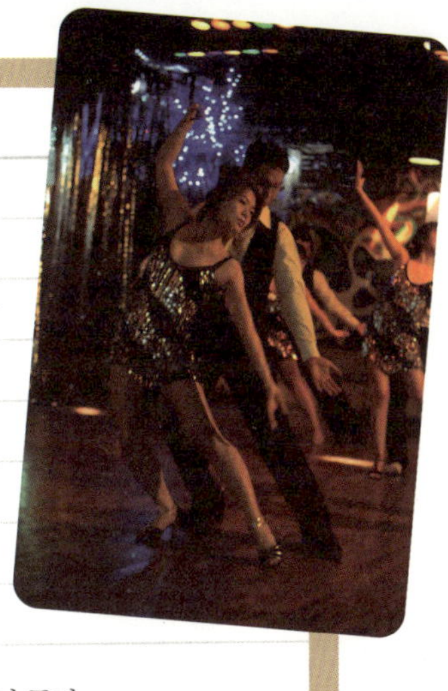

A **살사.** 살사를 추는 사람들 사이에서는 '땡큐 복' 이라는 말이 있다. 노출이 있거나 블링블링하게 반짝이는 '눈이 즐거운' 옷을 일컫는다. 살사 특유의 섹시한 의상을 대표하는 말이다. 특히 공연을 할 때 살세라의 복장은 노출이 꽤 있는 편인데, 이는 더운 지방에서 발생한 춤이라는 점과 관계가 있지 싶다. 사실 살사 공연을 실제로 보면 노출이 많아서 야하다는 생각보다 오히려 정열적인 리듬에 잘 어울린다는 생각이 든다.

탱고는 아무래도 격식 있게 옷을 챙겨 입는 편이다. 스윙은 소셜 댄스 중에서는 의복에 가장 특색이 없다. '면티 문화' 라는 비판이 있을 정도다. 물론 옷을 신경써서 입는 스윙 댄서도 있고, 파티에서는 꾸며 입기도 하지만 섹시하거나 격식 있는 옷이 딱히 어울리지는 않는 춤이다.

Q 땀이 가장 많이 나는 춤은?

A **스윙.** 세 가지 춤 중에서 제일 펄쩍펄쩍 뛰어다니는 춤이다. 땀이 많이 나기 때문에 '면티 문화' 가 되어버렸다고도 볼 수 있다. 체질적으로 땀이 많은 사람은 여름에 티셔츠를 3, 4장씩 준비해 다니기도 한다. 칼로리 소모도 가장 많고, 유산소 운동에 가장 가깝다. 물론 살사도 격렬하게 움직이다보면 스윙과 비슷한 정도로 땀이 많이 난다. 땀이 많이 나는 순서로 보자면 스윙 〉 살사 〉 탱고일 것이다.

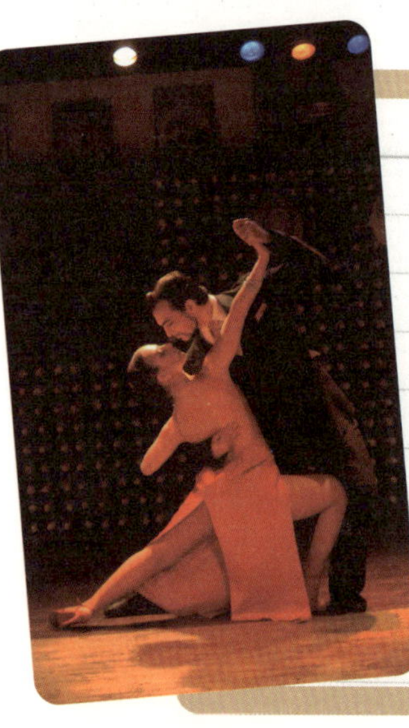

Q 가장 멋있어 보이는 춤은?

A 탱고. 개인적인 생각이지만 이 부분은 스윙이나 살사를 추는 댄서들도 인정하는 부분인 듯하다. 탱고 동작이 뿜어내는 격조 있는 분위기는 문외한이 보아도 감탄할 정도니 말이다. 겉보기에 폼 나는 순서대로 보자면 탱고 〉 살사 〉 스윙 정도가 아닐까. 살사의 화려한 멀티 턴multi-turn 역시 문외한의 눈으로 보아도 화려하다. 스윙은 폼이 난다기보다 즐겁고 재미있어 보인다.

Q 가장 섹시한 춤은?

A 살사. 골반을 움직이는 동작도 섹시하고 춤의 정서도 뜨겁고 정열적이다. '사랑의 춤'이라는 말이 가장 잘 어울린다. 살사 계열의 춤으로 살사와 함께 배우는 바차타는 더욱 섹슈얼한 무드를 풍긴다. 담백하게 출 수도 있지만 그렇지 않을 경우에는 댄스 클럽에서 추는 '부비부비 춤'과 비슷하다고 볼 수도 있다. 사실 모든 소셜 댄스에서는 성적인 은유가 담겨 있다는 관점에서 보자면 모든 춤이 섹시하다고 할 수도 있는데, 각 춤마다 근본적인 정서는 많이 다르다. 살사의 섹시함이 라티노 특유의 정열로 표현된다면 스윙의 섹시함은 재미있고 친근한 성적 해학, 탱고의 섹시함은 비애와 슬픔과 함께 표현되는 에로틱함이다.

Q 점프가 많은 춤은?

A 스윙. 에어리얼aerial이라는 상대를 집어던지고 받는 동작이 중요하게 발전되어 있을 정도다. 물론 소셜 댄스에서는 거의 하지 않는다. 살사와 탱고에도 에어리얼이나 아크로바틱acrobatic이 있긴 하지만 스윙에서처럼 춤의 한 장르로까지 다루지는 않는다. 에어리얼 외에도 스윙은 무릎과 발목의 탄력을 사용한 상하 움직임이 많고, 발로 허공을 차거나 하는 점프 동작도 잦은 편이다.

Q 여성의 하이힐이 가장 높은 춤은?

A 탱고. 힐의 높이라는 것도 결국은 개인의 취향에 따라 달라지겠지만, 경우에 따라서는 찌를 듯한 힐을 신는 사람도 있다. 힐이 예뻐서 탱고를 배운다는 여성도 있을 정도다. 살사 슈즈에도 힐이 붙어 있다. 참고로 스윙은 힐을 신지 않는다.

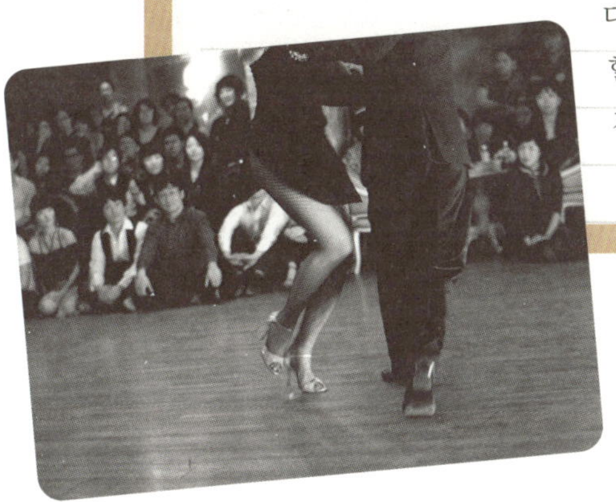

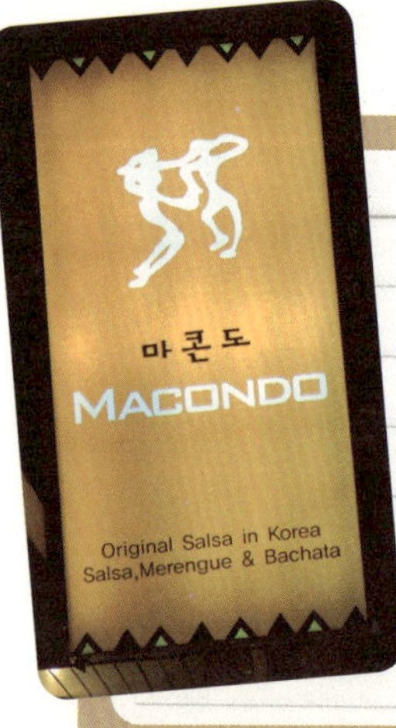

Q 한국에 가장 일찍 도입된 소셜 댄스는?

A 살사. 한국 최초의 살사 클럽인 마콘도가 오픈한 것이 1997년이다. 역사도 가장 오래 되었고 즐기고 있는 인구도 현재 제일 많다. 살사는 세계적으로도 가장 많이 즐기는 소셜 댄스다.

Q 몸에 가장 무리가 덜 가는 춤은?

A 탱고. 노인이 되어서도 즐길 수 있는 춤이라는 말이 있을 정도다. 그렇다고 해서 탱고가 에너지를 덜 쓰는 춤이라고 인식하면 곤란하다. 근력을 사용해서 큰 동작으로 출 수도 있지만, 그렇지 않은 편안한 커넥션으로도 충분히 그 진수를 즐길 수 있는 뜻이다.

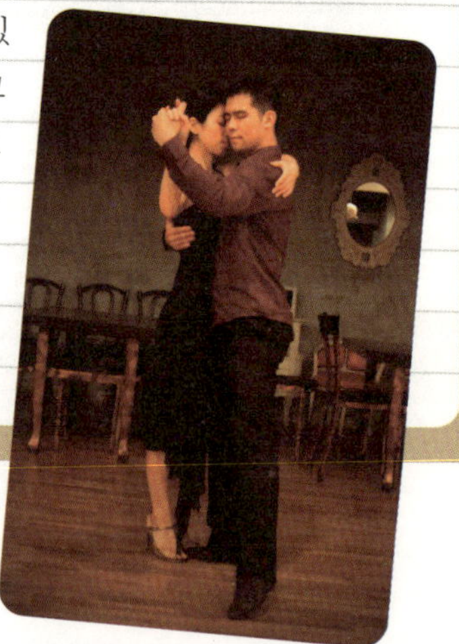

Q 가장 빨리 배울 수 있는 춤은?

A **스윙.** 스윙에 입문하면 바로 지터벅이라는 춤을 배운다. 지터벅은 몸을 쓰는 데 익숙하고 음악을 잘 듣는 편이라면 하루만 배워도 춤을 출 수 있을 만큼 간단한 스텝으로 이루어져 있다. 살사와 탱고는 능숙하게 즐기려면 아무래도 스윙보다 시간이 더 걸린다. 사람마다 다르겠지만 소셜의 재미를 빠르게 맛볼 수 있는 순서는 스윙 〉 살사 〉 탱고의 순서가 아닐까 싶다. 스윙의 메이저 장르는 린디홉lindyhop인데 린디홉의 경우에는 지터벅보다 익숙해지는 데 시간이 좀더 걸린다.

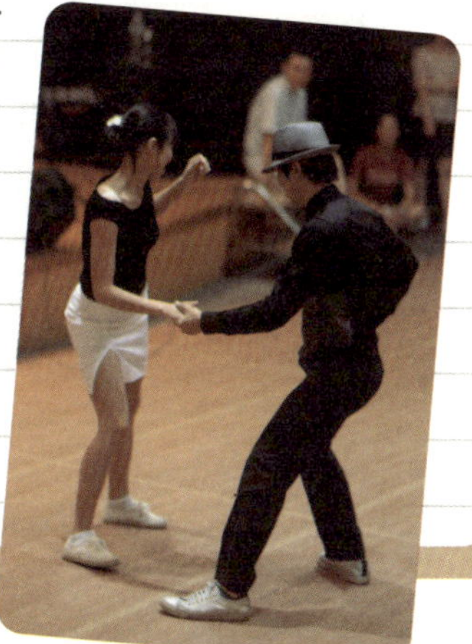

백문이 불여일견!
유튜브를 활용하자!

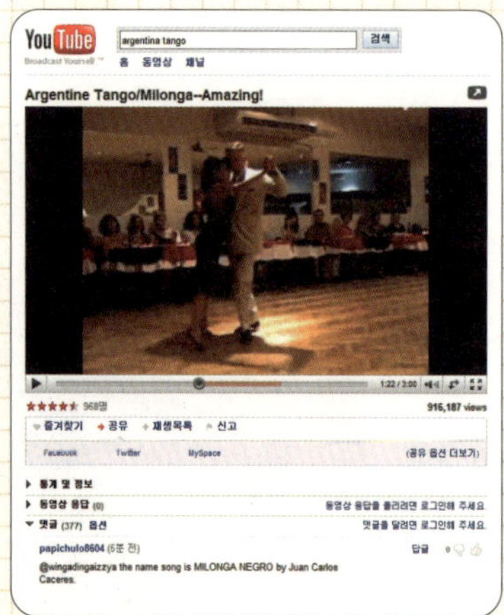

● 유튜브를 활용하면 최신 동영상들을 통해 소셜 댄스를 생생히 접할 수 있다.

요즘은 외국의 실력 있는 강사들이 한국에 와서 강습을 하는 일이 많다. 아르헨티나의 나이 지긋한 탱고 마스터, 뉴욕의 떠오르는 스윙 댄서에게 직접 춤을 배울 수 있는 시대가 된 것이다. 해외에 나가서 본토의 고수에게 직접 배워오는 사람도 꽤 있다.

하지만 그전에는 해외여행도 그리 자유롭지 않았을뿐더러 외국에서 배워온 사람이 한국에서 가르친다고 해도 본토에서는 실제로 어떤 스타일이 유행하고 있는지, 어떤 변화가 이루어지고 있는지 실시간으로 접하기에는 무리가 있었다. 그러다보니 강사들은 비디오테이프나 DVD를 사다가 수없이 보고 연구하며 제자들을 가르쳤다. 그러나 자세한 부분이나 미묘한 부분을 제대로 설명하지 못하곤 했다. 참고할 만한 자료 자체가 부족했던 것이다.

하지만 그런 모든 어려움을 거쳐 소셜 댄스 인구가 많아지면서 이제 한국은 외국 강사들이 흔쾌히 직접 와서 가르치고 싶어하는 나라가 되었다. 인구도 많고 시설도 좋기 때문이다. 그런데 그들이 오지 않는다고 해도 이젠 옛날만큼 아쉽진 않다. 무엇보다 유튜브가 모든 것을 바꾸어놓았다. 외국 댄서들의 수많은 동영상을 안방에서도 쉽게 찾아볼 수 있게 된 것이다. 심지어는 올해 열리는 국제적인 댄스 대회에서 누가 무슨 춤을 추었는지까지도 거의 실시간으로 쉽게 확인할 수 있게 되었다. 그러다보니 기본적인 강습을 들은 후에는 동영상을 파고들어 자기만의 스타일을 정립하는 댄서들도 생겨나기 시작했다.

　　이 책을 읽을 때도 마찬가지다. 책에서 글과 사진으로 아무리 춤을 보여줘도 그 생생한 전달력은 동영상을 따라갈 수가 없다. 그러므로 유튜브를 활용하면서 이 책을 읽으면 이해가 훨씬 잘 될 것이다. 살사는 'Salsa Dance' 라고 입력한 후 대회나 소셜 댄스 영상을 보면 살사에 대해 더 빨리 이해할 수 있다. 탱고 동영상 검색을 위해서는 'Argentina Tango' 라는 검색어가 좋다. 일반적으로 소셜 댄스로 통용되는 것은 유럽식 탱고가 아니라 아르헨티나 본토의 탱고이기 때문이다. 스윙 동영상은 현재 스윙의 주종인 'Lindy Hop' 이라는 키워드가 적당하다. 스윙 및 린디홉 대회인 얼티밋 린디홉 쇼다운 Ultimate Lindy Hop Showdown 의 약자인 'ULHS' 로 검색을 하면 이 대회 챔피언들의 영상을 볼 수도 있다.

　　그밖의 다른 춤들이 궁금할 때에도 꼭 한 번씩 유튜브에서 키워드 검색을 해보자. 예를 들어 이 책을 읽다가도 '맘보' 라는 단어가 나오면 'Mambo' 라고 찾아서 동영상을 보는 것이다. 뿐만 아니라 유튜브에는 관련된 음악들도 많이 올라와 있으므로 본문에 소개하고 있는 음악이 어떤 음악인지 듣고 싶을 때 함께 검색해보도록 하자.

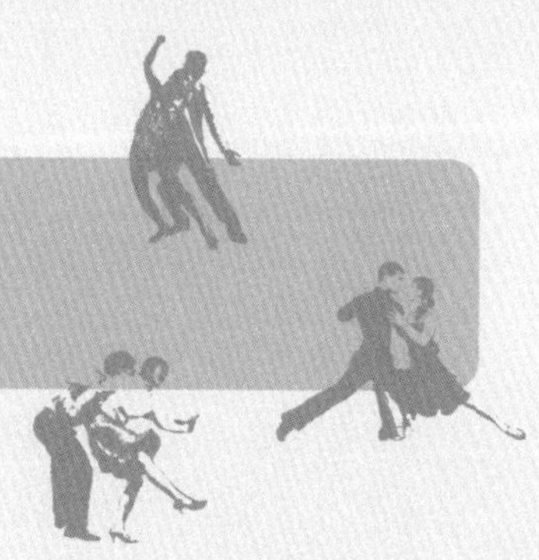

지도와 함께 보는
스윙, 살사, 탱고의 역사

이 챕터에서만은 갑작스럽지만 존댓말을 쓰려고 합니다. 이유는 별달리 없습니다. 다만 존댓말을 사용하면 어려운 내용도 조금쯤은 소화하기 쉬운 이야기가 될 수 있다는 믿음 때문일지도 모르겠습니다. 그렇습니다. 지금부터 소개할 지도와 함께 보는 스윙, 살사, 탱고의 역사는 나름대로 어려울 수도 있는 내용입니다. 연표라든가 지리라든가 하는 이야기만 나오면 골치가 아파지는 사람들에게는 더욱 그렇습니다.

왜 그런 것을 굳이 설명하려고 해? 춤이나 추면 되는 거지. 어쩌면 이렇게 말씀하시는 분이 있을지도 모르겠습니다. 맞습니다. 스윙을 추는 사람이라고 스윙이 어디에서 태어났는지 언제 유행했는지 꼭 아는 것은 아닙니다. 살사를 춘다고 살사 문화의 근원인 카리브 해 섬들이나 쿠바의 역사에 대해 딱히 아는 것도 아니죠. 아는 사람이 있다 해도 소수에 불과하겠지요. 솔직히 말하면 이것들을 안다고 해서 춤을 잘 추게 되는 것도 아닙니다. 춤은 머리로 추는 게 아니니까요.

그런데 이게 또 아는 것과 모르는 것 사이에는 차이가 있습니다. 왜 스윙은 그렇게 유쾌함을 중시하는지, 살사는 왜 흥겹고 정열적인지, 탱고는 뭐 그리 묵묵한지 등에 대해서 '그냥 그 춤은 그러니까' 라고 생각하고 그치는 것과 좀더 관심을 가지는 것 사이의 차이는 큽니다. 비유하자면 이렇습니다. 모차르트의 생애나 감성을 모르는 피아니스트도 악보를 보고 모차르트의 음악을 연주할 수는 있을 겁니다. 그걸 보고 듣는 사람들이 '연주를 잘하는군!' 하고 감탄할 수도 있지요. 하지만 그 사람이 '모차르트다움' 을 살려가면서 연주하길 기대하는 것은 좀 힘든 일이겠죠. 하지만 '깊이' 라는 것은(그런 게 있다면 말이지만) 아마도 그런 맥락의 이해에서 비롯되는 일이 아닌가 싶습니다.

즐겁자고 추는 소셜 댄스지만 그런 춤에도 이와 비슷한 맥락이 있습니다. 저의 경우에는 춤을 배울 때, 그 춤의 역사에 대해 관심을 가지고 그 음악의 배경에 대해서 관심을 가지는 것이 적지 않은 도움이 되었습니다. 사실 어떤 춤을 춘다는 것은 그 춤을 둘러싼 문화와 역사를 배우는 과정이기도 하니까요. 스윙이나 살사, 탱고처럼 어떤 특정 지역 사람들의 삶이 녹아 있는 음악과 춤은 더욱 그렇습니다. 스윙을 스윙답게 추려면 흑인성에 대해서 어느 정도 알아야 하고, 아르헨티나 탱고를 잘 추기 위해서는 아르헨티나적인 감성이 어떤 건지 알면 좋지요.

물론 음악을 들으면서 그냥 몸으로 체득할 수도 있습니다. 하지만 지식의 도움을 받을 수도 있을 겁니다. 미리 알려두자면 이 글을 읽는다고 해서 '아, 이제 스윙다움이 뭔지 알았다!' 바로 이렇게 되는 것

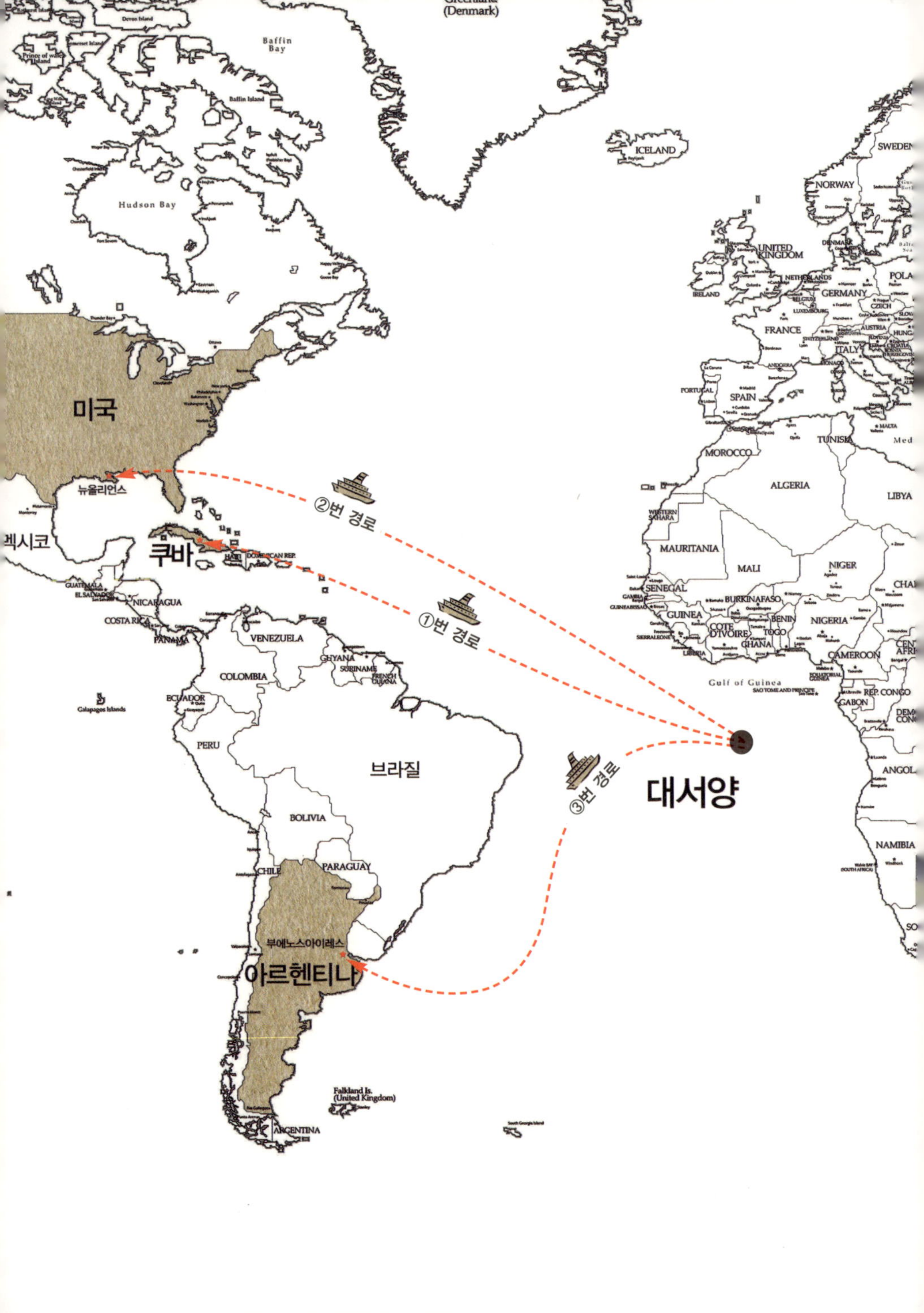

미국
뉴올리언스
쿠바
멕시코
②번 경로
①번 경로
③번 경로
대서양
브라질
아르헨티나
부에노스아이레스
ICELAND
SWEDEN
NORWAY
UNITED KINGDOM
IRELAND
NETHERLANDS
GERMANY
CZECH
POLA
FRANCE
AUSTRIA
SLOVA
HUNG
ITALY
ANDORRA
MONACO
CROATIA
BOS-HER
PORTUGAL
SPAIN
MALTA
TUNISIA
Med
MOROCCO
ALGERIA
LIBYA
WESTERN SAHARA
MAURITANIA
MALI
NIGER
CHA
SENEGAL
BURKINAFASO
GUINEABISSAU
GUINEA
NIGERIA
COTE D'IVOIRE
BENIN
TOGO
GHANA
CEN AFRI
SIERRALEONE
LIBERIA
CAMEROON
Gulf of Guinea
SAO TOME AND PRINCIPE
REP. CONGO
EQUATORIAL GUINEA
GABON
DEM CON
ANGOL
NAMIBIA
SO
Deren Island
Baffin Bay
Baffin Island
Prince of wales Island
Hudson Bay
Thunder Bay
NICARAGUA
GUATEMALA
EL SALVADOR
COSTA RICA
PANAMA
VENEZUELA
COLOMBIA
GHYANA
SURINAME
FRENCH GUIANA
ECUADOR
Galapagos Islands
PERU
BOLIVIA
PARAGUAY
CHILE
ARGENTINA
Falkland Is. (United Kingdom)
South Georgia Island
Greenland (Denmark)
HAITI
DOMINICAN REP.

은 아닙니다. 다만 이 글에서는 춤과 연관된 약간의 역사적·지리적 배경을 전달할 뿐입니다. 배경 지식이 아주 없는 분께 최소한의 기초 작업은 될 수 있도록 말입니다. 적어도 동호회에 가서 음악을 들을 때, 너무 낯설어하지 않고 '아, 저게 살사 음악이군. 쿠바 쪽에서 나온 음악이랬지? 그래서인지 에스파냐어가 많군.' 이 정도로만 생각하실 수 있는 데 도움이 되어도 좋을 거 같습니다. 그럼 시작해볼까요?

신대륙에 불어오는 새로운 춤바람

스윙, 살사, 탱고 이 세 춤은 모두 다른 춤이고 제각각의 역사를 가지고 있습니다. 그런데 하나로 묶어서 설명할 수 있는 공통점이 있습니다. 앞에서도 이야기한 바 있는데 그건 바로 이들이 신대륙에서 생겨난 커플 댄스라는 겁니다. 유럽에서 생겨난 것이 아니라, 신대륙에서 생겨났다는 것이 의미하는 바는 딱 한 가지입니다. 그건 바로 크든 작든 아프리카 문화의 영향을 받았다는 거죠. 그리고 그 말은 한 걸음 더 나아가서 귀족적인 격식보다는 좀더 자유로운 그 무엇을 담고 있다는 뜻으로 해석할 수 있습니다.

그런데 '자유'라는 말이 상당히 아이러니합니다. 왜냐하면 신대륙에 지금의 문명이 세워진 것은 유럽의 열강들이 신대륙의 원주민을 제압한 후 그 빈 토지에 아프리카 대륙의 흑인들을 포획하여, 노예로 풀어놓았기 때문입니다. 이런 흑인들의 신대륙 강제 이주의 역사는 수많은 음악과 춤을 낳는 원동력이 됩니다.

이것을 극적으로 표현하면 이렇습니다. 왼쪽 지도와 함께 봅시다.

여기 흑인들을 가득 실은 에스파냐의 선단이 다가오고 있습니다. 에스파냐는 신대륙, 특히 남아메리카를 적극적으로 개척한 나라였죠. 지금 이 배들이 신대륙에 흑인을 가득 싣고 다가오고 있는 겁니다. 에스파냐인들 입장에서는 '상품'을 가득 실은 배겠지요. 그렇다면 그들의 최초 기착지는 어디일까요?

아프리카에서 신대륙으로 향할 때 처음 정박하는 곳은 쿠바입니다. 지도를 보면 쉽게 이해가 될 겁니다. 쿠바는 북아메리카로 가건 남아메리카로 가건 중간에 경유하기 편리한, 일종의 관문 역할을 하는 자리에 있지요.

몇 척의 배가 쿠바에 한 무리의 흑인들을 내려놓습니다(①번 경로). 이 흑인들은 쿠바를 비롯해서 도미니카나 푸에르토리코, 자메이카 등에 퍼져나갑니다. 그리고 백인과 토착 원주민과 피가 섞이며 물라토mulato, 메스티소mestizo 등의 혼혈이 생겨납니다. 그런데 이때 섞인 것은 DNA뿐만이 아닙니다. 이들의 감성이나 문화, 음악도 함께 섞입니다. 그래서 카리브 해의 섬에서는 원주민의 문화와 에스파냐계의 백인 문화, 흑인 문화 세 가지가 섞이며 다양한 리듬이 형성됩니다. 그중에서 쿠바의 흑인들은 아프리카의 리듬과 에스파냐에서 들어온 노래, 기타 등을 결합해서 '손son'이라는 음악을 창조합니다. 손은 살사의 기반이 되지요. 춤은 어땠을까요. 유럽의 커플 댄스가 이 음악에 맞게 새로운 스타일로 변했죠. 이 춤은 지금의 살사와 유사한 점이 꽤 있었다고 합니다.

손은 이후에 1950년대의 맘보mambo로 이어지고 맘보는 미국에서 크게 유행합니다. 맘보는 1970년대 미국에서 일어난 살사 익스플

로전salsa explosion과 이어지게 됩니다. 많은 시간이 흐른 다음이긴 하지만, 최초로 쿠바에 내렸던 흑인들의 감성은 오늘밤 강남역 살사 바에서 선보일 김 대리의 살사 춤사위에도 짙은 그림자를 드리우고 있겠죠.

그럼 이제 다른 배를 봅시다(②번 경로). 어떤 배는 쿠바를 지나거나 잠시 들렀다가 북아메리카, 그중에서도 미국으로 향합니다. 아직은 미국이 영국의 식민지이던 시절이겠지요. 쿠바에서 가장 가까운 항구는 바로 뉴올리언스입니다. 배들은 여기에 또 한 떼의 흑인 노예들을 풀어놓습니다. 이 흑인들은 미국 전역으로 퍼져나가 목화밭에서 블루스를 부르게 되지요. "우리 농장 주인은 악마야!" 같은 내용을 담은 흑인들의 노동요 말이에요.

그런데 상당한 시간이 흐른 후, 1910년대경에 뉴올리언스에서 음악의 한 장르가 탄생합니다. 바로 재즈입니다. 블루스로 대표되는 흑인들의 음악적 감성이 백인의 음악 이론, 그리고 관악대의 편성과 만나 탄생한 흥겨운 음악이었죠. 관악기, 피아노, 베이스, 드럼 등의 악기가 둠두담담거립니다. 놀자고 연주하던 음악이다보니 펄쩍펄쩍 뛰고 재치 있게 발을 구르는 다양한 춤이 생겨났죠. 그것이 21세기 한국의 스윙 판에서 헉헉거리면서 배우고 즐기는 춤으로 이어지는 것이고요.

그럼 이제 탱고 이야기를 해야겠죠? 남아메리카의 끝, 부에노스아이레스에도 역시 흑인들이 내렸습니다(③번 경로). 그래서 이 지역에는 칸돔베candombe라는 아프리카의 춤과 음악이 전해졌죠. 세월이 흐른 후 칸돔베는 쿠바의 선원들이 전해준 쿠바의 무도곡인 아바네라

habanera(살사의 선조가 되는 춤 중 하나입니다), 그리고 아르헨티나의 민요인 밀롱가와 합쳐져 부에노스아이레스 근방에서 탱고가 됩니다. 바로 왕자웨이 감독의 영화 〈해피 투게더〉에서 남자 둘이 끌어안고 추는 그 춤입니다. 오늘 저는 신사역 근방의 한 밀롱가에 다녀왔는데, 그곳에서 추는 탱고 춤 역시 같은 춤입니다.

한마디로 노예무역은 신대륙에 아프리카 감성과 백인의 형식을 섞이게 했습니다. 그리고 리듬의 폭발, 춤의 폭발을 낳았습니다. 물론 고향 땅에서 강제로 끌려와서 낯선 땅에 버려진 흑인들에게는 참으로 불행한 역사이지만요. 하여튼 우리가 동네 동호회에 가서 배우게 되는 이 춤들에는 이런 배경이 깔려 있다는 겁니다. 이 이야기가 모든 이야기의 밑바탕이 됩니다. 그럼 지금부터 시대순으로 소셜 댄스의 이야기를 펼쳐볼까요!

이민자, 부에노스아이레스에 몰려들다

1880년대

여기는 1880년대의 부에노스아이레스입니다. 바다를 면한 이 도시의 항구에 허름한 옷을 입은 유럽인들이 잔뜩 내리고 있습니다. 어딘가 초조하고 불안한 눈빛을 하고 있네요. 그중에는 이탈리아인이 많이 보이고 독일인도, 다른 지역의 유럽인들도 보입니다. 다들 무슨 사연으로 왔을까요? 옛부터 인간이 대규모 이주를 하는 이유는 하나뿐입

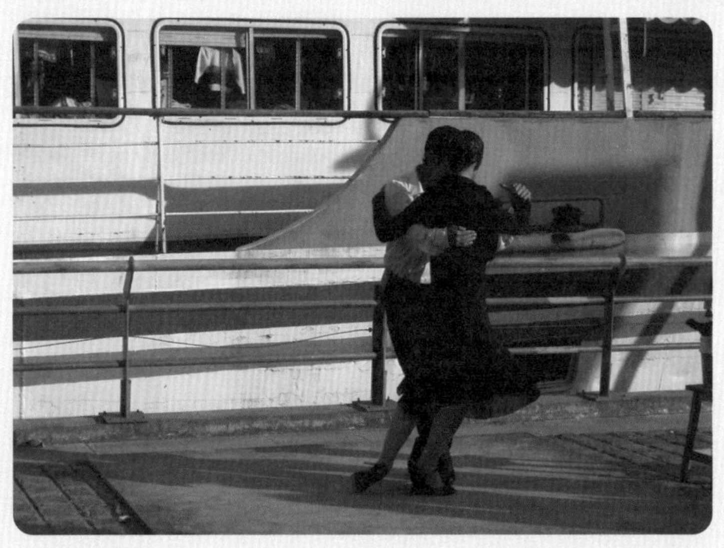

니다. 먹고살려고 그런 거죠.

아르헨티나에는 팜파pampa라는 평원이 있습니다. 팜파는 그냥 평원이 아니고 '끝없는' 대평원입니다. 한국이라면 지평선 너머에 언덕이나 산줄기 하나쯤 보이는 것이 당연하지만 이곳은 수 시간을 달려도 산줄기 한 자락 보이지 않을 정도로 스케일이 다르답니다. 게다가 기후는 목축이나 농경에 더할 나위 없이 적당합니다. 그러니 소 떼라도 풀어놓고 방목하면 떼돈을 벌겠지만, 문제는 노동력은 없다는 거였죠. 그래서 이민자들을 받게 됩니다. 당시에 유럽은 극심한 불황에 시달리고 있었으니 유럽 사람들은 신대륙에서 한몫 잡아보려고 줄줄이 부에노스아이레스로 떠나는 배를 탄 거죠. 물론 대부분은 하층민 계급이었습니다.

당시 이민자들의 수는 엄청나서 1880년에서 1905년 사이의 이민자가 300만 명이 넘었다고 합니다. 20세기 초에는 부에노스아이레스

인구의 70퍼센트가 이민 1세대였다는 이야기도 있습니다. 이들이 모여들 당시 이곳에는 이미 탱고 음악과 춤이 있었는데, 이민자들은 이 춤으로 외로움과 애환을 담아내기 시작합니다. 당시에는 성비가 극심하게 어긋나 있어서 남자들끼리 추었다고도 하고, 여자에게 남성다움을 과시하기 위해 추었다는 설도 있습니다. 춤을 잘 춰야 여자를 얻었다는 말이겠지요.

당시에 탱고는 부에노스아이레스의 중심가에서 당당하게 추던 춤이 아니라, 뒷골목에서, 도시의 음지에서 추던 춤이었습니다. 지금의 사뭇 귀족적이고 고상해 보이는 탱고를 생각하면 납득이 안 가는 이야기입니다만, 사실이라고 합니다. 그 대표적인 장소가 바로 유럽 이민자들이 제일 처음 발을 딛는 항구인 라 보카La Boca 항구였죠.

라 보카 항구 같은 부에노스아이레스의 그늘에는 팜파의 소들을 도살하는 도살업자와 몸을 파는 여자들, 성공하지 못한 이민자들이 살았습니다. 그랬기 때문에 당시의 탱고는 주로 매춘을 겸하는 선술집에서 추던 춤이었고 춤의 형태도 지금보다 거칠고 즉흥적이고, 공격적이었다고 합니다. 그러니 부에노스아이레스의 귀족들이나, 중산층으로 발돋움하게 된 이민자들이 탱고를 멸시했던 것도 이해할 만한 일입니다. 이런 분위기가 획기적으로 변하려면 아직 좀더 있어야 합니다. 그럼 다음으로 넘어가봅시다.

탱고,
유럽에서 폭풍을 일으키다

그런데 20세기에 탱고는 큰 전기를 맞이합니다. 1910년대에 아르헨티나의 탱고 악단이 유럽에서 공연을 시작하며, 큰 호응을 얻은 것이지요. 유럽에서 탱고 열풍이 일어난 것입니다. 그 열풍이 어느 정도였냐면 춤을 출 수 있는 공간이라면 어디에서나 모조리 탱고를 추기 위한 파티가 열릴 정도였다고 합니다. 유행에 뒤질세라 다들 탱고를 배우려고 난리가 났다고 하죠. 특히 프랑스 파리가 유럽 탱고 열풍의 진원지였죠. 파리에서의 탱고 열풍은 이내 전 세계로 퍼져나갔습니다. 심지어는 상하이에서도 탱고를 추었다고 하니까요.

그런데 이 시기에 유럽에서 유행한 춤은 탱고만이 아니었습니다. 1910년대에 재즈의 전신쯤 되는 래그타임ragtime이라는 음악이 미국에 건너옵니다. 이 음악에 맞춘 폭스트롯foxtrot 같은 춤은 영국 등 유럽에서 즉각적인 반응을 얻었습니다. 이 춤은 한 번쯤 탱고를 밀어내는 데에도 성공하지요. 이후에 탱고와 스윙 댄스는 계속해서 유럽을 링으로 삼아 엎치락뒤치락하게 됩니다. 하지만 분위기를 보면 탱고가 우세였습니다. 그건 아마도 탱고가 좀더 유럽적이기 때문이겠지요. 재즈가 미국의 흑인을 중심으로 발전한 음악과 춤이라면, 탱고는 흑인, 원주민적 요소가 매력적으로 섞이긴 했지만 아무래도 백인 이민자의 감성이 많이 녹아 있는 춤입니다. 악단 구성만 보아도 재즈 연주자는 흑인이 많지만, 탱고 연주자는 거의 100퍼센트 백인이죠. 즉 탱고는 백인적이면서 신대륙만의 이국적인 요소가 섞여 있는 춤입니다.

예를 들어 상체를 붙이고 춘다든가 비트가 강렬하고 역동적이라든가 하는 것처럼 말이에요.

특히 몸을 붙이고 춘다는 점은 주목할 부분입니다. 당시에는 그렇게 몸을 붙이고 추는 춤이 없었다고 합니다. 클럽의 '부비부비'를 몰랐던 당시에는 탱고의 자세가 굉장히 에로틱해 보였겠죠. 유럽 귀족 아저씨 아주머니 들의 흥분이 눈에 보이는 듯하네요. 영국에서도 탱고를 금지하려는 시도가 없었던 것은 아니라고 합니다. 격식 없이 너무 '핫' 한 춤이라는 게 그 이유인데, 그럼에도 불구하고 귀족 대부분이 빠져든 탱고 붐을 막기에는 역부족이었죠.

탱고의 황제, 카를로스 가르델Carlos Gardel의 유럽 데뷔는 탱고 붐에 획을 그은 사건이었습니다. 그는 가곡 형태의 탱고 음악을 유럽 곳곳에 퍼트린 장본인이었고 할리우드 영화에도 몇 편 출연하며 라틴아메리카 전역에서 대박 행진을 기록합니다. 한마디로 그는 탱고계의 나훈아이며 클라크 게이블이었죠. 그의 노래가 흥행하면서 탱고는 이제 춤을 위한 무도곡에서 하나의 노래로 재탄생합니다. 탱고가 춤의

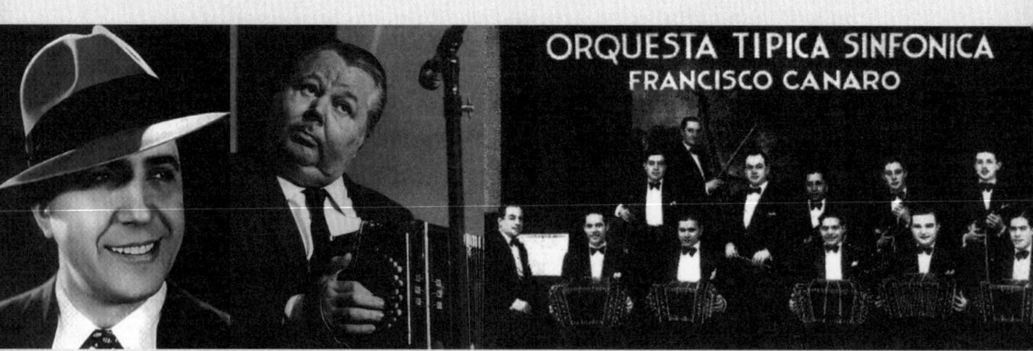

● 왼쪽부터 카를로스 가르델, 아니발 트로일로, 프란시스코 카나로의 악단.

유행을 넘어서 상업적으로 히트하는 대중음악이 된 거죠. 카를로스 가르델은 1935년에 비행기 사고로 죽습니다. 그리고 영원한 전설이 되었죠.

아르헨티나에도 이런 유럽의 탱고 열풍이 역수입되었습니다. 처음에 아르헨티나의 귀족들은 하층민 춤이라 하여 탱고를 경멸했지만, 유럽의 귀족들 사이에서 크게 유행하자 이제 무시할 수 없게 되었죠. 그래서 그들도 탱고를 추게 됩니다. 하지만 뒷골목 스타일 그대로 춘 건 아니고 좀더 순화시켜서 춤을 췄습니다. 이를 '살롱 스타일'이라고 하는데, 지금 우리가 알고 있는 좀더 격식 있는 아르헨티나 탱고를 말합니다. 이런 배경으로 1920~1930년대쯤부터는 탱고의 본거지가 술집에서 카페로 이동하는 일도 일어납니다. 음지에서 양지로 올라오게 된 거죠.

한편 프란시스코 카나로Francisco Canaro를 비롯한 여러 탱고 악단이 가르델의 히트에 뒤이어 유럽에서 성공을 거둡니다. 탱고 음악들이 히트하자 악단은 점점 커질 수 있게 되었고, 사운드는 풍성해졌으며 편곡도 점점 정교해집니다. 이제 예전보다 여러모로 감상하고 음미할 만한, 전문가들의 음악으로 변화한 것입니다. 이게 대략 1930년대쯤의 일입니다. 당시에 카를로스 디 사를리Carlos Di Sarli라든가 아니발 트로일로Anibal Troilo, 오스발도 푸글리에세Osvaldo Pugliese의 탱고 악단이 모두 전성기를 맞이합니다. 요즘도 국내의 밀롱가에서 이들의 곡이 열심히 나오죠. 그렇게 1930년대부터 1940년대 후반까지 탱고는 황금기를 맞이합니다.

재즈 에이지와
스윙의 황금기

이번에는 북아메리카, 구체적으로는 미국으로 넘어갑시다. 이번에 언급할 무대는 1920년대의 시카고입니다. 1920년대는 재즈의 시대입니다. 이 시기는 알 카포네 등이 활약하던 금주법 시대이기도 하죠. 범죄와 재즈, 그리고 밀주의 시대 말이에요. 영화 〈원스 어폰 어 타임 인 아메리카〉에 나오는 배경을 떠올리시면 될 것 같네요. 이때 찰스턴 charleston과 재즈의 리듬에 기반을 둔 다양한 춤이 모습을 드러냅니다. 미국의 이 시기를 두고 '재즈 에이지'라고 할 정도죠.

재즈는 앞에서 언급했다시피 뉴올리언스에서 발생한 음악입니다. 특히 뉴올리언스의 사창가 근방의 술집에서 연주하던 음악이었습니다. 정확하게 말하면 이전에 연주하던 블루스나 행진곡, 유럽의 무드곡 등의 음악이 이곳에서 하나로 모아지면서 재즈가 된 겁니다. 학자마다 여러 가지 설이 있긴 하지만 뉴올리언스가 재즈의 탄생지라는 것은 대체로 유력한 설입니다. 이건 사창가가 즐비하던 라 보카 항구의 술집에서 탱고가 생겼다는 이야기와 상당히 유사하지 않나요? (스윙과 탱고는 은근히 비교가 많이 된답니다.)

그런데 갑자기 멤피스나 세인트루이스, 뉴욕, 시카고에서도 재즈가 울려퍼지게 됩니다. 왜 일까요? 제1차 세계대전이 시작되면서 뉴올리언스가 군항으로 지정되고 이로 인해 사창가가 문을 닫게 됩니다. 그러자 이곳에서 일하던 연주자들이 일자리를 잃으면서 열차에 몸을 실었고 다른 도시에서 일자리를 구하게 되죠. 그중 시카고는 열

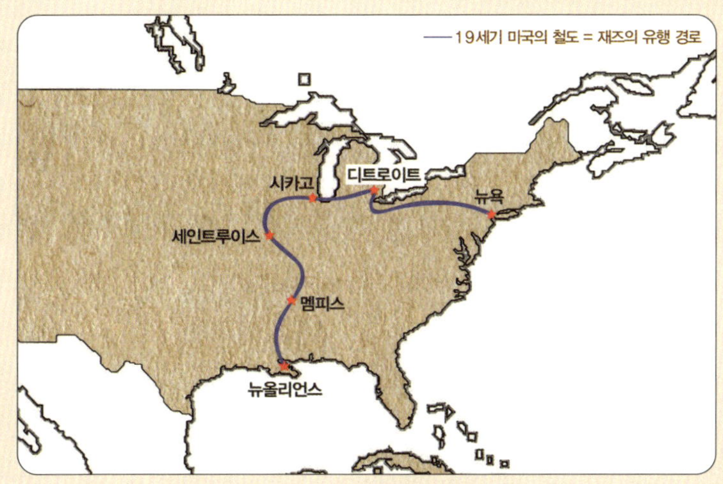

차를 탄 뒤, 첫 번째로 도착하게 되는 대도시였습니다. 그래서 이 시대에 재즈의 중심지는 시카고였죠. 물론 다른 도시에 재즈가 없었던 것은 아닙니다. 이후 철도로 길게 이어져 있는 곳들은 대체로 재즈의 서식지가 되었습니다.

이렇듯 재즈가 유행하던 경로는 19세기 미국의 철도 경로와 대략 일치하는데, 주요 교통수단이 철도였던 시절이니 이해 못 할 일도 아닙니다. 연주자들이 기차에서 내리는 곳에서 바로 일자리를 찾아 연주를 시작했다고 보아도 좋을 겁니다. 어쨌거나 이런 과정을 통해 재즈 에이지가 시작되고, 재즈는 좀더 도시적인 스타일을 가지게 됩니다.

그런데 1929년에 대공황이 옵니다. 미국 경제가 아찔하던 순간이죠. 화폐가치가 폭락하고 실업자가 만연합니다. 그러나 다들 알다시피 강력한 뉴딜 정책을 통해 1930년대 중반 경기가 다시 회복됩니다. 재즈가 다시 한 번 힘을 발휘한 것이 이때입니다. 재즈는 이때다 하고 '스윙'이라는 새로운 명칭을 내세워 미국을 폭격하기 시작합니다. 그리고 사람들은 공황기의 암울한 기억을 잊으려는 듯이 이 리듬에 몸을 맡기죠. 미국 전역에 스윙이 흘러나오지 않는 곳이 없었다고 할 수 있을 정도였으니까요.

탱고가 그랬듯이 이 시기에는 재즈 악단도 편성이 커졌습니다. 소위 말하는 '빅밴드big band'가 된 거죠. 전문적인 편곡도 행해졌고 이전 시기의 재즈 음악보다 훨씬 신났습니다. 그래서 이 시기의 재즈 음악을 두고 '빅밴드 스윙big band swing'이라는 말을 따로 붙이게 됩니다. 신나고 크레이지한 리듬과 관악기의 비상하듯 불어젖히는 소리가 빅밴드 음악의 상징이죠. 이전까지의 재즈 음악이 사람들을 흥겹게 하는 음악이었다면, 이 스윙 음악은 사람들을 '미쳐버리게' 할 작정으로 연주되었죠. 이 시기에 재즈의 중심 도시는 방송국이 많았던 뉴욕이었습니다(이제 재즈는 TV 방송에도 나오게 되었습니다). 항구 뉴올리언스에서 철도를 타고 도착한 최종 종착지가 다시 바다 끝에 닿은 뉴욕이었다는 것은 참 재미있는 일입니다. 뉴욕은 재즈의 마지막 중심지였죠. '바다에서 바다로' 라고 봐야 할까요?

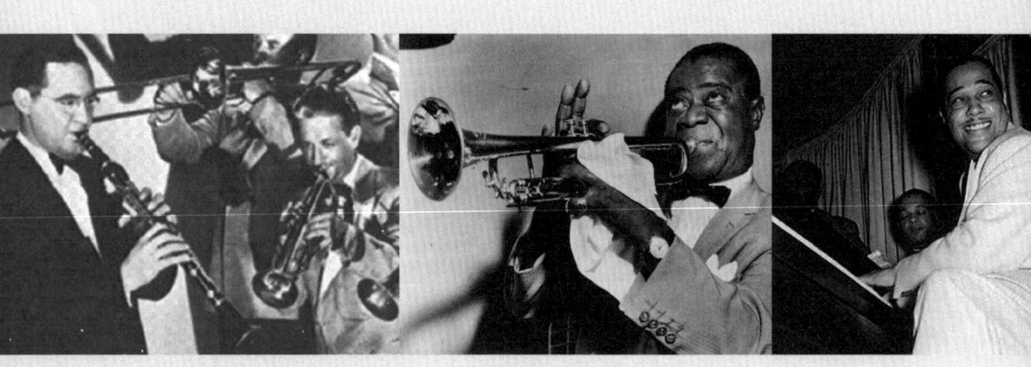

● 왼쪽부터 스윙 시대를 풍미했던 베니 굿맨, 루이 암스트롱, 듀크 엘링턴

물론 재즈가 뉴욕에서 죽음을 맞이하는 것은 아닙니다. 지금도 재즈는 활발히 연주되고 있죠. 그러나 적어도 '춤추는 재즈'는 이 황금기를 끝으로 화려한 끝을 맞이합니다. 지금의 재즈 음악은 좀더 학구적이고 사뭇 어렵게 되었죠.

당시에는 베니 굿맨Benny Goodman이 넘버원이었습니다. 그는 카네기홀에서 재즈를 공연하면서 이전까지 술집에서 연주하던 삼류 음악인 재즈를 당대의 당당한 대중음악으로 탈바꿈시켰죠. 루이 암스트롱Louis Armstrong 같은 이도 물론 빼놓을 수 없을 겁니다. 그는 뉴올리언스에서부터 연주를 시작해서 스윙 에이지 이후까지 스타로 활동했던 재즈의 영웅이었죠. 이밖에도 기억할 만한 재즈 연주가들로는 듀크 엘링턴이나 카운트 베이시Count Basie 등이 있습니다.

스윙은 1940년대까지 전성기를 누리게 됩니다. 스윙 음악의 유행에 맞춰 찰스턴, 린디홉 등의 스윙 댄스도 전성기를 맞이합니다. 사보이 볼룸Savoy Ballroom 같은 무도회장에서는 빅밴드의 연주에 맞춰 사람들이 미친 듯이 커플 댄스를 추었죠. 21세기 한국의 스윙 바에서 사람들이 속옷까지 적셔가면서 추고 있는 그 춤을요.

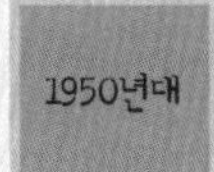

맘보 크레이지,
그리고 솔과 로큰롤 제국의 침공

앞에서 쿠바에서 살사의 조상이 되는 손이라는 음악이 발생했다고 설명한 것을 기억하나요? 맘보는 그런 쿠바의 음악이 미국의 재즈와 결합해서 나온 음악입니다. 맘보라는 명칭을 달고 나온 최초의 음악을 만든 사람은 페레스 프라도Pérez Prado인데, 그는 쿠바의 항구도시인 아바나의 카지노에서 밴드를 하던 사람입니다. 당시에 쿠바는 미국의 속령이나 다름없었고, 아바나는 라스베이거스와 같은 관광지이자 유흥지였습니다. 아바나라는 항구도시 자체가 미국과 쿠바의 문화가 교류하는 최전선이었지요.

페레스 프라도는 쿠바에서 발전한 음악인 룸바rhumba나 손의 리듬 위에 재즈의 관악기를 넣어 편곡해 새로운 스타일을 만들어내는데 그게 바로 맘보였습니다. 그중 가장 큰 히트곡이 바로 'Mambo No. 5'지요. 아마 들어보시면 어떤 음악인지 아실 겁니다. 당시 유행하던 재즈 스타일을 도입하면서 맘보는 좀더 미국화된 쿠바 음악이 되었습니다. 이게 무슨 말이냐 하면 다른 나라의 백인들에게 좀더 친숙하고 알기 쉬운 신나는 음악이 되었다는 거죠. 조금 앞서 유행했던 스윙 음악의 감성이 들어가서 은근히 친숙한데 리듬은 또 색달랐죠. 카리브 산이었으니까요. 어떤 의미에서 맘보는 살사의 이전 시대 버전이자 살사의 직계 선배격인 음악으로 지금의 살사 바에서도 자주 플레이됩니다.

1950년대에 걸쳐 이런 쿠바 산 음악들이 미국에서 대유행하게 됩니다. 이 열풍은 미국 내에 있는 카리브 섬 출신의 라티노들(쿠바, 도미니카 출신의)이 중심이 되었습니다. 뉴욕 곳곳에 맘보 무도회장이 생겨나고 라틴 음악을 연주하는 악단들이 라이브 연주를 하고 사람들은 춤을 추었죠. 맘보 다음에는 '차차chacha'라는 음악과 춤이 더해집니다. 송대관 씨의 〈다함께 차차차〉에 나오는 바로 그 차차차입니다. 그

노래의 장르가 차차인지는 잘 모르겠습니다만. 그러고 보니 '늴리리
맘보'란 노래도 있군요. 그것도 맘보인진 잘 모르겠네요.

　　그런데 이런 소셜 댄스의 인기는 1950~1960년대에 걸쳐 공통적
인 위기에 마주치게 됩니다. 그 원흉은 로큰롤과 솔soul 음악과 같은
팝 음악이었습니다. 1964년 1월에 비틀즈가 미국에서 첫 공연을 한
이후로는 비틀즈 광풍이 전 세계를 완전히 휩쓸게 되고요. 한마디로
팝 음악의 흐름이 바뀌었다는 겁니다. 멜로디는 더욱 달콤했고 리듬
도 더 알기 쉬우면서 신나는 면이 있었으며 젊은 세대의 구미에 맞는
음악들이었습니다. 게다가 얼굴도 잘생겼죠. 음반 산업이 연예인 사
업이 되기 시작했고 소비층을 이루는 젊은 세대들도 점점 커플 댄스
처럼 규칙에 맞게 춤추는 춤보다는 혼자 그냥 몸을 흔드는 쪽을 선호
하게 됩니다.

　　또 이전에 춤을 추는 곳에서는 주로 라이브 밴드가 연주를 했다면
이제 그냥 음반을 틀고 춤을 추는 시대로 점차 바뀌어버립니다. 이는
곧 빅밴드의 일자리가 줄어들어 더이상 그 편성을 유지할 만큼의 수
입을 올릴 수가 없다는 의미입니다. 사람이 많으면 유지하는 데 돈이
많이 드니까요. 그래서 무슨 일이 일어났을까요?

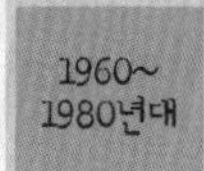

명맥을 이어간 살사, 다시 되살아나는 스윙과 탱고

결론부터 말하자면 이런 유행의 흐름 앞에서 탱고나 스윙, 맘보 등의

무도곡들은 모두 한풀 꺾이고 말았습니다. 당시의 젊은 세대는 점점 아저씨 세대의 음악, 춤에 관심이 없어졌던 겁니다. 'I Wanna Hold Your Hand'나 'Love Me Do'를 이겨내지 못한 거죠. 그래서 1960년대가 되면, 이 춤들은 아무래도 좀 나이든 사람들이나 추는 것이 되고 맙니다. 미국 내에서 스윙이 한물가고, 맘보도 그랬고, 아르헨티나에서도 탱고가 점점 기세가 사그러듭니다. 적어도 이젠 더이상 '핫'하질 않았죠.

물론 자잘한 사정들이 많이 있습니다. 스윙의 경우에는 제2차 세계대전의 영향도 컸어요. 전쟁 후에 사회 분위기가 많이 달라졌던 거죠. 이미 1940년대 중반에 상당히 힘이 꺾였어요. 탱고의 경우에는 아르헨티나의 군부에 의한 쿠데타와 같은 불안한 사회 정세도 많이 영향을 미쳤습니다. 계엄령으로 야간의 밀롱가가 금지되기도 했죠.

그래도 살사는 사정이 좀 달랐습니다. 미국으로 이민을 온 카리브 출신 라티노들의 공동체들은 1970년대에 맘보 이후의 새로운 음악 스타일을 발전시켰습니다. 그 음악 속에서 이전의 음악인 손, 맘보 등 쿠바 산 리듬이 화려하게 부활하게 됩니다. 좀더 새로운 시대에 맞게 버전 업을 한 셈이죠. 이때 이름도 바뀌었습니다. '살사'로요. 그리고 이 음악과 춤은 미국에 이주한 카리브 제도의 라티노들의 정체성을 하나로 묶어주는 역할을 했지요. 그리하여 살사 춤은 세계 곳곳의 라티노들을 통해 여기저기로 퍼져나가게 되죠.

반면에 1980년대까지 스윙과 탱고는 좀 어려운 시기를 보내게 됩니다. 스윙은 거의 명맥이 끊어지다시피 했고, 탱고 중에서도 아르헨티나 탱고는 아르헨티나에서조차 낡은 것이 되었습니다. 하지만 1980년대 이후에는 이야기가 좀 달라집니다. 스윙과 탱고가 부활하여 새로운 흐름을 만들어나가게 되는 것입니다. 그런 복고를 세련된 것의 일종으로 간주하는 시대 분위기 탓도 있었고, 사람들이 그 시절 춤의 매력을 돌아볼 만한 여유가 생겼기 때문이기도 하겠지요.

이 이후의 이야기는 뒤에 이어지는 글들을 읽으면 좀더 자세히 알 수 있을 겁니다. 지금까지 어려웠나요? 그랬다면 이 이야기들은 스르륵 넘어가도 무방합니다. 혹은 나중에 춤을 추다가 관심이 생기면 그때 다시 읽어보셔도 좋고요. 굳이 지금 다 소화해야 할 이유는 없어요. 하지만 여러분이 만일 춤에 빠지게 된다면, 이 챕터를 한 번쯤 다시 찾아보게 될 겁니다. 그때쯤이면 여러분은 스윙다움이 뭔지, 살사의 흑인성은 뭔지, 탱고의 비애감이라는 게 도대체 뭔지 알기 위해 몸부림치는 중일 겁니다.

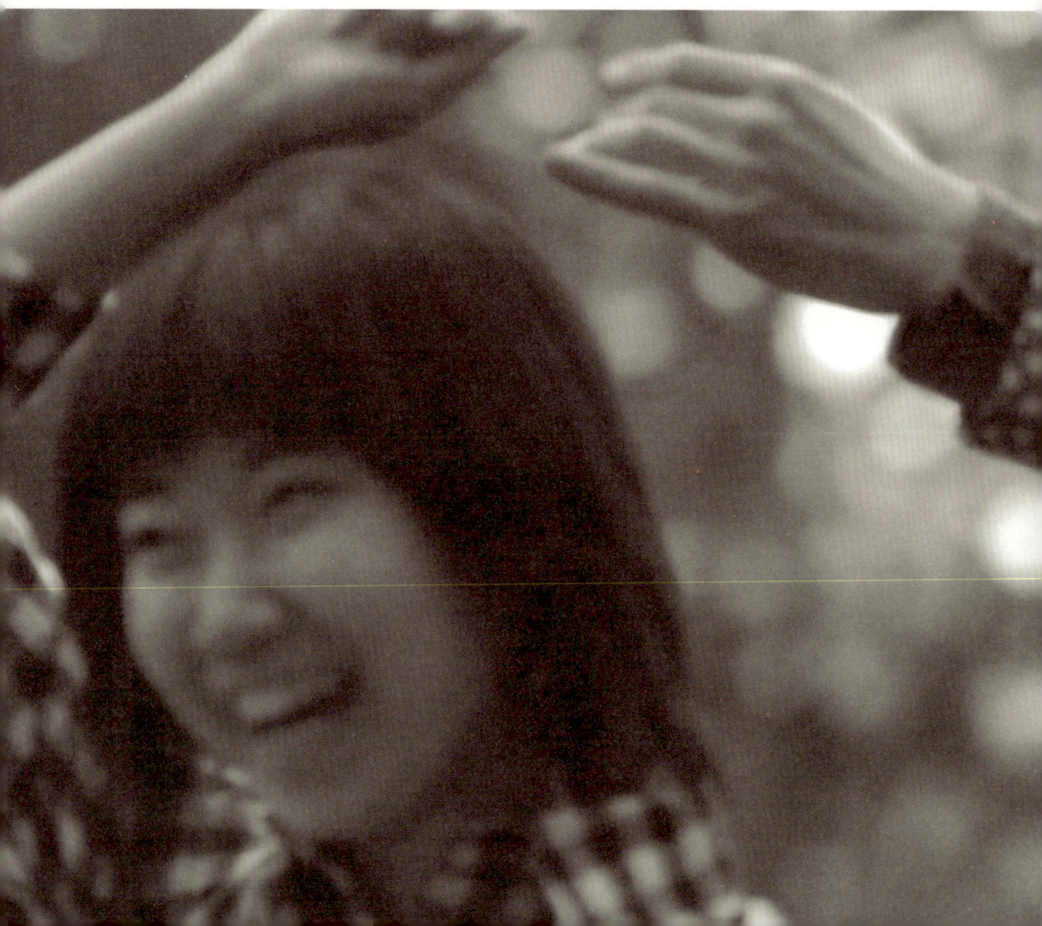

"Don't Mean a Thing, If It Ain't Got the Swing"
스윙이 아니면 아무 의미가 없다.

스윙 스탠더드 넘버 'Don't Mean a Thing' 중에서.
엘라 피츠제럴드를 비롯한 여러 재즈 가수가 노래했다.

스윙,
그 위트 있고 쾌활한 리듬

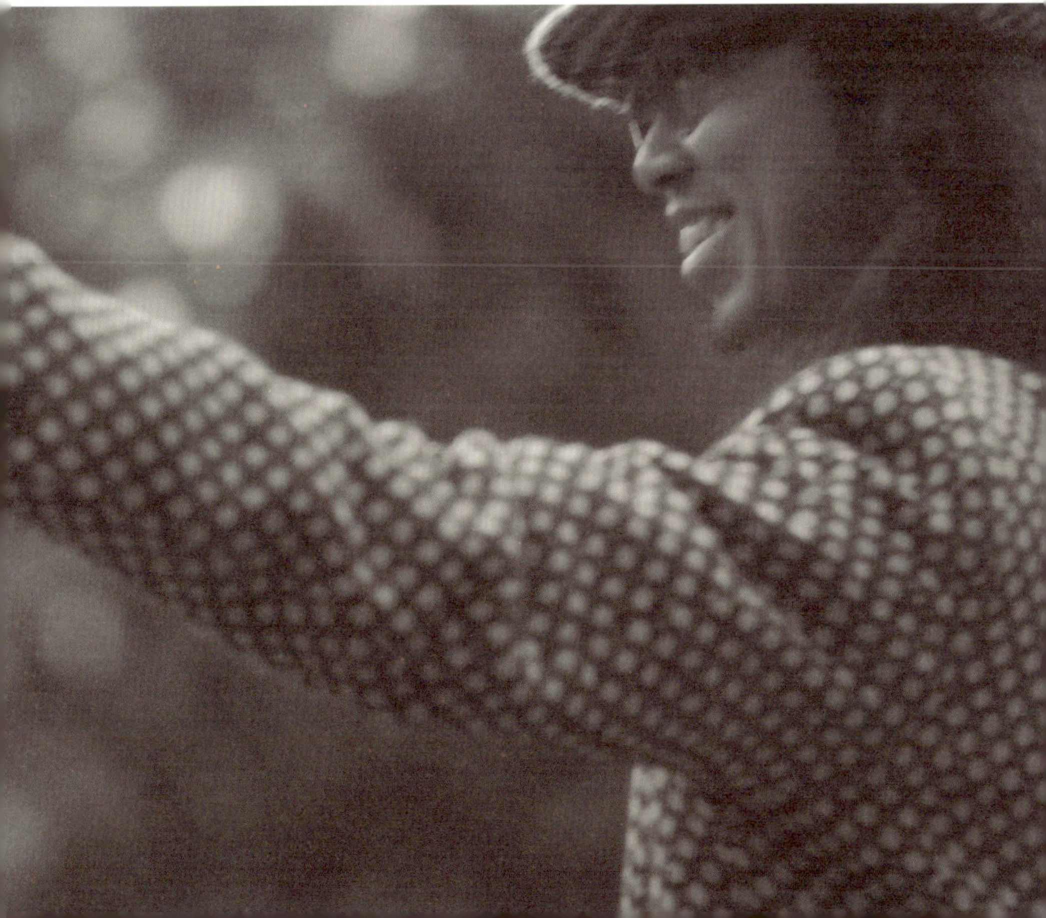

스윙을 무엇에 비교하면 가장 좋을까? 내 생각에는 아마 '놀이 기구'가 적합한 비유가 아닐까 싶다. 놀이 기구는 대체로 중력을 가지고 장난을 치는 것들이 많은데, 스윙 댄스가 딱 그렇다. 확 잡아채는가 하면, 아래로 내리고 위로 올리고, 탄력을 만들어내고, 무거워지고 가벼워지다가 획획 돌아간다. 스윙 댄스는 살사와 탱고에 비교하면 실력에 의한 격차가 비교적 적은 춤이기도 하다. 물론 실력이 안 보이는 것은 아니다. 누가 잘하는지는 대체로 알고 있다. 하지만 다른 춤들에 비해 하수가 고수에게 춤 신청하기가 그렇게 어렵지만은 않은 춤인 것은 사실이다. 그렇다 해도 다들 할 수만 있다면, 잘하고 싶어한다. 나역시 그렇다. 이왕이면 잘하고 싶다. 그게 사람 마음이다.

그날도 우리는 '출빠'를 했다. 출빠가 뭐냐고? 스윙 댄스를 위한

공간인 스윙 바에 가는 것을 스윙 댄서들은 출빠라고 한다. '주오빠'
를 한다고 하면 주씨 성을 가진 오빠가 아니라 한 주에 바를 다섯 번
간다는 뜻이다. 한창 재미가 붙을 때에나 할 수 있는 일이지만 어떤 사
람은 한달 동안 30빠를 하기도 한다.

　나도 한때는 주오빠를 꾸준히 한 적이 있었다. 지금은 그 정돈 아
니다. 뭐니 뭐니 해도 취미는 사회생활과의 조화가 중요하니 말이다.
하여튼 이날은, 8시에 교대역의 '스윙 타임 바'에 도착, 거울 앞에서
몸을 풀고 준비운동을 했다. 친한 팔로어 한두 명과 기본적인 패턴을
하면서 자세를 확인하고 불필요한 힘이 들어가진 않는지 점검했다.
아무래도 너무 일찍 왔는지 바에는 10명 남짓 뿐이다.

　사람들이 퇴근을 하고 나서 밥이라도 먹고 오려면 아무래도 9시까
지는 기다려야 한다. 스윙 바의 피크 타임은 10~11시이다. 그다음부
터는 사람들이 빠져나가기 시작한다. 10시는 돼야 슬슬 사람들이 오기
시작하는 살사나 탱고와는 다르다. 그래서 스윙은 '밤의 춤'이라는 느
낌이 아니다. 바의 분위기도 가장 밝은 축에 속한다. 퇴근 후에 즐기는
여가생활이긴 한데 밤 문화라고 하기엔 좀 어려운 구석이 있다. 특별한
이벤트가 아닌 한 자정에는 스윙 바가 문을 닫는다. 신데렐라 같다.

　이날은 아는 사람이 많이 온 날이었다. 친분이 있는 댄서들이 많
으면 아무래도 낯선 사람에게 춤 신청할 부담이 줄어서 마음이 편하
다. 아는 팔로어와 가벼운 인사를 하면서 플로어로 나간다. 딱히 친하
지 않더라도 몇 번 춤을 췄기에 안면이 있는 팔로어에게는 눈이 마주

● **출빠**　'出+bar'라는 설이 유력하다. 아무도 유래는 모른다.

치면 자연스럽게 춤 신청을 하게 된다.

물론 모르는 사람이 내게 춤 신청을 하기도 하고, 나도 누군가에게 춤 신청을 한다. 그러다 보면 괜찮은 댄서를 발견하기도 한다. "와 이 사람, 굉장히 커넥션이 좋구나. 같이 자주 추고 싶다." 이런 걸 '발굴'이라고 한다. 상대의 눈빛에서 이 사람도 나와 춤추는 것을 좋아한다는 감정을 읽어내면 기쁘다. 착각이라면 슬픈 일이겠지만.

이날은 디제이의 음악이 내 취향이었고 컨디션도 나쁘지 않았다. 평소에는 잘 안 되던 기술이 착 감기는 것을 느낄 수 있었다. "내가 실력이 늘었나?" 춤이 는다는 생각이 들면 그날 하루는 상당히 흥분된 상태가 된다. 그럼 몸 동작도 어딘지 모르게 좋아진다. 분위기를 보니 나만 상태가 좋은 게 아닌 것 같다. 스윙 판의 용어를 빌려 말하자면 '정신줄 놓고' 추는 사람이 많다.

출빠를 해서 몸을 풀고 춤을 추기 전에는 그 바의 공기가 어떨지 예측이 되지 않는다. 저번 주에 좋았다고 같은 요일, 같은 곳에서 같은 기분을 느낄 수 있을지는 알 수 없다. 바에서 느껴지는 그날 공기는 날씨나 습도, 흘러나오는 음악, 댄서들의 실력, 정치적 이슈, 휴일 여부 등에 의해 천변만화하는 생물체 같다. 하지만 "오늘 너무 좋았어"라는 사람이 있으면 다른 사람도 그날 즐겁게 놀았을 가능성이 높은 것이 신기하다. 일종의 군중심리를 공유하는 게 아닌가 싶기도 하다.

그날도 오늘 출빠가 어땠느니 하는 이야기를 하면서 지인 몇 사람과 함께 스윙 바에서 나와 전철역으로 가는 길목으로 걸어갔다.

전철역 앞에 있는 편의점 바깥의 테이블에는 댄서들 몇몇이 맥주

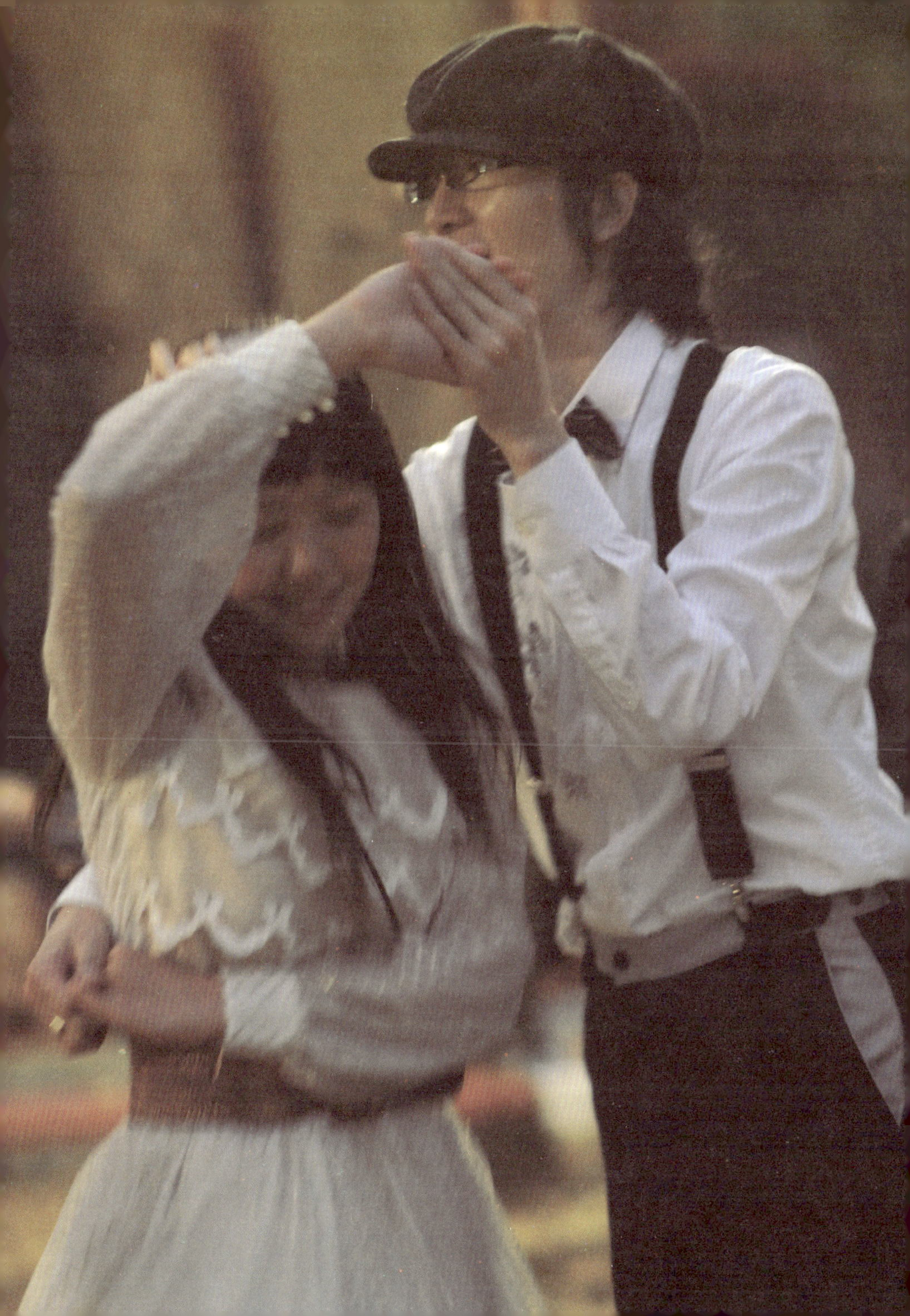

를 손에 들고 앉아 담소를 나누고 있다. 우리는 합석해서 오늘 음악은 어땠는지, 요즘 누가 연애를 하고 있는 것 같다느니 하는 시시콜콜한 여러가지 이야기를 나눈다. 이번 여름에 열리는 스윙 행사는 무엇이며, 누가 준비하는 것 같다느니, 요즘 누구의 춤이 정말 뛰어나다느니 하는 이야기도 한다. 무슨 대회 동영상 봤냐느니 하는 이야기도 빠질 수 없다. "그거 정말 끝내주지 않아?" "아, 나도 봤어. 좋더라!" 그렇게 하루가 끝나간다.

스윙의 비밀 병기는 지터벅,
최종 병기는 린디홉

스윙의 첫맛을 알려주는 춤, 지터벅

앞에서도 말했지만 한국 스윙 판의 빠른 성장은 다른 나라의 스윙 댄서들을 놀라게 할 정도다. 스윙 댄스가 이렇게 활성화된 도시는 뉴욕 정도일까? 무엇보다 한국 댄서들의 실력은 세계에서도 알아주는 추세다. 한국에 가서 춤추고 싶다고 말하는 해외 스윙 댄서들이 있을 정도다.

그런데 한국에서 스윙 댄스는 어떻게 이렇게 급성장하게 되었을까. 그 이유는 두 가지로 들 수 있는데, 바로 '동호회 문화'와 '지터벅 코스'다. 동호회 문화는 스윙이든 살사든 탱고든 한국의 소셜 댄스 문화를 지탱하는 기둥뿌리다. 모든 댄서들을 형, 누나, 동생으로 묶어버리는 한국 동호회 문화의 강력함은 '사람'을 앞세워 '춤'과 '음악'으로 끌어들인다. 그렇다면 다른 하나, 지터벅 코스란 무엇일까?

지터벅이라는 말은 본래 스윙 댄스를 전반적으로 통칭하는 말로

벌레가 꿈틀거리듯이 빠른 음악에 몸부림치며 추는 모습(Jitter=몸부림치는, bug=벌레)에서 유래한 말이다. 한국에서 지터벅이라고 불리우는 이 춤의 정확한 명칭은 본래 '이스트 코스트 스윙east coast swing'이다. 이스트 코스트 스윙은 스윙 댄스의 주류인 린디홉 댄스의 스텝을 단순화해서 만든 쉽고 간결한 커플 댄스다.

이 춤은 6박자를 세는 동안 4번의 스텝을 되풀이해 밟으면서 춤을 추는데, 리더와 팔로어가 정해진 스텝을 규칙적으로 반복하는데다가 왼쪽이나 오른쪽으로 턴하도록 하는 간단한 동작이 중심이 되기 때문에, 빠르면 배운 지 2시간 만에도 춤을 출 수 있다. 그야말로 "쉬워요, 한번 해보세요"라고 권하기 딱 좋은 속성 코스의 춤이라 하겠다. 추는 사람도 "어, 진짜 되네. 나 지금 춤추고 있어!" 하는 기분을 맛볼 수 있다. 원래 어떤 경로로든 한번 '춤맛'을 보면 끊기가 어려운 법이어서, 지터벅은 스윙 댄스의 세계로 들어오는 관문으로 쓰이고 있다.

외국에서는 지터벅(이스트 코스트 스윙)을 필수로 가르치는 일이 거의 없는 것을 보면 모든 스윙 댄서가 입문 시절, 지터벅을 배우는 건 굉장히 한국적인 상황인 것 같다. 역사적으로 보면 한국의 스윙 댄스는 지터벅으로부터 시작됐다. 1999년 나혜석 선생이 보라매 공원에서 사람들을 모아놓고 지터벅을 가르쳤던 것이 한국 스윙 댄스의 공식적인 시작이라고 알려져 있기 때문이다. 그런데 역사에 가정은 없다지만 솔직히 나혜석 선생이 지터벅보다 어려운 린디홉부터 가르쳤더라면 한국의 스윙 댄스판이 이 정도로 성장하진 못했을 거라는 생각도 든다.

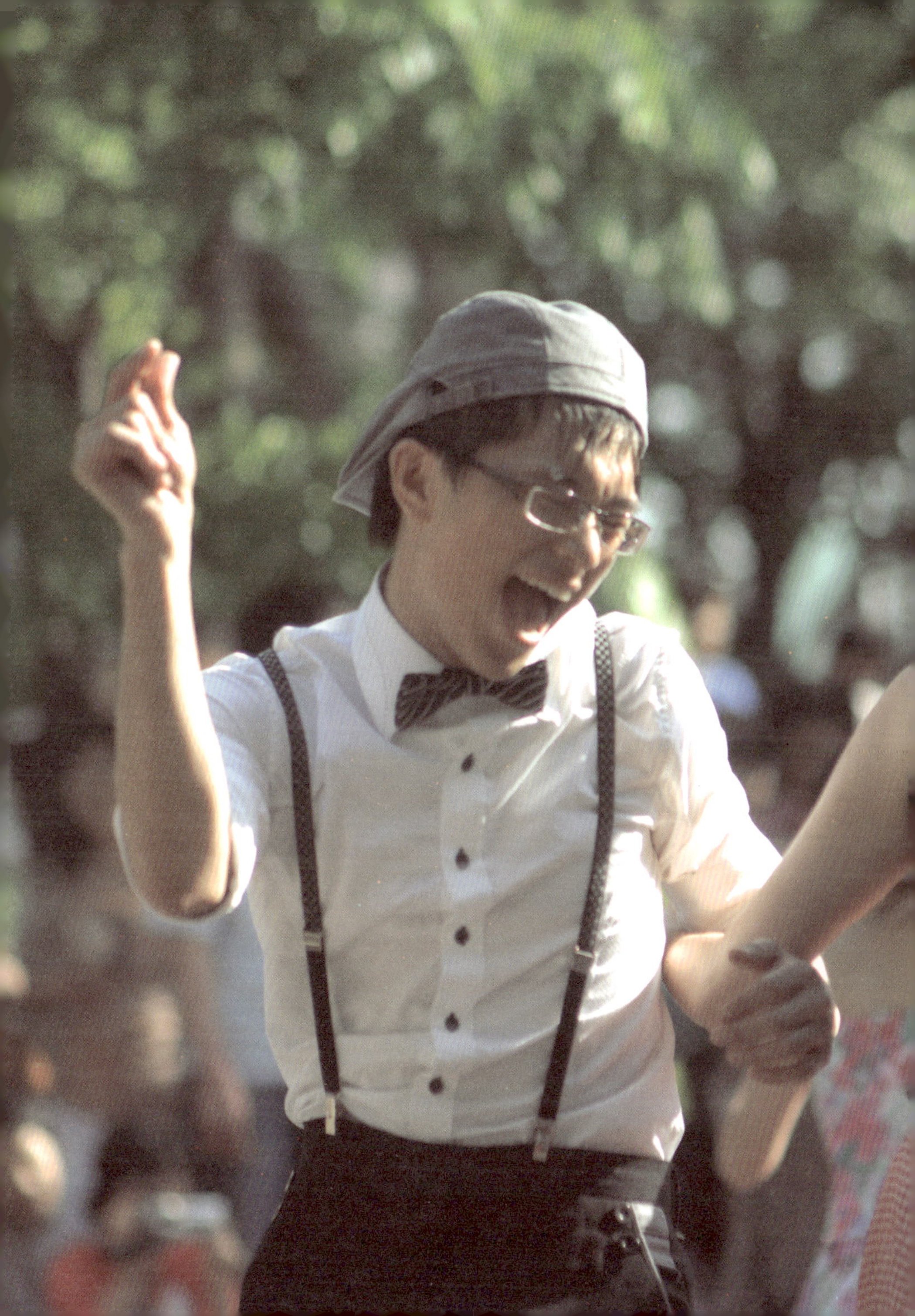

대서양도 훌쩍 뛰어넘은 바로 그 춤, 린디홉

스윙 댄서라면 다들 지터벅에 대해 이런저런 에피소드가 있다. 내가 들은 에피소드 중 인구에 자주 회자되는 사례는 스윙 판에서 꽤 명성이 있는 어떤 강사의 이야기다.

지금은 서울에 있는 스윙 바의 사장이며 스윙 강사이기도 한 그는 본래 부산 스윙 동호회에서 스윙에 입문, 지역사회에서 일약 스윙 천재로 두각을 드러낸 인물이었다. 그런데 당시는 '스윙 댄스=지터벅'인 시절이었고 그도 당연히 지터벅만 배웠다. 스윙에 지터벅 말고 다른 춤이 있다는 것은 상상도 못했을 때였다. 그리하여 그는 부산에서 매일같이 지터벅을 추며 실력을 연마하게 된다.

그로부터 2년 후, 존재하는 모든 지터벅 기술을 마스터했다고 생각한 그는 서울로 상경하기로 결심했다. "나보다 지터벅을 잘 추는 사람이 있을 리가 없어. 서울의 댄서들이여, 내 춤을 보아라."

열차에 올라탄 그는 서울의 한 스윙 바에 도착, 도장깨기하는 최배달의 심정으로 바의 문을 힘차게 열어젖혔다. 서울에는 과연 어떤 지터벅 고수가 있을지 내심 기대하면서.

그런데 웬걸? 사람들은 다들 그가 모르는 춤을 추고 있었다. 지터벅과 비슷했지만 뭔가 스텝도 더 잘게 쪼개서 밟고, 기술도 더 자유로워 보였다. 처음 보는 동작도 많았다. 그는 당황스러웠다. 도대체 저춤은 무어란 말인가. 그는 용기를 내어 물었다.

"저…… 저 춤이 뭔가요?"

"린디홉인데요."

그가 지터벅을 파는 사이, 서울에서는 스윙 댄스의 중심이 린디홉으로 바뀌어가고 있었던 것이다. 결국 그는 눈물을 흘리며 린디홉을 초급부터 다시 배워야 했다나 뭐라나.

위의 에피소드에서 주인공은 2년 동안 지터벅을 익혔지만, 그건 한국 스윙 역사의 초기의 일이다. 지금은 8주간의 지터벅 코스가 끝나면 바로 린디홉 코스를 시작한다. 그러면 이제 무조건 즐겁기만 한 소셜 댄스의 세계와 당분간 안녕을 고해야 한다. 린디홉은 그리 쉽기만 한 춤이 아니기 때문이다.

그래서 린디홉 초급 강습이 끝날 즈음에는 같은 기수 동기들이 하나둘씩 낙오하는 일도 생긴다. 그때부터는 그냥 놀기만 하면 되는 게 아니기 때문이다. 나도 린디홉을 배울 때 길을 걸을 때마다 기본 스텝 연습을 반복하면서 '내가 이걸 과연 할 수 있을까?' 하고 고민했던 기억이 난다. 미친 듯이 빠른 음악에 서로 약속한 듯이 절묘하게 움직이는 고수의 춤을 멍하니 보면서, 언젠가 나도 저렇게 추고 싶다고 절실히 바라곤 했었다.

한편 린디홉을 배울 때는 지터벅에서는 불가능했던 과학적이고 자유로운 리드와 팔로의 세계와 마주쳐 의욕에 불타오르기도 한다. "잘만 하면 뭐든 만들어낼 수 있을 거 같아." 응용의 가능성이 무한히 펼쳐지는 느낌이다.

앞에서 스윙 댄스를 일종의 '놀이 기구'라고 비유했는데, 린디홉은 '음악에 따라 즉흥적으로 변형되는 놀이 기구'라고 해도 될 것 같다. 물론 그렇게 춤추기 위해서는 어느 정도 노력은 필요하다. 그 노력이 그렇게 대단한 것은 아니지만 나름의 시간을 할애해주어야 한다. 그러면 조금씩 문이 열리기 시작한다. 그러면서 점점 린디호퍼lindy-hopper가 되어간다. 그런데 왜 이 춤의 명칭은 린디홉일까?

1927년의 미국, 한 신문기자가 한 흑인 댄서에게 물었다. "당신이 추고 있는 그 춤의 이름이 대체 뭔가요?" 댄서는 옆에 놓인 신문을 흘낏 보았는데, 그날 신문에는 비행기로 대서양을 무착륙 횡단하는 데 성공한 린드버그의 사진과 함께 이런 헤드라인이 실려 있었다고 한다. "Lindy hops the Atlantic(린디, 대서양을 뛰어넘다)." 하여 이를 보고 그 흑인 댄서는 답한다. "린디홉이오."

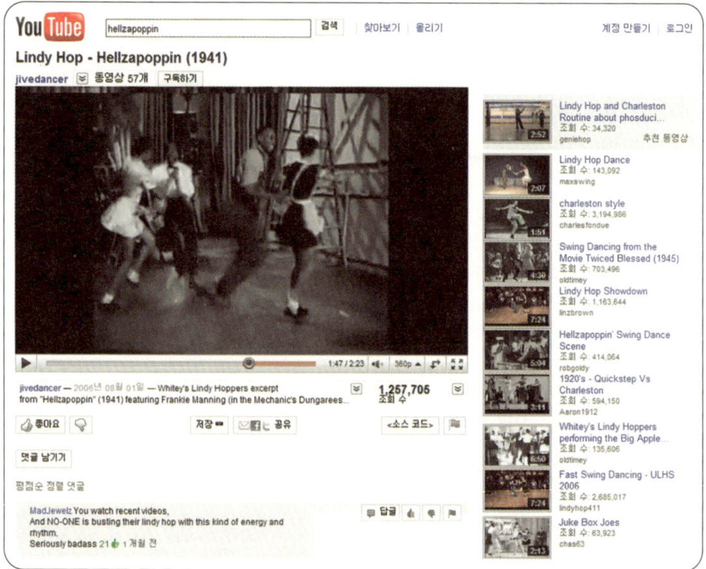

● 유튜브에서 'Hellzapoppin(헬자포핀)'으로 검색하면 린디홉의 대가 프랭키 매닝의 모습도 볼 수 있다.

홉hop이라는 말은 점프한다는 뜻이다. 믿거나 말거나 식의 이야기이긴 하지만, 린디홉은 실제로 대서양을 점프해서 뛰어넘듯이 자유롭게 추는 춤이다. 얼마나 자유로울 수 있느냐는 댄서 개인에게 달렸다. 빅밴드 스윙의 시대, 대서양을 뛰어넘을 듯한 에너지의 스윙 댄스를 직접 확인해보고 싶다면 유튜브에서 'Hellzapoppin(헬자포핀)'이라고 검색해보라. 흑인 주방장과 가정부들이 인간의 경지를 벗어나 미친 듯이 춤추는 흑백영화의 한 장면이 등장한다. 전설이 된 이 영화의 한 장면에 등장하는 댄서 중 한 명이 린디홉의 대가, 프랭키 매닝Frankie Manning이다. 프랭키 매닝은 2009년에 96세의 나이로 세상을 떠났는데, 역시나 그의 추모식에서는 세계 각국에서 온 스윙 댄서들이 재즈밴드의 음악에 춤을 추었다.

스윙 댄스는 종종 영화 속에 등장한다. 조금 오래된 영화이긴 하지만 영화 〈마스크〉에서 짐 캐리가 연기한 마스크 쓴 스탠리가 추는 춤도 스윙 댄스였다. 한국 영화 〈모던 보이〉나 〈라디오 데이즈〉에도 스윙 댄스의 한 종류인 찰스턴charleston이 등장한다.

스윙 댄스가 등장하는 뮤지컬도 있다. 그런데 대체로 스윙 재즈 음악에 안무만 대충 맞춘 형태가 많고, 스윙 댄서의 눈으로 볼 때도 '아, 저건 진짜 스윙 댄스구나' 싶은 것은 그다지 많진 않다. 그렇다면 스윙 댄스의 세계를 쉽고 재미있게 접할 수 있는 영화는 없을까? 있다. 한국에서는 〈스윙 재즈〉라는 제목으로 상영된 〈스윙 키즈Swing Kids〉가 바로 그것이다.

〈스윙 키즈〉는 스윙 댄서들도 만족할 만큼 본격 스윙 댄스가 등장하는 영화다. 그런데 특이하게도 이 영화의 배경은 스윙하면 자연스레 떠올리는 미국이 아닌 독일, 그것도 나치 시절의 독일이다. 1930년 대 후반, 그 시절의 독일에도 스윙을 즐기는 젊은이들이 있었다. 그들은 나치의 히틀러유겐트에 참여하길 거부했고 미국 영화, 영국식 패션, 그리고 스윙의 흥겨운 리듬에 미쳐 있었다.

실화를 바탕으로 한 이야기라고 하니 정말 그랬을까 싶긴 하지만 영화의 첫 댄스 대목은 충분히 흥미롭다. 영화는 무도회장의 입구에서 시작된다. "스윙 만세!"라고 말하며 입장하는 입장객이 보이고, 무도회장 안은 트럼펫을 불어젖히는 빅밴드와 찰스턴 댄스를 추는 독일인들로 가득하다.

던지고 받고, 빙글빙글 돌리고, 쿵쿵 뛰고 발을 차면서 일군의 젊은이들이 체면을 돌보지 않은 채 바다 건너 넘어온 미국의 음악에 정신줄 놓고 춤을 춘다. 어느덧 연주는 절정에 오르고 기타리스트가 카운트 베이시의 'Shout and Feel It' 의 절정부 솔로를 연주하는 순간, 누군가가 외친다. "유겐트가 온대, 서둘러!"

이윽고 나치 친위대가 들이닥치는데, 무도회장의 사람들은 어느새 독일 전통 춤을 추고 있다. 밴드가 연주하는 음악도 고전풍으로 바뀌어 있다. 이렇게 몰래 스윙을 추는 장면은 마치 한국의 옛날 통금이 있던 시절, 회관에다 커튼을 치고 커플 댄스를 추었다는 이야기와 흡사하다.

레코드점 장면은 더 흥미롭다. 진 크루파Gene Krupa의 스윙 앨범을 들고 망설이는 소녀에게 주인공이 다가간다. "그거 최고지." 그러자 소녀가 멈칫하며 말한다. "베니 굿맨이 최고라고 들었는데." 그러자 주인공 피터가 속삭인다. "그게 베니 굿맨이야. 검열을 피하느라

진 크루파라고 라벨만 다시 붙인 거지. 정부는 영원히 모를걸. 이봐, 그거 알아? 아티 쇼Artie Shaw는 유태인이야. 카운트 베이시는 흑인이고."

이 장면을 통해 우리는 베니 굿맨이 유태계이기 때문에 그의 앨범을 백인 연주자인 진 크루파의 앨범으로 고쳐서 레코드점에 유통했다는 사실을 알 수 있다. 파시즘이 장악한 사회 속에서 스윙을 춘다는 건 한마디로 도피이자 반항이다.

〈스윙 키즈〉는 스윙 댄스를 추는 사람이라면 몇 번이고 (주로 댄스 장면만 골라서) 보는 영화다. 미국 드라마 〈하우스〉에도 열연 중인 로버트 숀 레오나드가 주인공 피터로 연기하고 있다.

이 영화에서 눈여겨 볼 부분은 제2차 세계대전 당시, 독일 일각에서도 스윙 재즈의 열풍이 불고 있었다는 설정이다.

숨어서 몰래 춤추던 베를린의 스윙 키즈들은 '전쟁이 끝나면 마음껏 스윙을!' 이라고 생각했을지 모르지만 세계대전 이후 스윙 댄스의 인기는 그야말로 한물가게 되었으니 이들의 마음이 어땠을까? 독일과 이탈리아가 일으킨 제2차 세계대전은 결국 스윙의 인기를 종식시킨 한 원인이 되었다.

당시의 일류 스윙 댄서였던 프랭키 매닝이 전쟁이 끝난 직후 댄서로서 일자리를 구하지 못하고 우편배달부로 일했다는 일화는 유명하다. 그러다가

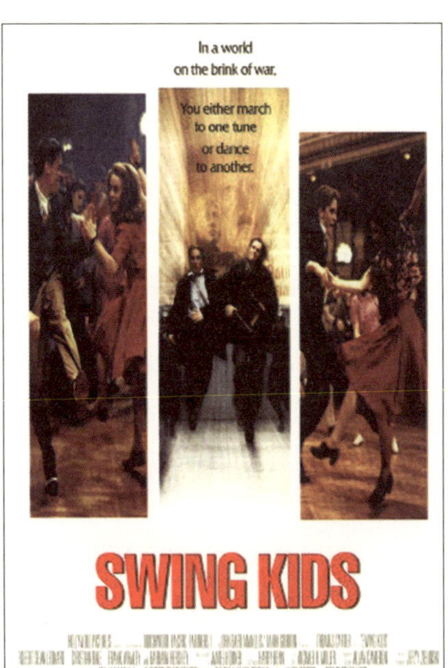

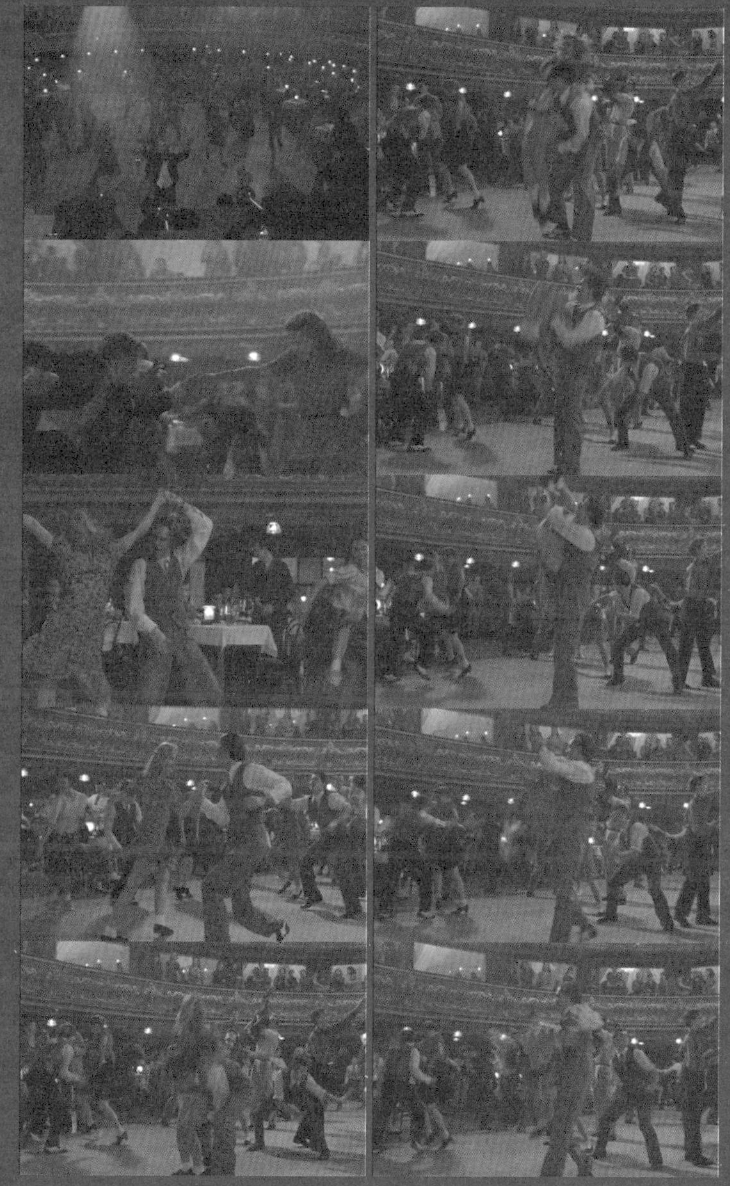

1980년대 중반이 되어서야 다시 스윙 댄스를 추는 사람들이 조금씩 생겨나기 시작했고, 1990년대가 되면서 복고풍의 바람을 타고 다시 인구가 늘어나게 된다.

춤을 출 수 있는 재즈, 춤을 추지 않는 재즈

스윙은 재즈 중에서도, 댄스용으로 특화된 스윙 재즈에 맞추어 추는 춤이다. 물론 로큰롤이나 부기우기boogie woogie, 솔 음악에도 춤을 추긴 하지만 어디까지나 중심은 스윙 재즈다. 그렇다면 다른 종류의 재즈에는 춤출 수 없는 걸까?

절대로라고는 할 수 없지만 대체로는 춤추기 어렵다는 것이 답이다. 비밥이나 쿨 재즈, 프리 재즈에 맞춰서 스윙 댄스를 추기란 힘들다. 이 말은 존 콜트레인John Coltrane이니 마일즈 데이비스Miles Davis나 팻 매스니 Pat Metheny 등의 음악에는 스윙 댄스를 출 수 없다는 뜻이 된다. 같은 재즈인데 왜 그럴까? 왜 이런 차이가 생겼을까?

그건 재즈라는 음악이 스윙 시대 이후로는 엔터테인먼트 음악으로서의 스타일을 버렸기 때문이다. 최근에는 재즈라고 하면 어렵고 집중해서 들어야 하는 감상용 음악, 아는 사람들만 들을 수 있는 심오

한 음악이라고 여겨진다. 실제로도 비밥 재즈나 프리 재즈 등을 대체 들으면 이게 대체 뭔가 싶을 거다.

하지만 본래 재즈는 흥겨운 라이브 댄스 음악이었고, 그 이상은 결코 아니었다. 재즈가 이렇게 접근하기 어려운 음악이 된 것은 1950년대, 비밥 재즈가 출현한 후의 일이다. 그 후, 재즈의 주류는 좀더 아티스트의 창의성과 실험성을 중요하게 생각하기 시작했다. 그러다보니 재즈는 점점 '일반인들이 한 번만 듣고서 좋다고 생각하기 어려운' 음악이 되어갔다. 점점 춤과는 무관한 음악이 된 것은 물론이다.

한 재즈 뮤지션은 내가 스윙 댄스를 춘다고 하자 이렇게 말했다. "우리는 댄서들에게 미안한 감정을 항상 가지고 있어요. 왜냐하면 춤 곡으로서의 재즈를 버린 것은 바로 우리 연주자들이거든." 이해할 만한 일이다. 춤추기 위한 음악이란 한편으로 보면 음악을 엔터테인먼트의 틀에 가두는 것이기 때문이다.

좌우간 재즈는 점차 '발을 위한 음악'에서 '귀를 위한 음악', 아티스트 스스로의 성취와 그걸 이해할 만한 사람들을 위한 음악으로 진화하기 시작했다. 그러니까 비밥을 들으면서 '난해해서 난 도저히 모르겠어'라고 생각하는 것은 그다지 이상한 일이 아니다. 누가 들어도 듣기 좋고 달콤한 재즈의 시대는 지났기 때문이다.

누구라도 스윙 시대의 향취를 간직한 루이 암스트롱이나 엘라 피츠제럴드의 노래를 들으면 참 듣기 좋고 편안하다고 생각하게 된다. 이렇듯 스윙 재즈는 본래 굉장히 대중적 호소력이 강한 장르다. 관심을 가지고 귀를 기울여본다면 어디에서나 재즈가, 특히 재즈 보컬 곡이 자주 흘러나옴을 알 수 있다. 록이나 댄스음악처럼 강하게 자기주장을 하지 않아서 그렇지, 카페에서, 길거리에서, 어디서든 스윙은 흘러나오고 있다. 주로 부드러운 무드의 곡이 많고, 크레이지한 비트를 가진 곡의 비중이 높진 않지만 말이다. 그래서 스윙 댄서들은 카페나 술집에서 갑자기 일어나서 춤을 추고 싶은 욕구를 많이 느낀다.

재즈의 역사에서 스윙 시대처럼 춤추고 흥겹게 노는 음악을 추구하는 시대는 아마 다시는 돌아오지 않을 것이다. 그러니까 우리가 플레이하는 스윙 음악은 대체로 옛날의 음악일 수밖에 없고, 스윙 댄스를 춘다는 건 그 시기를 희구하며 추억하는 일이자 재즈의 황금기를 현대에 다시 불러오는 것이기도 하다.

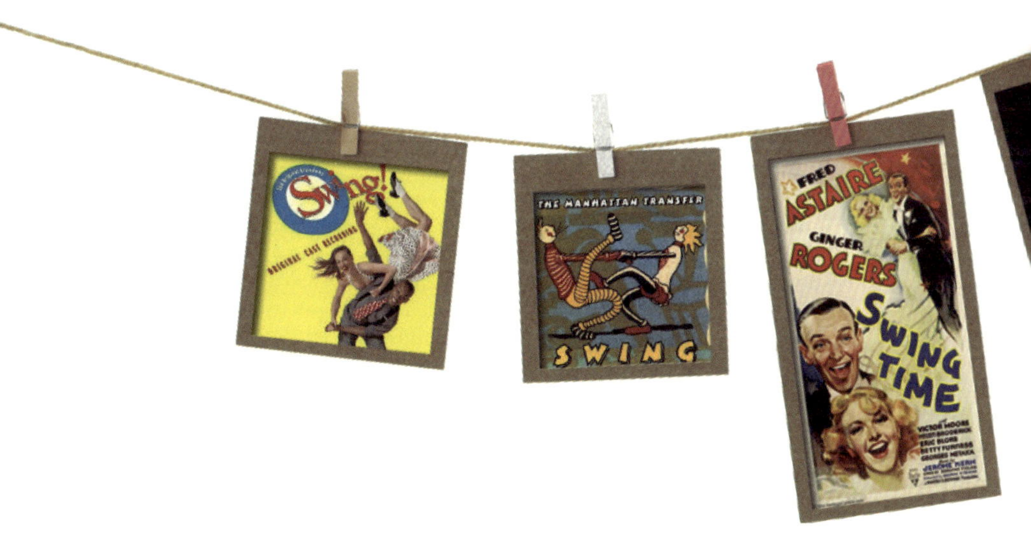

엘라 피츠제럴드와 루이 암스트롱

그러면 스윙 음악을 연주하거나 불렀던 뮤지션들은 누가 있을까? 많은 거장들이 있지만 스윙의 대표자로 꼽을 수 있는 사람은 역시 루이 암스트롱일 것이다. 그는 최고의 트럼펫 독주자이며 보컬리스트로 재즈 발생 초기인 뉴올리언스 시대부터 현재까지 무한한 사랑을 받고 있다. 그의 'What a Wonderful World'에서 들을 수 있는 걸죽하고 탁하지만 친숙한 목소리는 들으면 누구나 "아, 저 목소리"하고 기억하게 된다. 'Hello Dolly' 같은 곡도 누구나 알 만한 노래다.

미국을 대표하는 남성 재즈 보컬이 루이 암스트롱이라면 여성 재즈 보컬은 역시 엘라 피츠제럴드

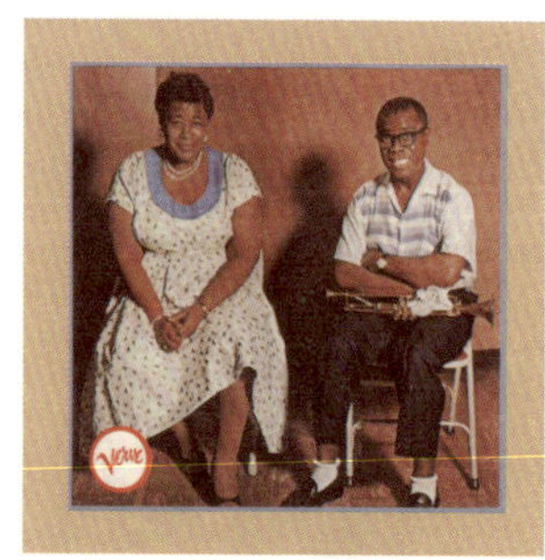

● 엘라 피츠제럴드와 루이 암스트롱의
 듀엣 앨범 〈Ella and Louis〉

Ella Fitzgerald일 것이다. 엘라는 스윙 시대를 대표하는 여성 보컬로 부드럽고 차분하며 정감 있는 목소리를 가졌다. 엄마 혹은 옆집 아줌마같이, 밀가루가 묻어 있는 손으로 어루만져주는 듯한 보컬이다. 'Misty' 같은 곡은 고즈넉한 밤에 들으면 좋은 아주 깊이 있는 무드 재즈다. 'Jersey Bounce' 같은 곡은 스윙 바에서도 종종 플레이된다.

빅밴드 스윙 시대의 거장들

하늘을 찌를 듯한 트럼펫과 죽을 것 같은 리듬, 스윙의 빅밴드를 지휘하던 거장에는 누가 있을까? 내가 좋아하는 빅밴드 스윙의 거장은 카운트 베이시와 듀크 엘링턴이다. 카운트 베이시가 유머러스하고 재미있는 반면, 듀크 엘링턴은 좀더 고상했다. 댄서들에게 환영받는 곡이라면 카운트 베이시의 'Shiny Stockings' 듀크 엘링턴의 'Rockin' in Rhythm' 정도를 들 수 있다.

본격적인 스윙 시대를 대표하는 뮤지션은 베니 굿맨인데 그의 'Sing Sing Sing'은 정작 스윙 바에서는 많이 나오지 않지만 들어보면 "이거, 나 알아!" 싶은 대표적인 스윙 음악이다. 영화 〈스윙 걸스〉 등을 통해서 소개되기도 했기 때문에 스윙 재즈가 뭔지 알고 싶은 사람에게 들려주면 대번에 감이 올 것 같다.

그 외에 듀크 엘링턴과 카운트 베이시가 협연한 'Until I Met You'나 지미 렌시포드Jimmie Lunce-ford의 'For Dancers Only'는 댄서를 위한 스윙

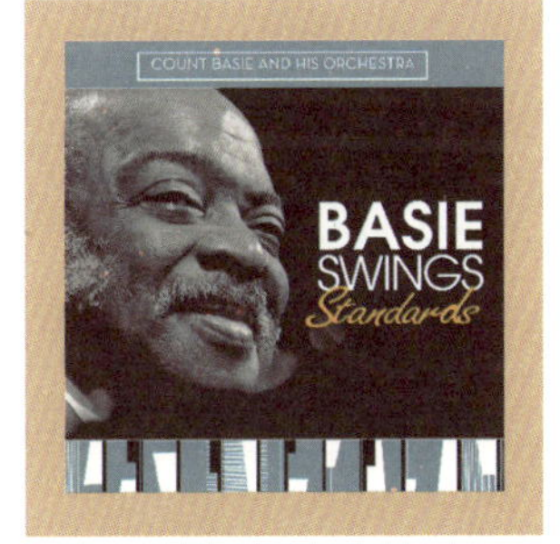

● 카운트 베이시의 스탠더드 곡들을 모은 〈Basie swings standards〉

음악이란 무엇인지를 정말 잘 보여준다. 귀에 달콤하게 들리는 것보다는 발을 자극하고 마음을 흥분시키기 위해 만들어진 음악이다.

듣기 좋은 보컬 곡들

음악에 사람의 목소리가 있으면 곡의 캐릭터를 좀더 쉽게 이해할 수 있다. 특히 한국 사람들은 음악에서 보컬의 목소리(만)을 집중적으로 듣는 편인 것 같다.

보컬이 있는 곡은 아무래도 활력적이기보다는 차분한 분위기가 되기 쉬워 춤추기에 아주 적합하다고 할 순 없지만, 그래도 입문용으로는 아주 좋다. 스윙 댄서들도 실제로는 이런 보컬 곡들로 음악 듣기에 입문하기 마련이니 곡을 몇 개 더 소개하겠다.

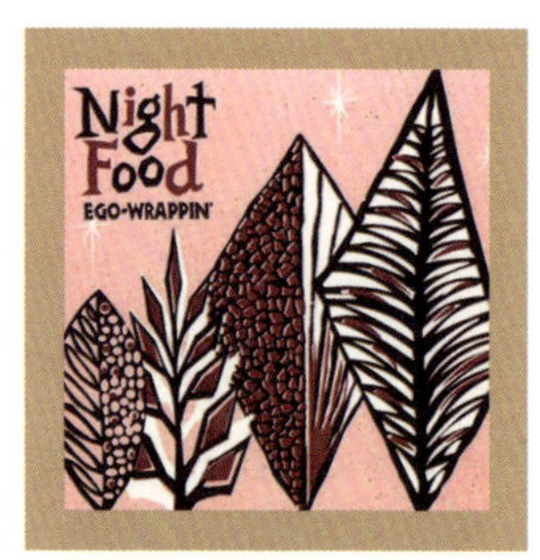

● '색채의 블루스'가 담긴 에고 래핑의 앨범 〈Night Food〉

• 에고 래핑의 '色彩のブルス'

'색채의 블루스'라고 번역하면 된다. 영어 곡명은 'Midnight Deja vu'. 이 곡은 영화 〈모던 보이〉의 주제곡으로 쓰여 주연 배우인 김혜수가 직접 부르기도 했다. 본래는 일본 밴드 에고 래핑Ego Wrappin이 부른 곡으로, 본격 스윙 음악이라기보다는 재즈풍의 카바레 음악이라고 해야 하겠지만 재즈 리듬과 결합된 특유의 엔카풍의 정조가 호응을 얻어 1년 전까지만 해도 스윙 바에서 많이 플레이되었다.

• 크리스 코너의 'Lullaby of Birdland'

재즈는 같은 곡을 여러 사람이 재해석해서 연주하고 노래하는 경우가 많다. 그런 것을 '스탠더드 넘버standard number'라고 하는데, 재즈에서 스탠더드 넘버라는 것은 일종의 산책로와 같다. 이미 익히 알고 있는 산책로라 하더라도 동행인에 따라, 그날그날의 기분에 따라 전혀 다른 모습을 보여주듯이 스탠더드 넘버도 누가 연주했는지, 혹은 같은 뮤지션이라도 해도 언제 연주했는가에 따라 그 느낌이 확연히 다르다. 'Lullaby of Birdland' 역시 마찬가지로 수십 명의 재즈 보컬이 이 노래를 불렀다. 그중 담백하면서 아름다운 크리스 코너 Chris Connor의 버전을 추천하고 싶다. 엘라 피츠제럴드가 부른 버전도 있으니 비교하면서 들어봐도 재미있다.

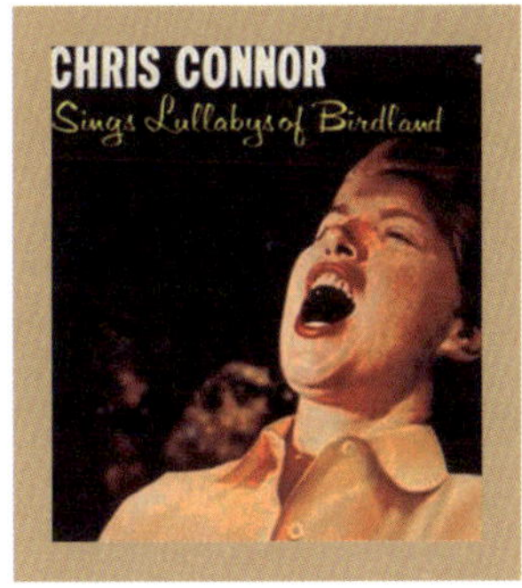

● 크리스 코너의 재즈 보컬 앨범
〈Sings Lullabys of Birdland〉

• 로비 윌리엄스의 'Mack the Knife'

영국의 팝 그룹 테이크댓Take That에서 활동하던 로비 윌리엄스Robbie Williams는 솔로 활동을 통해 더 큰 명성을 얻었다. 그는 팝 가수이지만 어느 날 재즈 보컬 앨범을 발매한다. 이 음반은 'Mack the Knife'와 같은 고전적인 재즈 스탠더드 넘버들로 채워져 있는데, 남성 보컬의 목소리를 선호하는 분께 추천하고 싶다. 정통 재즈 보컬이라고 할 순 없지만 그래서인지 오히려 복고적이고 마음 편한 목소리를 들려준다.

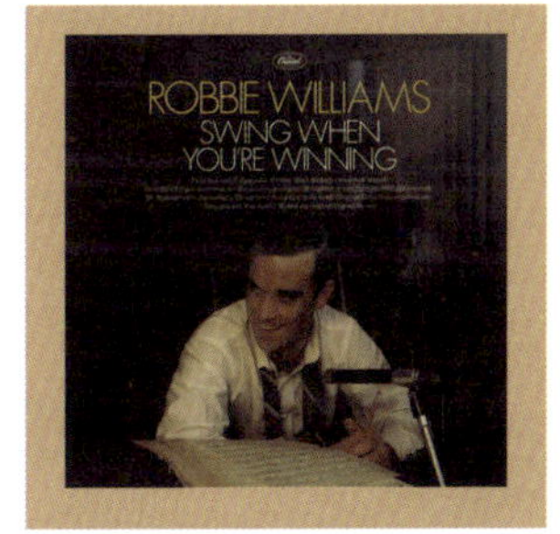

● 로비 윌리엄스의 스윙 재즈 앨범
〈Swing When You're Winning〉

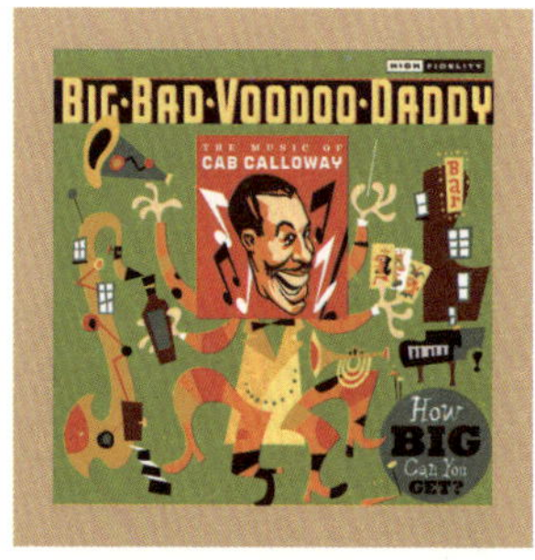

● 빅 배드 부두 대디의 〈The Music of Cab Calloway〉. 스윙의 위트가 느껴지는 표지가 인상적이다.

네오 스윙과 그밖의 다른 장르들

네오 스윙neo swing 밴드는 1990년대 이후에 등장한 스윙풍의 밴드들이다. 이전의 스윙 빅밴드와는 다르게 비교적 로큰롤의 느낌을 많이 풍긴다. 로큰롤 곡에 관악기를 더해 스윙의 맛을 내는 형태라고 할까.

가장 많이 알려진 것은 빅 배드 부두 대디Big Bad VooDoo Daddy나 브라이언 세처 오케스트라The Brian Setzer Orchestra. 록의 감성에 가까이 있기 때문에 과거의 스윙 밴드보다는 요즘의 감성에는 더 직접적으로 어필하는 부분이 있다. 브라이언 세처 밴드의 'Americano'를 추천하고 싶다.

스윙 재즈가 아닌데, 스윙을 추는 곡도 있다. 대표적으로 샘 쿡Sam Cooke의 'Having a Party'를 틀어놓으면 분위기가 흥겨워진다. 그 외에 성향에 따라서 비틀즈의 'I Wanna Hold Your Hands' 같은 곡이 플레이될 수도 있다. 웜Wham의 히트곡 'Wake Me Up Before You Go Go'는 지터벅 댄서들을 위해서 많이 플레이되는데, 실제로 이 노래의 전주 부분에는 'Jitterbug'라고 외치며 흥을 돋우는 구절이 등장한다. 린디홉을 추기에는 적절치 않지만 나 역시 지터벅 댄서들을 출 때 이 곡을 무척 좋아했다.

리듬을 알아야 춤을 추지, 셔플 리듬

스윙 댄서들은 스윙 댄스를 출 수 있고 없고를 '스윙감이 있다/없다' 라는 기준으로 이야기한다. 그런데 '스윙감'이라는 게 대체 무엇일까?

스윙감이라는 것이 무엇인지 이야기하려면 먼저 스윙 재즈의 리듬을 이야기해야 한다. 춤은 음악에서 나오는 것이니까. 스윙 재즈의 리듬에서 스윙 댄스가 나왔다고 할 수 있고 스윙 댄스를 춘다는 것은 스윙 리듬을 몸으로 익히고 표현한다는 말과 다름없다. 그러면 스윙 리듬이란 무엇일까?

1	2	3	4	5	6	7	8

● 8카운트

위와 같이 크기가 똑같은 8개의 방이 일렬로 배치되어 있다고 상상해보자. 대부분의 댄스곡들은 이렇게 8카운트 단위로 박자를 셀 수가 있다. 곡의 대표적인 멜로디 하나를 흥얼거려보면 8카운트 단위로 반복된다. 따라서 춤의 기술도 대체로 8카운트를 단위로 시작되고 끝 맺는다. 살사도 스윙도, 탱고도 종종 그렇다.

그런데 스윙은 살사나 탱고와는 이 8카운트 사이를 나누는 방식이 다르다. 즉 박자를 분할하는 방식이 다르다. 보통은 박자를 나눌 때는 2분의 1, 즉 딱 절반으로 나눈다. 8개로 나누어진 방 하나하나에 칸막이를 해서 새롭게 세를 준다고 하면 이해가 쉽겠다. 그렇다면 방의 정가운데에 칸막이를 설치하는 것이 일반적이다. 그러면 아래와 같이 16개의 방이 된다. 그리고 n이라는 입주자가 이사를 온다.

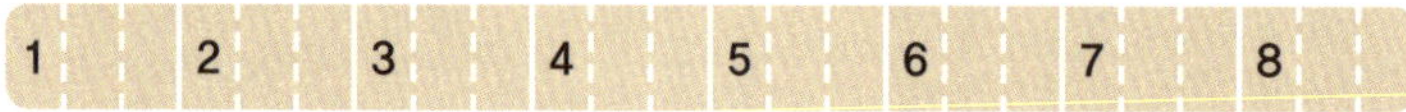

● 일반적으로 박자를 나누는 방법

이 중에 어떤 박자가 강세가 되느냐에 따라서 다이내믹한 느낌을 연출하게 된다. 탱고와 살사가 그렇다. 그러나 스윙 재즈는 그렇지 않다. 스윙은 방을 세주는 방식이 다르다. 반으로 가르는 것이 아니라 방 하나에 칸막이 두 개를 써서 셋으로 나눈다고 생각해보자. 그러면 다음과 같아진다.

● 스윙에서의 박자 나누는 방법

그런데 이렇게 방을 나누었으면 손님을 꽉 차게 받아야 할 텐데 그렇지가 않았다. 벽 하나를 사이에 두고 모든 방에 입주자가 빽빽하게 들어가 있으면 주거환경이 나빠질 테니까 말이다. 그래서 하나 건너 하나씩 들어가게 된다.

1 n 2 n 3 n 4 n 5 n 6 n 7 n 8 n

그래 봤자 앞방 손님과는 한 칸 떨어질지 몰라도 뒷방 손님과는 붙은 방을 사용하게 된다. 합리적이진 않은 듯하지만 주거 정책이 그렇다니 따라보자. 어쩔 수 없는 일이다.

이런 식으로 리듬을 연주하면 정상적인 박자를 혼란스럽게 뒤섞은 느낌이 된다. 우리가 포커를 할 때, 카드를 섞는 것을 '셔플shuffle'이라고 하는데, 이런 리듬을 '셔플 리듬'이라고 부른다.

그렇다면 스윙 리듬은 셔플 리듬인가? 비슷하면서도 살짝 다르다. 스윙은 보통 n박이 3분할한 위치보다 뒤쪽으로 더 밀린 위치에 놓인다고 한다. 그러니까 입주자 n이 옆방 사람이 뭐 하나 싶어 벽에 귀를 가까이 대고 앉았다고 상상하면 쉽게 이해될 것 같다. 그래서 '원-앤, 투-앤, 스리-앤' 하는 느낌이 된다. 그러나 실제로는 '앤 원, 앤 투, 앤 스리' 하는 리듬이 느껴진다.

그런데 실제로는 스윙이라고 꼭 n이 뒤쪽으로 더 밀린다고 하긴 어렵다. 사실 주어진 방 안에서도 n이 어느 위치에 가 있을지는 곡마다, 연주자에 따라 다르다고 보면 된다. 하여튼 n은 앞박에서는 멀고 뒷박에는 가깝다. 그 결과 쫀득쫀득하고 특유의 그루비groovy한 스윙 리듬이 생기게 된다.

스윙 댄스는 이런 리듬 형태에 기초해서 스텝을 밟는다. 린디홉에서는 '딴-따단' 혹은 '따단, 따단' 하는 스텝을 사용하는데, 이걸 '트리플 스텝tripple step'이라고 한다.

'스윙아웃'을 빼고서는 스윙을 말할 수 없다

함께 스윙을 추는 사람들과 가진 어느 술자리에서 내가 다른 춤을 배우러 다닌다는 것이 화제가 되었다. "그래서, 어때?" "재밌더라." "스윙보다 재미있어?" "그건 말하기 어렵지. 좀더 춰봐야 알지. 근데 그쪽도 재미있게 추는 사람 많더라고." "스윙만큼 자유로워?" "음, 그것도 내가 더 배워봐야 알겠지만 그렇게 규격에 맞추는 느낌은 없었어. 그냥 춤 나름의 방식이 있는 것 같아."

그렇게 이러저러한 이야기를 하다가, 스윙이 혹은 스윙 중에서도 린디홉이 다른 춤들과 결정적으로 무엇이 다르냐는 이야기가 나왔다. 각각의 춤은 모두 제각각의 개성이 있지만 린디홉만의 개성을 몇 개 꼽는 것은 어렵지 않다. 일단 스윙에는 '바운스 bounce'가 있다. 바운스가 있다는 것은 스텝을 밟을 때 위아래로 리듬감을 내며 출렁이는 움직임이 만들어낸다는 말이다. 특히 린디홉의 바운스는 '다운 바운스down bounce’라고 하는데, 발을 땅에서 떨어뜨리지 않은 채 아래로 꾹꾹 누르는 듯이 탄력적인 움직임을 만들어내는 것을 말한다. 살사나 탱고에는 바운스가 없다. 살사는 땅을 즈려밟는 느낌이고 탱고는 그냥 걷듯이 스텝을 밟는다.

스윙의 또 다른 특징은 홀딩을 할 때 탄력적인 운동성을 중시한다는 점이다. 스윙에는 한 개의 고무줄로 이어놓은 인형 두 개를 양손으로 멀리 당겼다가 손을 놓으면 탄성에 의해서 가까워지는 방식의 운동이 많다. 그래서 전신의 근육을 사용해서 고무줄 같은 운동을 만들어내기 위한 기술들이 발달했다. 그런 기술들을 ‘스트레칭stretching’ 이라고 한다.

이런 스윙 특유의 개성을 집약한 결정체가 바로 ‘스윙아웃swing out’ 이다. 린디홉을 배울 때 가장 처음에 배우는 기술이며 이걸 마스터하면 린디홉을 다 배운 것이나 다름없다는 기술, 이제 스윙을 꽤 춘다고 자신하는 순간에도 그 형태와 스타일을 계속 개선해야 한다는 기술이 스윙아웃이다.

그런 어마어마한 기술이지만 겉으로 보이는 형태는 단순하다. 뒷장의 사진을 참조하자. 리더가 탄력감을 만들어서 왼손으로 팔로어를 직선으로 당긴다. 그러면 팔로어는 직선운동을 한다. 이때 리더가 왼쪽으로 회전하면 팔로어가 직선운동을 하는 그대로 몸이 반회전하게 된다. 그러면 리더가 팔로어의 등을 오른손으로 잡아 더이상 가지 못

● **홀딩holding** (손이나 무언가를) ‘잡다’ 라는 뜻의 영어 단어 ‘hold’ 에서 유래한 단어로, 리더와 팔로어가 함께 춤을 추는 것을 ‘홀딩한다’ 라고 표현한다. 참고로 춤을 신청하는 것을 ‘홀딩을 신청한다’ 고 말한다.

하게 막는다. 여기에서 다시 탄력이 발생하는데, 리더는 이 힘을 그대로 활용, 아까의 회전에 이어 남은 반 바퀴를 회전하여 팔로어를 원래 자리로 보낸다.

순식간에 이루어지는 동작을 말로 설명하려니 어렵다. 좀더 쉬운 이해를 위해서 비유를 하자면, 프로레슬러가 등으로 링에 반동을 만들어서 반대쪽 링으로 튕겨간 다음, 다시 등을 대고 링의 반동을 이용해서 원래대로 돌아오는 것과 비슷하다. 스윙아웃에서는 팔로어가 프로레슬러 역할을, 리더가 링의 역할을 한다.

국내에 처음 스윙아웃 기술이 들어왔을 때 한 댄서는 "이것이 과연 사람이 하는 기술인가" 하며 고민했다고 한다. 물론 이건 초기의 이야기로, 외국의 강습 비디오를 보고 끙끙대면서 연구하던 시절의 이야기다. 지금은 스윙아웃 기술을 누구나 다 하고 있고, 할 수 있다. 하지만 린디호퍼에게 스윙아웃은 하면 할수록 오묘한 기술이자 한 곡 내내 이것만 반복해도 재미있는 기술이다. 직선운동, 원운동, 텐션, 스트레칭, 스텝, 바운스 등 린디홉의 모든 요소가 하나로 어우러지기 때문이다.

나는 지금도 스윙아웃만 생각하면 정신이 혼미해지곤 한다. 처음에 스윙아웃을 배울 때 8박자로 이루어진 이 기술 하나만 가지고 40분 동안 지적을 받았기 때문이다. 그러다가 반년이 지난 어느 날, 스윙아웃이 되는 것 같은 순간, 그때의 기쁨은 이루 말할 수가 없다. 아르키메데스가 목욕탕에서 "유레카!"를 외치던 기분과 비슷했을 것 같다.

● **텐션 tension** 커플 댄스에서는 리더와 팔로가 '밀고 당길 때'의 생기는 적절한 긴장감을 의미한다.

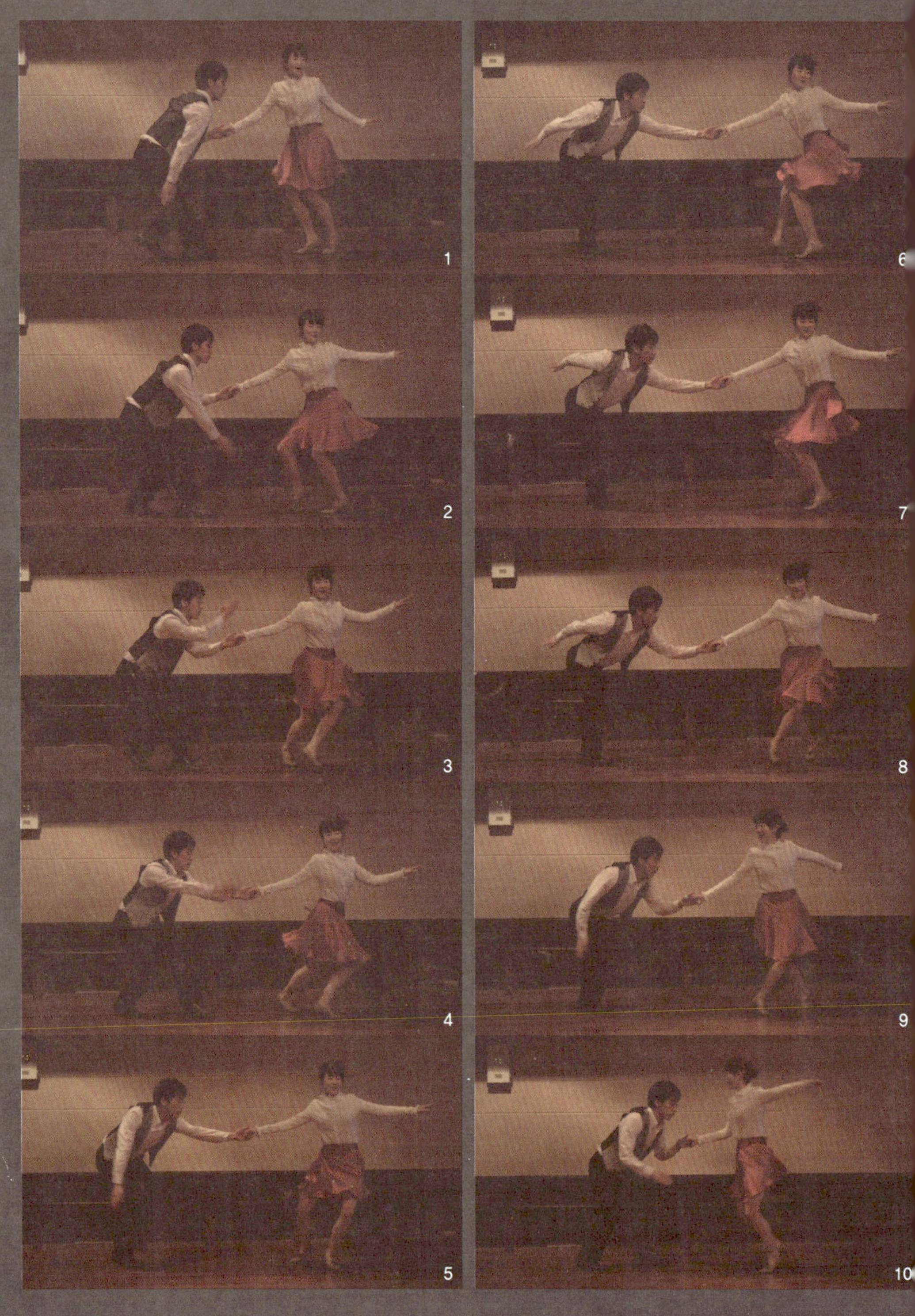
1
2
3
4
5
6
7
8
9
10

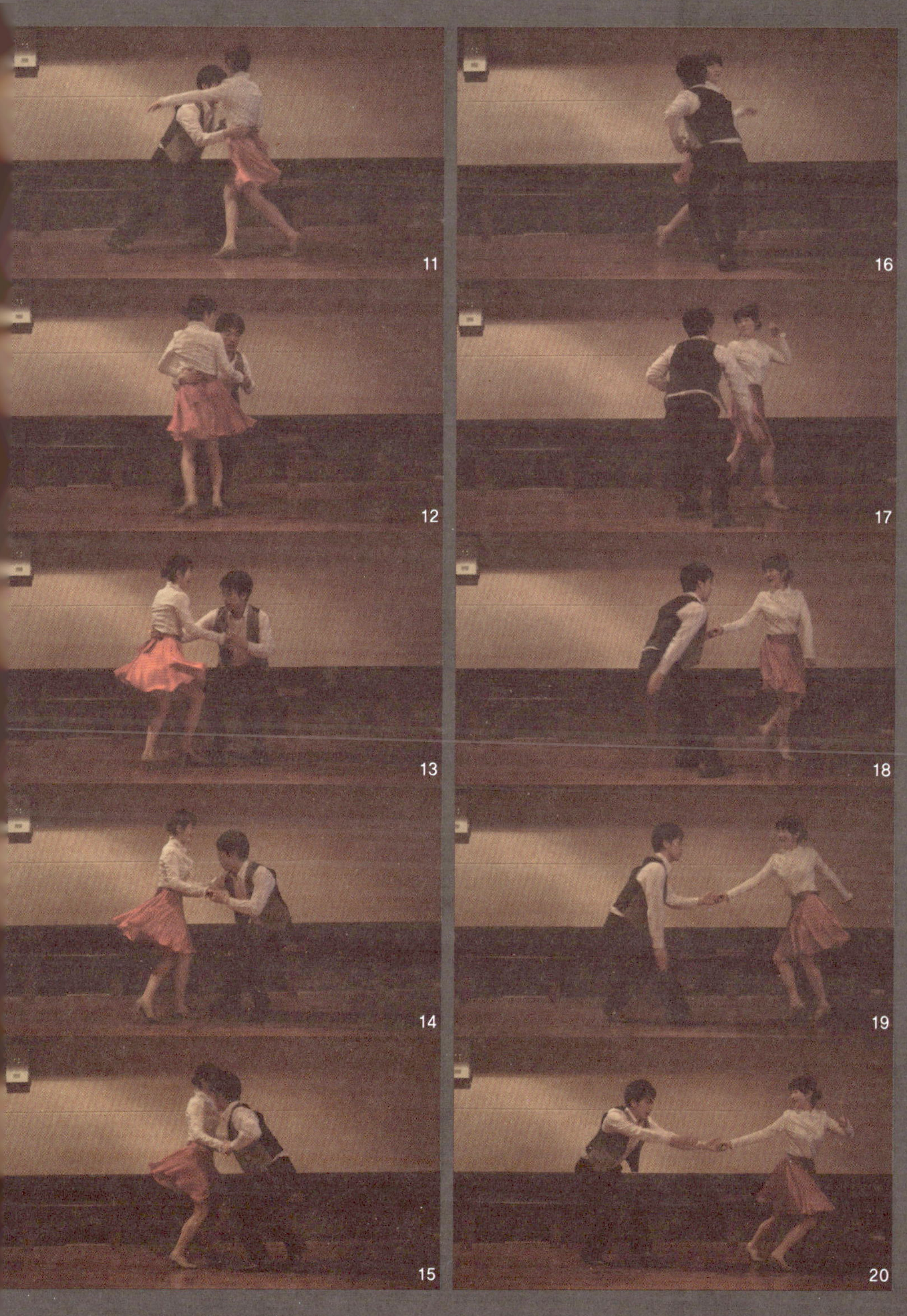

스윙 바에 가기 전에
몇 가지 알아둘 것들

해피데이, 춤추기 행복한 날

스윙 바에는 '해피데이happy day'라는 것이 있다. 해피데이는 스윙 바만의 독특한 시스템이다. 스윙 바는 대체로 한 주의 특정 요일을 해피데이로 정해둔다. 이날은 평소보다 저렴한 입장료를 받는다. 평소의 입장료가 7천 원이라면 이날은 5천 원을 내는 식이다. 바를 많이 돌아다니면서 춤추는 스윙 댄서들은 보통 월요일은 홍대 어디가 좋고, 화요일은 강남의 어디가 좋고 수요일은 어떻다는 식으로 정보를 공유한다(이 부분은 살사도 비슷하다). 이때 거론되는 날들은 대부분 해당하는 바의 해피데이인 경우가 많다. 잘나가는 스윙 바의 해피데이에는 여러 동호회의 댄서들이 모여든다.

스윙 바 기본 상식 ABC

스윙 바에서 춤 신청은 남녀를 가리지 않고 하는 편인데, 탱고나 살사에 비해서 여성들의 춤 신청이 활발한 편이다. 물론 그렇다고 해도 남자 쪽의 춤 신청이 많은 것이 일반적이다.

춤을 출 때의 복장은 캐주얼하면 된다. 딱히 격식이랄 것은 없다. 다만 지터벅이나 린디홉에서 종종 찰스턴이라는 동작으로 들어갈 때는 킥을 크게 차는 동작이 있는데, 이를 위해서 활동성에 지장을 주는 옷은 가급적 입지 않는 것이 좋다. 이런 큰 동작들 때문에 스윙을 추는 여성들은 치마 속에 속바지를 입기도 한다. 등이 파이거나 헐렁한 민소매여서 상대방 남성의 손이 쑥 들어가게 되는 옷은 보통 피한다.

스윙을 출 때 신는 신발은 남성이나 여성이나 스니커즈의 형태가 일반적이다. 종종 스니커즈의 바닥에 소가죽을 붙이기도 한다. 좀더 잘 미끄러지기 위해서다. 다른 춤들과는 달리 여성 스윙화에는 굽이 없다. 왜냐하면 스윙은 바운스를 내면서 추는 춤이기 때문이다.

'완소' 스윙 댄서가 되고 싶어요

누구나 함께 춤을 추고 싶어하는 댄서가 되고 싶으면 어떻게 해야 할까? 어떤 춤이든 마찬가지다. 베이직이다. 기본이 제일 중요하다. 그렇다면 초급 스윙 댄서는 어떻게 훈련해야 할까? 이러저러한 비밀 기술들이 있겠지만 나의 의견을 소개하자면 이렇다.

일단 발이 트리플 스텝에 익숙해야 한다. 앞에서도 말했지만 트리플 스텝은 린디홉의 스텝 중 하나로 스윙 리듬에 맞춰서 '딴-따단'

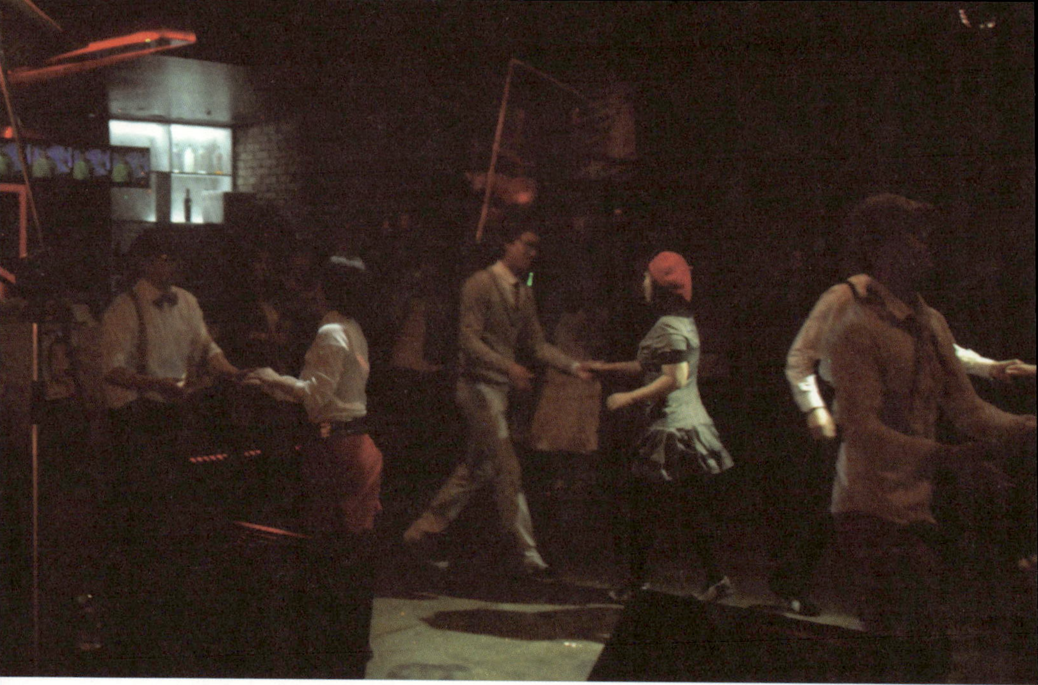

하는 식으로 밟는데, 앞의 스텝과 뒤의 스텝 사이의 가운데에 스텝이 하나 더 들어간다는 것만으로도 꽤 힘들다. 그런데 그것이 뒤의 스텝에 더 가깝게 들어가야 한다는 것이 난이도를 더욱 높인다. 게다가 빠른 곡에서는 스텝이 꼬이기 마련이다. 하지만 스윙을 잘 추기 위해서는 불필요한 힘을 들이지 않고, 긴장하지 않으면서 자연스럽게, 트리플 스텝을 해낼 수 있어야 한다. 뿐만 아니라 이 트리플 스텝을 밟는 와중에 바운스도 챙겨야 한다. 스텝을 밟을 때 쫀득쫀득하고 탄력적인 느낌이 나와야 한다는 말이다. 미션 임파서블일까?

하면 된다. 하루에 30분씩만 연습해보라. 아니, 한 달 정도는 모든 걸음걸이를 트리플 스텝으로 밟는다고 각오하라. 귀로는 스윙 음악을 들으면서 음악에 맞추어 연습에 연습을 거듭하면 음악을 듣는 훈련도 함께 할 수 있게 되니 실제로 플로어에서 큰 도움이 된다. 박자를 느끼면서 스텝을 밟아야 한다.

기본자세를 연마하는 것도 중요하다. 스윙은 무술의 기마 자세와 같은 자세를 취해야 하기 때문에 무게중심이 몸의 아래, 즉 단전 근처에 있다. 다른 커플 댄스에서는 거의 취하지 않는 스윙 특유의 자세로, 상대가 만들어내는 힘을 몸 전체로 탄력적으로 받아내기 위한 자세다. 불필요한 힘없이 자연스럽게 움직이기 위해서는 경험과 연습이 필요하다.

가장 중요한 것은 실전이다. 일단은 플로어에서 춤을 춰야 춤이 는다. 살사도 그렇고 탱고도 그렇지만 실제로 파트너와 함께 현장에서 소셜을 하는 것만큼 빠른 레벨 업을 보장하는 것은 없다. 스윙은 고수와 초보 사이의 벽이 다른 춤들에 비해 낮은 편이니만큼, 부끄러워하지 말고 무조건 춤 신청을 많이 하며 돌아다니도록 하자. 자신의 실력 때문에 상대에게 실수를 범하게 되어 미안하다면 무조건 웃자. 웃는 댄서만큼 좋은 댄서가 없다.

찰스턴

찰스턴은 스윙 댄스에서 지터벅이나 린디홉만큼 중요한 장르다. 하지만 앞에서 따로 언급하지 않은 이유는 현재의 스윙 댄스에서는 찰스턴만 따로 추는 일이 드물고 지터벅이나 린디홉 중간에 삽입되는 형태가 많기 때문이다. 즉 지터벅이나 린디홉을 추다가 리더가 킥을 차면서 찰스턴으로 들어가면 팔로어가 이에 응하게 되는 식으로 활용된다.

찰스턴은 홀수 박자에 양발을 번갈아 킥을 하는 것이 기본이다. 여성이 앞에, 남성이 뒤에 서거나(탠덤 찰스턴 tandem charleston), 서로 나란히 서거나(프롬네이드 찰스턴 promenade charleston), 엇갈려서 손바닥을 마주대고 차는(핸드 투 핸드 찰스턴 hand to hand charleston) 등 여러 형태가 있다.

찰스턴은 리드와 팔로에 의한 무궁무진한 변형이 있으므로, 익숙하다면 한 곡 내내 찰스턴의 변형만 가지고 춤을 춰도 재미있다. 스윙을 잘 모르는 사람이 보아도 가장 스윙다운 맛이 나는 동작이다. 솔로 댄스로도 많이 쓰인다.

발보아

발보아balboa는 본래 댄스홀에 사람이 너무 많은 경우 두 사람이 몸을 밀착시킨 채로 추던 춤이었다고 한다. 그래서인지 두 사람이 상체를 살짝 기대듯이 맞대고 발로는 동동거리며 가벼운 바운스의 스텝을 밟는다. 크게 움직이지 않아 린디홉에 비해 빠른 템포의 스윙 음악을 소화하기 수월하다고 한다.

발보아는 린디홉이나 지터벅과는 독립적인 장르의 스윙 댄스로 한국에 도입된 지는 얼마 되지 않았지만, 요즘 들어서 즐기는 인구가 상당히 늘어 바에서 흔히 볼 수 있는 춤이 되었다.

지터벅, 린디홉, 찰스턴까지는 보통 스윙 동호회에서 배우지만 발보아의 경우에는 강습 커리큘럼에 포함되어 있지 않은 경우가 더 많다. 발보아를 배우기 위해서는 동호회 밖에서 열리는 다양한 강습을 들으면 된다.

블루스

블루스는 스윙 댄스가 아니라는 이야기도 있지만 스윙 신에서 주로 배우는 춤이다. 블루스는 모든 흑인 음악에 녹아 있는 근본 정서이고

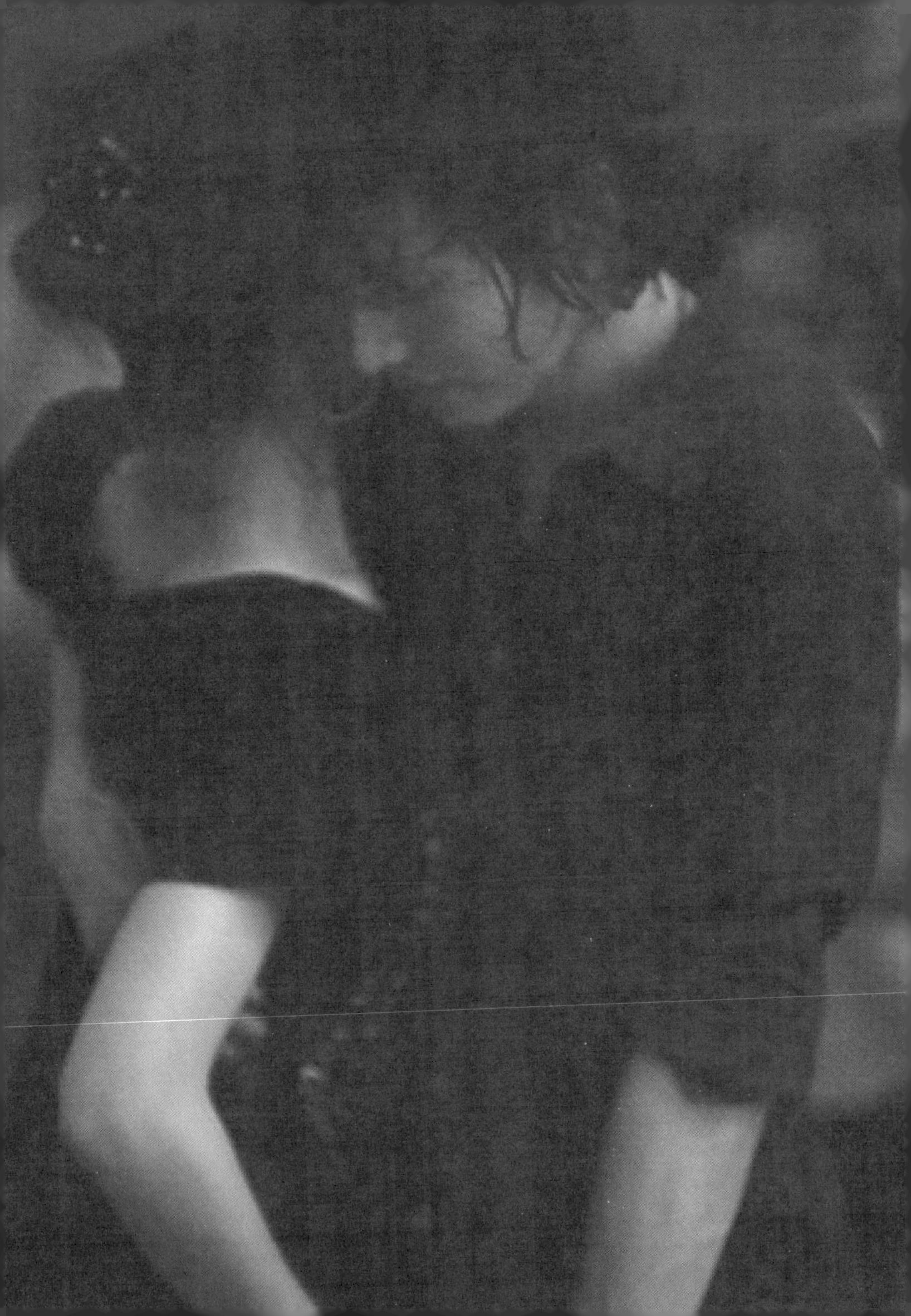

스윙 재즈에서도 마찬가지다. 말하자면 스윙과는 친족 관계의 춤이며 음악이다.

블루스 댄스는 '블루스의 왕'이자, 미국의 흑인 기타 연주자인 비비 킹B. B. King이나, 무디 워터스Muddy Waters 등의 음악에 춤춘다.

블루스를 출 때는 신체를 밀착하는 경우가 종종 있는데, 사실 꼭 몸이 붙어야 하는 것도 아니고, 몸이 붙는 것을 꺼리는 사람이 굳이 꼭 출 필요는 없다. 하지만 각별한 재미와 깊이가 있어 애호가들이 꽤 있다. 블루스 음악은 일반적으로 스윙 바에서 자주 나오지 않는 편이고, 블루스 댄서들은 별도로 블루스 파티를 열어 즐기는 경우가 많다. 한국의 블루스 인구는 아직 그리 많지 않다.

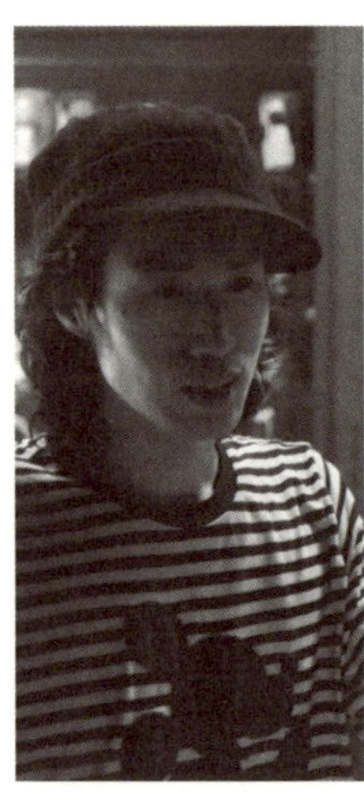

김종건(닉네임 뭉치, 11년차 스윙 리더, 스윙 강사)

뭉치는 구로디지털단지역 근처의 스윙 바인 '스윙주'의
사장이며 스윙 인스트럭터이기도 하다. 스윙 댄스를 춘 지
11년째에 접어들고 있다. 한국 스윙 댄스의 주요한 장면들
을 목격하고 참여해온 스윙 1세대다.

자유롭게 끼를 발산할 수 있는 춤이라 이끌렸던 것 같아요

Q : 스윙을 시작하게 된 계기는 무엇이었나요?

A : 원래 직업이 방송 카메라맨입니다. 1999년인가, 압구정 근
처에서 방송국 촬영팀 회식을 하려고 펍에 갔는데 갑자기 젊은 20, 30
대의 젊은 남녀들이 우르르 들어오더니 단체석에 앉더라고요. 그러다
가 갑자지 차차 풍의 팝송을 틀고는 커플 댄스를 추기 시작하는 거예
요. 너무 신기해서 그중 한 명에게 물어봤더니 스포츠 댄스 동호회라
고 했어요.

그 사람들이 아마 우리나라 최초로 온라인 카페에 바탕을 둔 스포츠 댄스 동호회였을 거예요. 일반인들이 운영진을 맡고, 서로 가르치고 배우는 형식의 동호회요. 그전에는 강사 중심의 오프라인 학원이 대부분이었거든요. 당시 저는 직장 생활을 하려고 서울에 올라온 참이었는데 마침 그 사람들이 강습하고 연습 모임을 하는 데가 회사에서 아주 가까웠고 너무 재미있어 보여서 신청을 하고 배우기로 했어요.

그렇게 스포츠 댄스 동호회에서 1개월 활동하면서 차차, 룸바, 자이브jive, 삼바samba 등을 맛보며 살사와 스윙이라는 춤도 있다는 것을 알게 됐죠. 그때부터 스윙을 배우기 시작했어요.

Q : 스포츠 댄스 중에서도 살사와 스윙이 특히 재미있었던 이유는 뭔가요? 그리고 살사와 스윙 중 스윙을 선택하게 된 이유는 무엇인가요?

A : 살사와 스윙을 배우고 나서부터는 스포츠 댄스가 좀 시들해졌어요. 스포츠 댄스는 자세나 팔의 위치, 스텝 등이 정형화되어 있고 동작도 정해져 있어요. 그런데 살사나 스윙 댄스는 태생부터 클럽 댄스여서 그렇지 않았어요. 저는 나이트클럽 댄스 같은 것을 정말 좋아했는데 스윙 댄스가 그런 곳에서 즐기던 춤 동작들과 잘 맞아떨어지고, 심지어 그런 걸 활용하도록 장려를 했으니까 그 점에 이끌렸던 것 같아요. 자유롭게 끼를 발휘할 수 있는 춤이라 좋더라고요. 스윙만 집중적으로 하게 된 건, 스윙 재즈 때문이었던 것 같아요. 당시에 많이 틀던 음악은 전통적인 빅밴드 스윙 재즈보다는 로큰롤이랄까 소위 네오 스윙 음악이 많았는데, 그런 스윙 계열의 음악이 살사 음악보다 제게 잘 다가왔어요.

Q : 스포츠 댄스 쪽에서는 스윙 같은 소셜 댄스를 어떤 시각으로 보았나요?

A : 당시 스포츠 댄스 쪽에서는 살사나 스윙을 누구나 다 할 수 있는 춤, 쉬운 춤, 나쁘게 말하면 '싼 티 나는' 춤으로 보는 시각은 있었던 것 같아요. 살사는 그래도 패턴이 다양했는데, 스윙은 그렇지도 않았어요. 당시에는 린디홉 없이 지터벅만 배웠으니까 아무래도 스윙은 단순하다고 생각했죠. 당시 스윙의 모토는 '누구나 쉽게 배울 수 있는 춤'이었어요. 어렵지 않게 그냥 즐기는 분위기였달까. 그래서 초기에는 살사를 추다가 잘 안 돼서 포기한 사람들이 스윙을 배우러 왔었어요. (웃음) 전 그게 정말 싫었죠. 스윙은 정말 가능성이 무궁한 춤이니까요. 다행히 지금은 그런 인식이 많이 줄었어요. 국내의 스윙 신도 많이 발전했고 기술과 수준도 무척 올라갔어요.

스윙 댄스에 대해 건전하고 즐거운 것이라는 이미지를 만들고 싶었어요

Q : 초기의 스윙 바는 어떤 곳이었나요? 지금과 비슷한 분위기였나요?

A : 신사동에 스윙 바가 생긴 게 아마 2001년이었을 거예요. 처음에는 스윙 댄스 전문 클럽이 없었기 때문에 저처럼 스윙에만 올인하고 있는 사람들을 위한 전문적인 공간이 필요했죠. 최초의 스윙 바라고 여겨지는 신사동의 '더 스윙'에서는 처음에 실내에서 담배도 피우고 술도 팔았어요. 한 1년쯤 그렇게 했었죠. 그러다가 제가 다른 분과 함께 그곳을 인수했고, 이후에 실내 공사를 해서 분위기를 밝게 바

뀄어요. 조명도 살사와는 다르게 밝게 하고, 담배도 못 피우게 하고 술도 안 팔았고요.

아무래도 커플 댄스에 대한 안 좋은 시각들이 있으니 '스윙은 젊은 사람들의 건전한 춤'이라는 인식을 전하고 싶었던 마음에서 그랬죠. 운동도 되고, 좋은 사람도 만나고 건전하고 즐겁게 논다는 이미지를 만들려고 했어요. 실제로 이후에 그런 분위기가 많이 퍼졌고 그게 지금 한국 스윙 바의 전반적인 분위기가 된 것 같아요.

Q : 국내의 초기 스윙 신에서는 린디홉을 추지 않았다고 하던데요?

A : 지터벅을 1년 정도 추고 난 후, 한 친구가 인터넷에서 린디홉이라는 걸 봤다면서 스윙아웃을 선보이는 거예요. 아마 프랭키 매닝의 강습 비디오테이프를 구해서 따라해봤던 것 같아요. 그러면서 "이게 원래 스윙 댄스라던데!" 그러는 거예요. 우린 엄청 놀랐고 당황했죠. 그때까지 우리가 춘 건 뭔가 싶어서요. 이후부터 사람들의 학구열이 타오르기 시작했어요. 그러다가 몇 명이 함께 만들었던 스윙 동호회인 '스위티 스윙'의 운영진들이 외국 사이트를 뒤져서 동호회비까지 걷어서 린디홉 강습 비디오테이프를 샀죠. 그때는 유튜브도, DVD도 없던 시절이니까요. 그걸 가지고 스윙 페스티벌을 열어서 린디홉 공연 보여주고 그랬어요.

우린 당시 린디홉에 정말 목말라 있었는데, 그런 외중에 2000년, 외국에서 랍과 다이안이라는 유명한 남녀 강사가 와서 강습을 했어요. 한국에서 처음으로 본토 댄서가 와서 강습을 한 거죠. 이후로 챔피언급 강사로는 덕 쉴튼이 최초로 한국에 방문해 가르쳤고요. 초빙 비용이 비싸긴 했지만, 스윙 댄스에 이런 세계도 있구나 하는 신세계를 보여줬던 것 같아요. 팔로어는 리더가 하라는 대로 해야 한다는 고정관념도 있었는데 리더의 리딩을 파고들어서 딴 동작을 할 수 있다는 식으로 고정관념을 깨주기도 했어요. 지금은 챔피언급 댄서들이 1년에도 몇 번 씩 내한해서 강습을 열지만 그때의 우리에겐 정말 흥분되는 경험이었어요.

Q : 최초로 한국에서 스윙 댄스를 가르치셨던 나혜석 선생님은 어떤 분이셨나요?

A : 미국에 사셨고 1년에 한 번 정도 와서 당신이 현지에서 배운 걸 가르치고 다시 가시고 그랬어요. 당시에 나혜석 선생님은 신神이었어요.(웃음) 한국 스윙 댄스의 선구자이시죠. 지금은 발보아 쪽으로 완전 전향하셔서 지금도 미국의 발보아 챔피언들에게 나혜석을 아냐고 물으면 웬만하면 알 정도로 열심히, 잘 추시는 것 같아요.

Q : 당시의 스윙 신과 지금 스윙 신의 모습은 어떤 차이가 있나요?

A : 여러 가지가 다르죠. 일단 규모가 굉장히 성장했어요. 그리고 그때는 고정관념이라는 게 있었어요. 이 동작은 무조건 이렇게 해야 한다, 이게 맞다 하고 우기는 사람들도 있었죠. 어떻게 춰야 맞는 것이라는 정확한 정답이 있다고 생각한 거죠. 지금은 안 그렇죠. 지금은 린디홉이라는 춤 자체가 워낙 자유로운 춤이라는 인식이 잘 퍼진 것 같아요. 챔피언들이 가르칠 때도 "다르게 설명하고 가르치는 사람도 있지만 내 스타일은 이렇다. 내 것을 배우고 자기 방식을 만들어봐

라"라고 하니까요. 그런 모습을 겪으며 문화도 많이 바뀐 것 같아요.

Q : 앞으로도 계속 스윙을 추실 건가요? 스윙의 매력에 대해서도 말씀해 주세요.

A : 지금은 바를 운영하기고 있기도 하지만 일단은 우선 스윙 댄서니까, 늙어 죽을 때까지 춤을 추는 건 당연한 거겠죠. 다리가 성하기만 하다면요. 그리고 아직까지도 나이가 서른여덟을 바라보면서도 욕심을 버리지 못한 것이 있는데 세계 대회에 출전해서 상을 타보고 싶어요. 프로 대회에서 말이죠. 지금은 늙고 체력도 좀 안 되지만 아직까지도 세계 대회에 출전해서 상을 타고 싶다는 꿈이 있어요. 아직 어느 정도 자신이 있기도 하고요.

물론 강사로서도 활동할 수 있는 한 활동을 하고 싶고요. 또 지금 스윙 댄서들이 20, 30대가 대부분이지만 이 사람들이 춤을 계속 춘다고 가정하면, 나중에는 스윙 댄스를 향유하는 연령대가 높아지는 일이 생길 거라고 봐요. 전체적으로 20대부터 40대가 모두 함께하는 스윙 신으로 성장할 수도 있는 거죠. 그런 쪽으로 강습을 하거나 문화를 만들어나갈 수도 있을 것 같아요.

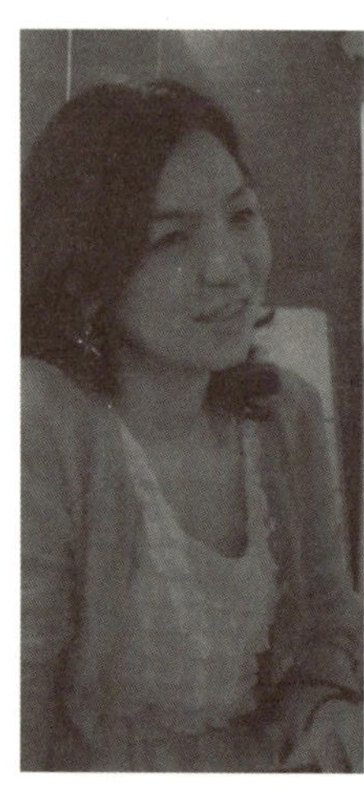

스윙과 살사,
두 가지 춤 모두를
포기할 수가 없어요

박윤희 (닉네임 꿈이, 3년차 스윙 댄서, 살세라)

박윤희 씨는 약 3년 전에 스윙을 시작했다. 그녀는 스윙과 동시에 살사도 함께 즐기고 있다. 한동안은 살사에 열중했지만, 요즘은 스윙 댄스 쪽에 더 주력하고 있다고 한다. 두 가지 소셜 댄스에 모두 열정을 가지는 것은 가능할까?

스윙을 '스윙답게' 추기 위해서
노력을 했어요

Q : 소셜 댄스를 시작하게 된 계기는 무엇이었나요?

A : 원래 춤을 좋아했는데 사회생활을 하면서 더욱더 춤을 배우고 싶었어요. 당시에는 재즈댄스나 힙합 정도밖에 생각을 못 했는데 인터넷 서핑을 하다보니 스윙이나 살사가 나오더라고요. 이게 뭐지 하고 더 살펴봤는데 의외로 신기한 세계 같았어요.

그래서 살사 바를 가봤죠. 그땐 멍하니 보기만 했어요. 재즈댄스나 힙합은 혼자 추는 춤이니까 음악만 있으면 아무 때나 몸을 흔들 수

있고 어울릴 수 있는데, 이건 배우지 않으면 어울릴 수 없는 느낌이었
어요. 소외되는 느낌이 드니까 오히려 욕심이 나더라구요.

처음에는 살사를 먼저 배웠어요. 그런데 제가 소속되어 있던 동호
회(라틴마니아)에서 살사와 스윙 모두 강습을 진행하고 있어서 거의 2
주 차이로 스윙도 배우게 됐어요.

Q : 두 가지 춤을 병행하면서 어려운 점은 없나요?

A : 헷갈리죠. 스윙은 바운스가 있는데 살사는 없다는 점이나 리
듬과 기본자세가 다르다는 점들 때문에요. 사실 두 개를 동시에 배운
다른 살세라 중에서는 둘을 비슷하다고 생각하는 이들이 많았어요.
패턴이 비슷하고 텐션의 원리도 통하는 데가 있으니까요. 그냥 리더
의 리드를 받으면 춤을 출 수 있다고 생각한다고 할까.

그러다보니 스윙을 먼저 배운 사람은 아무래도 스윙 스타일로 살
사를 추고, 살사를 먼저 배운 사람은 살사 스타일로 스윙을 추게 돼요.
저만 해도 1년 반까지는 스윙 리더한테 '혹시 살사 추셨어요?' 라는
말을 많이 들었어요. 기본자세가 이도저도 아니게 되는 거죠.

그런데 어느 순간 그 말이 듣기 싫더라고요. 점점 이건 서로 아주
다른 춤이라는 생각이 들었고 그래서 '스윙답게' 스윙을 추고 싶어서
동영상도 보면서 이리저리 연구를 했어요. 살사와는 몸을 다르게 쓰
려고 노력한 거죠. 그 덕분인지 지금은 나오는 음악에 맞춰 조건반사
적으로 자세가 달라지기 시작한 것 같아요.

Q : 둘 중 하나를 포기하고 싶어진 적은 없었나요?

A : 그런 적은 없었어요. 살사는 멋지게 보이고 싶은 여자의 환상을 충족시켜주는 춤이에요. 일단 몸매를 예쁘게 만들어주지요. 자세도 라인이 예쁘게 나와요. 턴을 하는 살세라의 모습도 멋지고요. 저는 살사의 그런 부분에 반했던 것 같아요.

스윙의 경우에는 제가 스윙 음악을 너무 좋아한다는 점 때문에 매력이 있었어요. 음악이 좋아서 춤을 안 추고 있어도 즐겁고, 직접 춤을 출 때는 즐거움이 더 큰 게 스윙의 장점인 것 같아요. 패턴의 수가 살사에 비해 한정되어 있지만 막춤 같이 틀을 벗어나서 출 수 있는 자유로움도 있고요.

사실 여성의 입장에서 보면 스윙은 아무래도 중심을 낮추고 추니까 몸매를 예쁘게 만드는 데에는 그다지 도움이 되지 않아요. 반면 살사는 하이힐을 신고 몸의 긴장감을 유지하게 되지요. 그래서 이 두 춤을 함께 추면, 스윙을 통해서는 열량 소모를 하고, 살사를 통해서는 몸의 라인을 다질 수 있어 행복한 일이지요. (웃음)

Q : 소셜 댄스가 재미있다고 느끼게 된 순간은 언제였나요?

A : 스윙을 출 때를 이야기하면 지터벅을 배울 때는 그냥 음악 때문에 즐거웠던 것 같아요. 재즈 음악에 춤을 춘다는 것 자체가 너무 즐거웠죠. 살사의 경우에는 전 그냥 스텝을 밟고 있을 뿐인데, 어느새 리드를 받아서 턴을 돌게 된다는 것이 너무 신기했어요. 나 혼자 추는 게 아니라 누군가의 리드를 받아서 춤을 춘다는 것 그 자체가 놀라움이었죠.

Q ： **린디홉(스윙)과 살사 중 어느 쪽이 더 어려웠나요?**

A ： 저는 린디홉이 어려웠어요. 물론 살사도 프로패셔널하고 괜찮게 춤추기 위해서는 넘어야 하는 게 많아요. 하지만 기본 동작만 봤을 때는 린디홉이 더 어려운 것 같아요. 바운스, 텐션, 팔의 프레임 등이 살사에 비해 초반에 체크할 것들이 많거든요. 그리고 남녀간에 호흡이 잘 맞지 않으면 정말 춤이 잘 안 이루어지는 것이 린디홉인 것 같아요. 그래서 린디홉 전에 지터벅을 배우는지도 모르겠어요.

Q ： **린디홉 외의 다른 스윙 댄스도 추시나요?**

A ： 네. 블루스를 정말 좋아해요. 어쩌면 린디홉보다 블루스를 더 좋아하는지도 몰라요. 제대로 배운 적은 없지만, 살사와 비슷한 춤인 바차타도 따로 배운 적 없이 그냥 리드를 받아서 추게 되었는데, 블루스도 그와 비슷하게 그냥 추게 되었어요. 느린 음악에 느낌을 교감하면서 추는 게 너무 좋고, 음악을 느끼고 있다는 뿌듯함도 생기고요.

춤을 추는 사람들은
정신적으로 건강한 것 같아요

Q ： **두 춤을 함께 추고 있는 사람으로서, 살사 댄서와 스윙 댄서 사이에 성향이나 문화 차이가 있나요?**

A ： 문화 차이, 많이 느끼죠. 스윙 추는 사람들은 상대적으로 말이 더 많아요. 분석을 하려고 하죠. 살사는 그냥 느낌이 좋고 패턴 잘

쓰면 된다고 할까? 물론 그걸 구조적으로 설명하려는 이들도 있지만 그런 사람들은 보통 고수들이나 강사들이죠. 스윙은 춘 지 얼마 안 되는 사람들도 그런 경우가 많더라고요. 춤을 말로 설명한다는 것이 나쁘다고 보진 않아요. 솔직히 존경스럽죠. 하지만 춤이라는 게 본래 자연스럽게 나왔을 텐데 너무 이론적으로 파고들지 않나 싶은 생각이 들 때도 있어요.

Q : 연인을 만든다면 춤을 추는 사람이어야 한다고 생각하나요?

A : 전에 살사를 추던 사람과 사귄 적이 있어요. 그래서 당연히 취미가 같았기 때문에 날 이해해주겠구나 싶었죠. 그런데 남자친구 없이 제가 혼자 춤추러 가는 걸 상대방이 싫어했어요. 물론 함께 바에 갔을 경우에 다른 사람과 춤을 추는 건 서로 전혀 간섭을 안 했어요.

Q : 살사나 스윙을 하면서 좋았던 점은 뭔가요?

A : 공연이요. 매번 같이 연습하면서 발표하고 공연을 했지만 그때그때마다 좋았던 것 같아요. 누군가랑 같이 연습하고 뭔가 이루어 낸다는 것이 성취감을 느끼게 하더라고요. 나이를 잊게 해준다는 점도 좋아요. 사회생활을 하다보니 학생 때로 돌아가고 싶어지는 그런 심리가 있었는데, 동호회에 오니까 나이 많은 사람들도 회사원 같지 않게, 나이와는 상관없이 노는 거예요. 그래서 춤을 추는 사람들은 정신적으로 건강한 것 같아요.

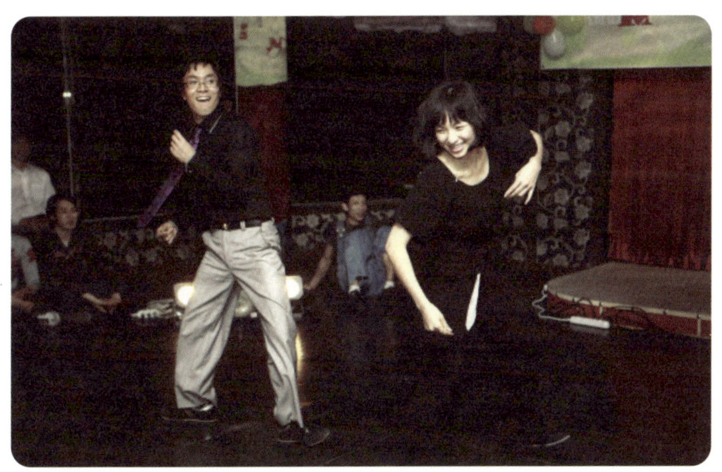

● 동호회 파티에서 유명한 스윙 동영상을 그대로 재현한 공연을 할 때의 모습. 스스로 안무를 분석할 수 있다는 자신감이 생겼던 공연이었다.

Q : 해외에 나가서 춤을 춘 일이 있나요?

A : 중국의 살사 바에 간 일이 있어요. 중국에서 살사 추는 사람들은 우리랑 비슷해요. 말 없이 열심히 춤추죠. 패턴 돌리고 턴 돌리고. 그런데 그 바에 있는 외국인들은 춤추면서 자꾸 대화를 하려고 하더라고요. 그런 커뮤니케이션이 소셜 댄스의 장점이긴 한데 제가 영어를 잘 못하는데 자꾸 말을 거니 난감했어요. (웃음)

Q : 개인적인 '완소' 댄서의 기준은 무엇인가요? 특별히 꺼리는 리더 스타일이 있나요?

A : 아무래도 나랑 잘 맞는 사람이 완소죠. 힘든 사람이라면, 제가 팔로어니까 일단 리드에 맞춰가야 하는데, 상대가 그 곡 안에서 자

기 고유의 박자를 지키지 않고 움직이면 전혀 맞출 수가 없어요. 한 곡 안에서 이랬다 저랬다 사람 헷갈리게 하면 힘들어요. 그리고 춤을 출 때 웃지 않는 사람이나 상대를 배려하지 않고 그냥 힘으로 막 당기고 돌리는 리더는 싫어요. 초급이어서 그런 거라면 이해하겠지만 꽤 오래 춘 사람이 그런 경우도 종종 있더라고요.

모든 사람들이
춤을 한 가지씩은 배웠으면 좋겠어요

Q : 어떤 소셜 댄서가 되고 싶은가요?

A : 개성이 강한 팔로어가 되고 싶어요. 다른 누구와 비교되지 않는 자기만의 색깔을 가진 팔로어요. 스윙은 여자가 밖으로 보여주는 부분이 좀 약한데 스윙답게 추면서도 멋지고 아름답게 보일 수 있으면 좋겠어요. 살사의 경우에는 외국의 쿠반 살사 추는 사람들처럼 자유롭게 추고 싶어요. 어떤 틀에 얽매이지 않고 음악의 느낌을 중시하면서 말이에요.

Q : 춤을 춘다는 걸 회사 사람들은 알고 있나요? 다들 어떤 반응들인지 궁금하네요.

A : 알아요. 수요일은 춤추러 가는 날이에요. 제가 수요일에 '칼 퇴근'을 하면 다들 춤추러 가는 줄 알아요. 춤바람 났다고 하죠. (웃음) 다들 부럽다고 이야기는 해요. "오, 그런 것도 해? 부럽네." 이런 말들

이요. 그런데 은근히 말에 가시가 있는 경우도 많아요. 댄스 스포츠, 지르박과 헷갈리는 사람도 많고요. 무작정 보는 앞에서 한번 춤을 춰 보라고 하는 분들도 있어요. 커플 댄스라서 혼자서는 못 하는데 말이에요.

한 가지 재미있는 건, 춤을 추게 되면서 회사에서 야근은 더이상 안 하게 되는 것 같아요. 이전 같으면 일이 늘어져서 야근하게 될 일도 어떻게든 후딱 끝내놓고 퇴근하는 거죠. 전 이제 회사 끝나고 해야 할 일, 하고 싶은 일이 생긴 거니까요. 그런데 그게 업무의 효율성에는 더 좋은 영향을 주는 것 같아요.

Q : 꿈이 님이 생각하는 이상적인 소셜 댄스 라이프는 무엇인가요?

A : 모든 사람들이 춤을 한 가지씩은 배웠으면 좋겠어요. 어디에서나 출 수 있도록 말이죠. 남녀가 있는 자리에서는 춤을 추고 싶어요. 그냥 파티에서든 클럽에서든, 회사 회식 자리든. 아, 회식 자리는 좀 삼가야겠네요. (웃음)

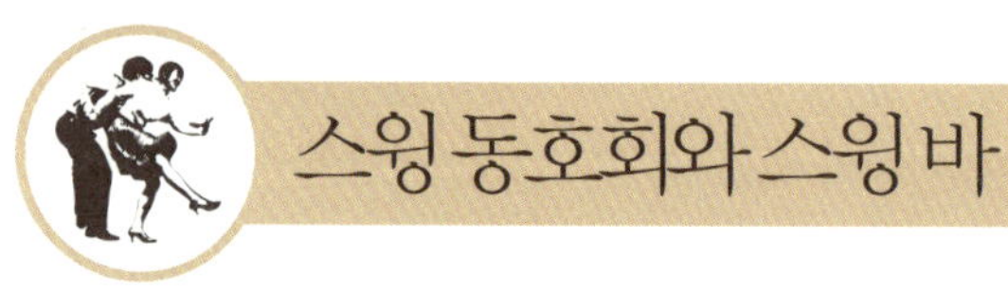

스윙 동호회와 스윙 바

스윙 댄스 강습은 보통 스윙 동호회에서 이루어지는데, 동호회나 스윙 바는 새롭게 생겨나거나 사라지기도 하며, 그 인기도 매년 변화한다. 살사와 탱고도 마찬가지다. 그렇기 때문에 여기에 나열된 목록들이 전부는 아니다. 부족하다 싶은 정보들은 무한한 정보의 보고, 인터넷을 통해 찾아볼 것을 권유한다.

● 스윙 동호회

스윙 동호회에 가입하는 것이 스윙 댄스를 배울 수 있는 가장 쉽고 보편적인 방법이다.

서울

네오스윙 http://cafe.daum.net/neoswing

댄스타운 http://dancetown.cyworld.com

더스윙 http://cafe.daum.net/theswing

동그라미속으로 http://cafe.daum.net/4446

딴따라땐스홀 http://club.cyworld.com/dancehall

바운스블루 http://cafe.daum.net/lindyclub

린클스윙 http://cafe.daum.net/lindyswing

링고팝스윙 http://cafe.daum.net/ringopopswing

바닐라스윙 http://club.cyworld.com/vanillaswing

박쥐스윙 http://cafe.daum.net/batswing

비바스윙 http://cafe.naver.com/lindyclub2

동그라미스윙 http://cafe.naver.com/nightkiss

스위티스윙 http://cafe.daum.net/sweetyswing

스윙스마일 http://cafe.naver.com/swingsmile

스윙스캔들 http://cafe.naver.com/swingscandal

스윙시스터즈 http://cafe.daum.net/swingsisters

스윙시티 http://cafe.daum.net/swingcometrue
스윙에이드 http://cafe.naver.com/swingade
스윙원 http://club.cyworld.com/swingone
스윙주 http://cafe.naver.com/swingzoobar
스윙키즈 http://cafe.daum.net/swingschool
스윙패밀리 http://cafe.naver.com/swingfamily
스윙프렌즈 http://swingfriends.cyworld.com
스윙FM http://club.cyworld.com/swingfm
스타스윙 http://cafe.daum.net/ClubFiesta
엔조이스윙 http://cafe.daum.net/enjoyswing
오렌지스윙 http://cafe.daum.net/orangeswing
크레이지스윙 http://cafe.daum.net/CrazySwing
프리스윙 http://cafe.naver.com/freeswing
핫앤쿨 http://cafe.naver.com/hotcoolswing

강원도
원주 원주스윙댄스 http://cafe.daum.net/wjswing

경기도
수원· 린디성 http://cafe.daum.net/lindycastle
인천 스윙하우스 http://cafe.daum.net/swinghouse

경상남도
부산 스윙 팩토리 http://cafe.daum.net/swingfactory
부산 스윙라이프 http://cafe.daum.net/swinglife
부산 스윙바다 http://cafe.daum.net/swingbada
부산 스윙잉 http://cafe.daum.net/swing...ing

경상북도
구미 구미스윙 http://cafe.daum.net/kumiswing
대구 스윙과사람 http://cafe.daum.net/swing23

대구 D.N.A. http://cafe.daum.net/annaswing

전라남도
광주 스윙홀릭 http://cafe.daum.net/swingholic

제주도
제주 스윙아일랜드 http://cafe.daum.net/swingisland

충청남도
대전 대전스윙 http://cafe.daum.net/djswing
대전 스윙피버 http://cafe.daum.net/swingfever

● 스윙 바

스윙 바는 스윙을 추기 위해 스윙 댄서들이 모이는 곳이다. 스윙 바에서는 때때로 각종 워크숍이 열린다. 서울의 스윙 바는 주로 지하철 2호선 라인에 몰려 있다.

더스윙바 (3호선 신사역)
http://cafe.daum.net/theswing

링고팝 (3호선 압구정역)
http://cafe.daum.net/ringopop

부기우기 (2호선 신림역)
http://cafe.daum.net/boogiewoogiebar

빅애플 (2호선 방배역)
http://cafe.naver.com/bigappleswing

사보이 (2호선 사당역)
http://cafe.naver.com/thesavoy

스윙주 (2호선 구로디지털단지역)
http://cafe.naver.com/swingzoobar.cafe

스윙타임 (2, 3호선 교대역)
http://cafe.daum.net/swingtime

스카이볼룸 (2호선 당산역)
http://cafe.daum.net/skyswingbar

신천바운스블루 (2호선 신천역)
http://cafe.daum.net/bounceblue

아쿠아비트 (2호선 구의역)
http://cafe.daum.net/aquavit

올댓스윙 (2효선 서울대입구역)
http://cafe.daum.net/allswing

피에스타 (2호선 건대입구역)
http://cafe.daum.net/ClubFiesta

해피바 (2호선 신촌역)
http://cafe.daum.net/swingbar
http://club.cyworld.com/swingbar

"Dance like nobaby is watching you."
춤춰라, 아무도 보지 않는 것처럼.

살사 바 '살소울'의 천장에 적힌 문구

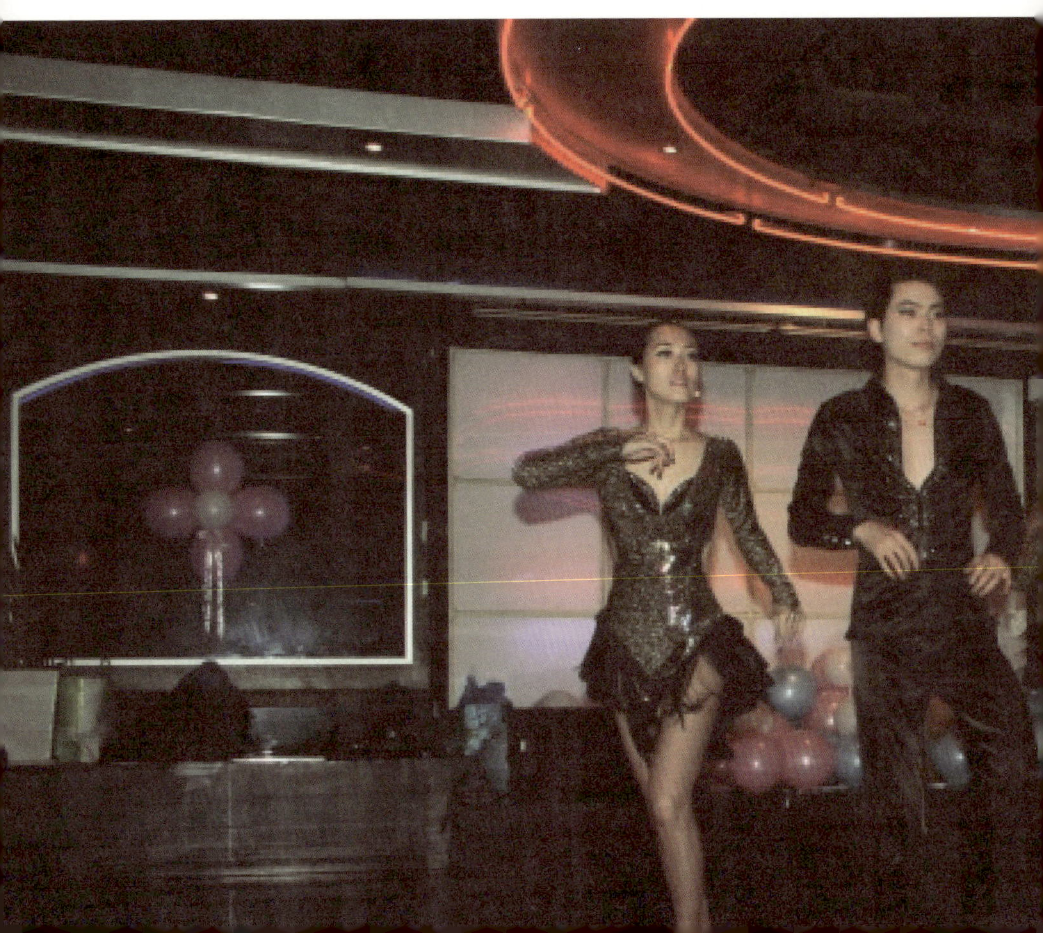

살사,
열정과 관능의 몸짓

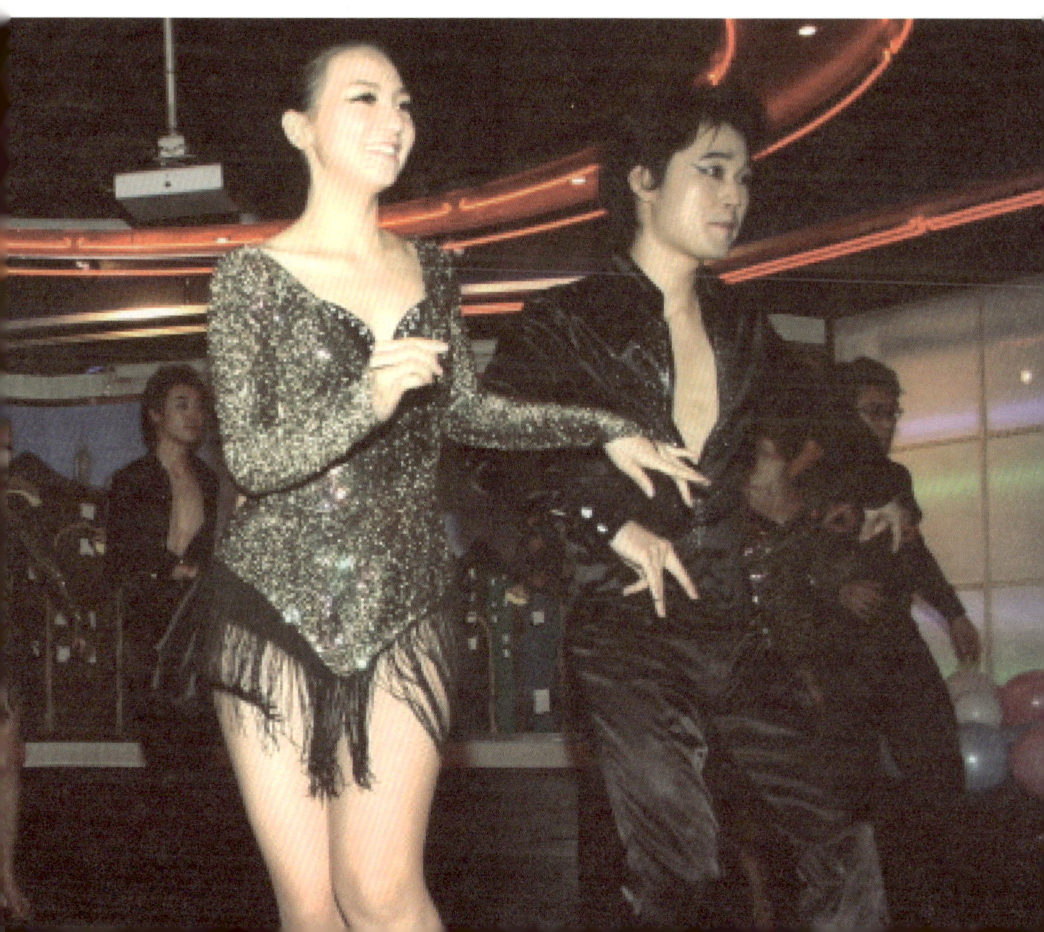

스윙의 맛을 어느 정도 본 나는 어느 날 살사도 배우러 가기로 결심했다. 별다른 이유가 있었던 건 아니다. 살사 음악에 살사를 꼭 한 번 제대로 춰보고 싶었다. 그런 생각을 하자 멈출 수 없었다.

나는 한번 조급해지면 문제를 해결하기 전까지 그 다급함을 멈추지 못하는 못된 습성이 있다. 빨리 배우고 싶은 나머지 결국 반나절을 고심해서 인터넷을 검색한 결과, 일주일 후에 개강하는 수업을 찾아냈다. 수강 신청자도 그럭저럭 있어 보였다. 살사를 배우고 싶은 급한 마음에 카페 가입 → 수강 신청 → 입금 → 신청 완료의 간단한 절차를 통해, 심지어는 집 근처도 아닌 강남의 한 동호회를 골랐다.

스윙을 추는 동료들은 대체로 나의 선택에 대해 거리를 두고 바라보는 편이었다. 왜냐하면 그들은 일단 스윙을 추는 일에도 바빴고, 살사에 대한 편견도 약간 있었다. "그 춤 좀 느끼하지 않나?" "살사는 지나치게 패턴 위주라는데.” “살사 배우다가 스윙 추는 자세가 이상해지면 어쩔 건데?” 하지만 한편으로 생각해보면 그들의 눈빛에는 “저 녀석이 배운다는 그것이 스윙보다 재미있는 거면 어떻게 하지? 난 이제 이걸 포기할 순 없는데”라는 식의 불안감과 질투도 섞여 있었던 것 같다.

예전에 이 책에 들어갈 사진을 촬영할 때 협조해준 살사 댄서와 나눈 대화가 생각난다. 내가 “살사 바에서 스윙의 기본을 살짝 체험시 켜준다거나 스윙 바에서 가벼운 살사 댄스를 강습하면 어떨까요?” 그 랬더니 그분이 말하기를 “아마 살사하는 사람들은 딱히 스윙을 배우 려고 하지 않을 걸요?” 라면서 이런 말을 덧붙였다. “스윙을 추는 사 람들이 살사 추는 걸 보면 뭔가 어색하고 이질감을 느끼듯이 살사를 추는 사람들도 그런 느낌을 갖곤 해요. 왜 저렇게 추는지 서로 잘 이해 를 못해요.”

그 말을 듣는 순간 아! 그렇구나 싶었다. 스윙은 소탈하고 친근한 감성을 강조하는 편이어서 살사에서 두드러지는 ‘카리스마(?)’의 강 조를 잘 이해하지 못하는 부분이 있다. 물론 일반적인 소셜 댄스 신에 서는 살사도 스윙처럼 소탈하게 추는 편이지만, 공연에서는 그렇지가 않다. 스윙의 소박하고 털털한 정서에 익숙한 사람들 입장에서는 살 사를 부담스럽게 보게 되는 면이 있다. 반면 살사를 추는 사람들이 스 윙을 추는 걸 보면 “좀 없어 보이네”라고 말할 수 있다.

같은 소셜 댄스 문화이지만 스윙이나 살사, 탱고는 서로 교류가 없는 ‘다른 문화’다. 살사 댄서나 스윙 댄서는 먼 훗날 언젠가 탱고는 꼭 배우고 싶다고 말하는 경우가 많다. 반면에 스윙 댄서가 살사를, 살 사 댄서가 스윙을 배우고 싶어하는 경우는 많지 않다. 그건 스윙과 살사가 서로 대체 관계에 해당하기 때문일 것이다. 둘 다 신나는 리듬을 가진 소셜 댄스라서 두 개를 같이 할 이유가 딱히 없는 것이다. 더구나 몸을 다루는 기본자세가 다르기 때문에 한쪽을 잘한다고 다른 걸 잘하게 되지도 않는다. 오히려 몸에 배인 습관 때문에 서로 방해가 될 수도 있다. 물론 하나의 춤을 꽤 오래 춰서 자유자재가 된 상태에서는 다른 춤을 배우는 게 그리 어렵지 않다는 이야기도 있다. 그렇지만 나처럼 1, 2년차 된 댄서에게는 언감생심인 이야기다.

그런데도 불구하고 나는 살사를 듣기로 했다. '과연 다른 춤은 어떨까?' 하는 호기심에 더해, 살사 댄스 동영상은 찾아보면 찾아볼수록 멋있다는 생각이 들었다.

결국 어느 일요일, 한참 길을 헤매다 30분 늦게 강남의 한 살사 바에 도착했다. 동호회에 새로 들어온 사람들이 동그랗게 모여 강사에게 기본 스텝과 기본자세에 대한 설명을 듣고 있는 풍경은 스윙 동호회의 초급과 크게 다르지 않았다. 선배들이 가슴에 달아주는 닉네임 적힌 이름표도 그랬다. 다만 살사 바는 스윙 바보다 더 어두웠고 반짝반짝거리는 것이 더 댄스 클럽에 가까워 보였다. 테킬라 같은 주류를 판다는 것도 스윙 바와 다른 점이다. 탱크톱이나 핫팬츠 같이 몸에 딱 붙는 옷을 입은 누나, 동생들도 보였다. 이런 복장들은 스윙 바에서 좀처럼 구경하기 어렵다.

옷을 멋지게 입으면 사람이 더 멋져 보인다. 스윙을 추는 사람이 일반인처럼 보인다면 살사를 추는 사람들은 그에 비해 적극적으로 춤을 즐기는 사람들로 보인다. 강사들도 스윙에 비해 댄서라는 느낌이 물씬 풍긴다. 바에 제대로 된 디제이 부스가 있다는 것에도 놀랐다.

하지만 차이보다는 공통점이 더 많다. 춤도 다르고, 분위기도 다르지만, 소셜 댄스라는 공통점이 더 크다. 입구에서 티켓을 끊는 것, 티켓은 음료수 한 잔과 바꿀 수 있는 것, 동호회 사람들 간에 오가는 대화 등 전반적인 요소가 낯설지 않았다.

아무튼 처음 도착해서 주변을 두리번거리고 있는데 부족한 살세라 수를 채우기 위해 강습에 도우미로 들어온 선배 한 분이 나에게 질문을 던졌다. “다른 춤 배우신 적 있으세요?” 돌발적인 질문이어서 나는 순간 솔직하게 말하고 말았다. “스윙을 조금요.” “아, 그러시구나.” 그런데 생각해보니 이렇게 대답을 한 것은 정말 아쉬운 일이었다. 그 말을 하지 말았어야 했다. 춤들이 서로 다르다지만 아무래도 무게중심을 옮기는 것이나 턴을 돌리는 기본 동작 등에 대해서는 스윙을 배운 나에게 유리한 점이 있었다. “와, 초급치고는 정말 잘하는군요!” 하는 말을 들을 수 있었는데 싶은 뒤늦은 후회가 문득 몰려왔다.

하여튼 그다음부터는, “초급 중에 턴을 제일 잘 돌리시네요”라고 놀라던 선배 살세라도 “저 사람 스윙 했었대”라며 옆에서 말해주니 그러면 그렇지 하는 표정이 되었다. 완벽한 새내기 살사 댄서가 되고 싶었던 나로서는 아쉬운 일이었다. 일부러 닉네임도 바꿨건만.

그렇게 익숙함과 낯섦 사이로 살사가 조금씩 다가오고 있었다.

새로운 춤 살사를 배우며 어설프게 소셜을 시도하고 다른 사람들이 춤추는 걸 구경하는 동안, 스윙 댄서로서 살사에 대한 막연한 편견은 거의 사라지게 되었다. 물론 스윙이나 살사나 탱고는 서로 다른 장르의 춤이기에 음악은 말할 것도 없고 춤추는 사람들 사이의 문화나 정서, 춤의 방식에 모두 차이가 있다. 하지만 음악과 춤, 사람들과의 관계를 즐긴다는 부분에 있어서는 살세로스들도 스윙 댄서나, 땅게로스들과 전혀 다를 것이 없었다. 당연하다면 당연한 일이었다.

한국에서 살사는 스윙의 선배 격인 춤이다. 스윙이 한국에서 뿌리를 막 내리기 시작할 때 이미 살사는 몇 년 앞서 보급된 상태였다. 그래서 초기의 스윙 댄서들은 특정 요일에 살사 바를 빌려서 스윙을 추었다는 이야기도 있다. 혹은 살사 동호회가 스윙 댄스를 부록으로 가르치는 일도 잦았다. 지금은 두 개의 댄스 신이 별개로 돌아가서 서로 교류가 거의 없지만, 처음에는 그렇지도 않았던 것이다.

한국의 살사 바 1호는 홍대의 '마콘도'다. 마콘도는 1997년 정식으로 오픈했다. 그전에는 그저 술집에서 라티노 몇 명과 한국인들이 서로 어울려서 춤을 추던 것이 전부라고 한다. 그러다가 누군가가 살사라는 것이 더 많은 사람이 즐길 수 있는 문화가 될 수 있겠다는 생각을 했던 모양이다. 그렇게 최초의 살사 바가 생긴 이후 강사로 나서는 사람이 생기고, 직장을 접고 살사에 투신하는 사람도 생겼다. 이런 흐름이 한국 살사의 중흥으로 이어졌지 싶다.

최초의 살사 바가 오픈한 뒤로 13년이 지난 지금, 서울에만 20개의 살사 동호회가 있다. 살사 신을 대표하는 행사 중 하나인 '코리아 살사 콩그레스'에는 동호회의 명예를 걸고 출전하는 공연 팀들의 열기가 뜨겁다. 정열적이고 흥겨운 살사의 정서가 한국인에게 잘 맞았던 덕분인지 한국에서 살사는 다른 춤들에 비해 빠르게 퍼졌다. 함께 춤을 추는 선배 중 한 명은 "직장에 있는 동호회 중에서 스윙, 탱고 동호회는 없어도 살사 동호회는 꽤 있다"고 말한다. TV에 가장 많이 소개되는 소셜 댄스도 살사다.

살사는 우리나라뿐만 아니라 세계적인 관점에서 보았을 때도 가장 널리 퍼진 소셜 댄스다. 그래서 살사를 배운다는 것은 세계 어느 곳을 가더라도 춤출 사람을 찾을 수 있다는 뜻이다. 중국으로 출장 간 초보 살세로 김 대리가 현지의 살사 바에서 현지의 살세라와 살사를 즐기는 일은 더 이상 보기 드문 일이 아니다. 그러니까 살사를 배운다는 건 세계 곳곳의 사람들과 춤으로 교감할 수 있는 네트워크를 갖는다는 뜻이다.

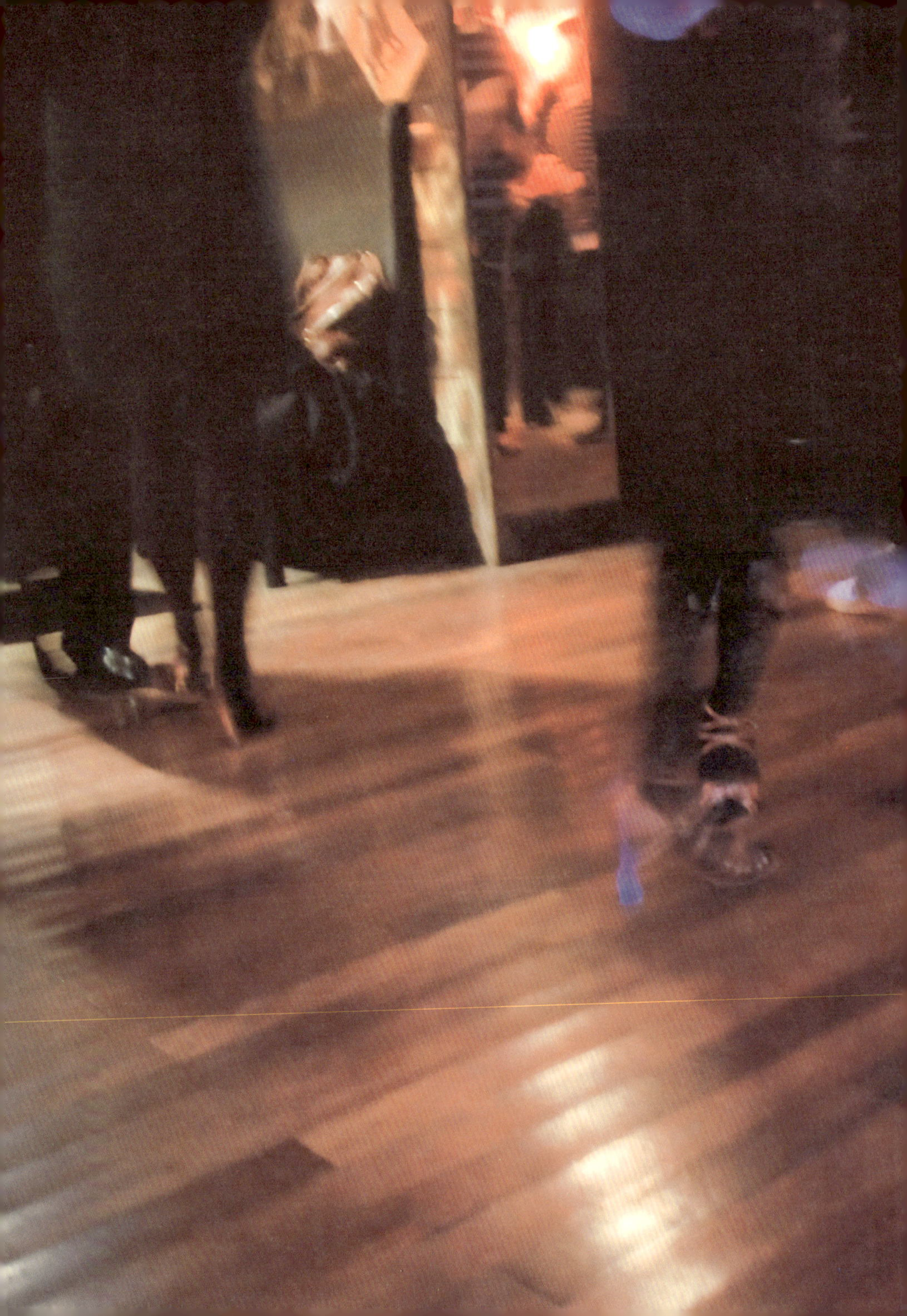

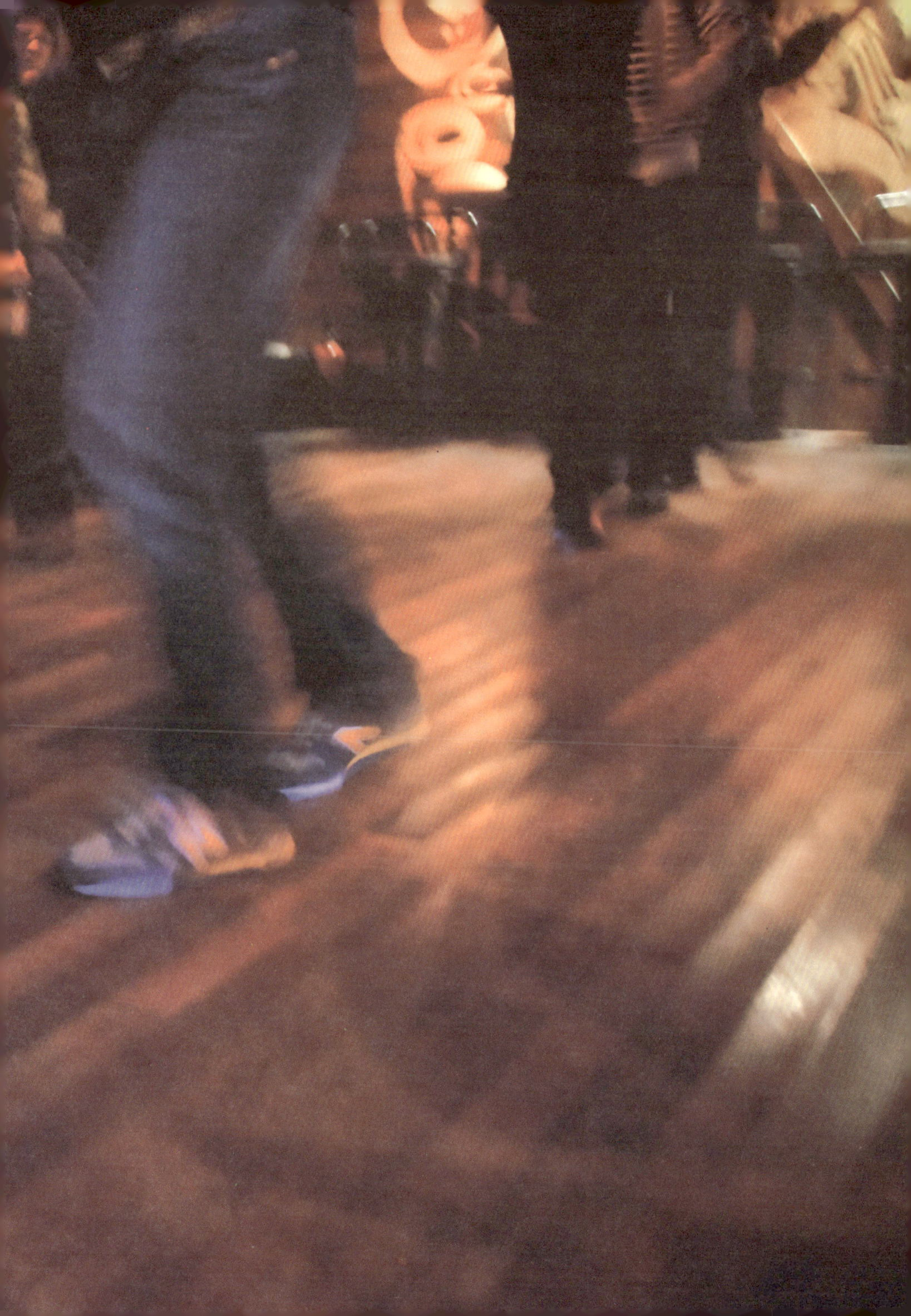

영화로 만나는 살사
〈살사〉

살사 다큐멘터리나 살사를 다룬 영상물같이 단박에 살사라는 춤을 쉽고 친근하게 느낄 수 있는 뭔가가 없을까?

독자들은 걱정하지 않으셔도 된다. 당연히 있다. 영화 이름도 너무 솔직담백하게 〈살사〉다. 영화의 무대는 프랑스로 주인공 레미는 젊고 촉망 받는 음대 학생이자 클래식 피아니스트다. 그의 피아노 연주는 섬세하고 아름다워서 모두가 숨을 죽이고 찬탄의 신음을 흘린다. 그의 장래는 전도유망하다. 다만 카리브 해의 리듬, 살사에 푹 빠져 있다는 것만 빼고 그렇다.

그러던 어느 날, 레미는 쇼팽 콩쿠르에 출전해서 연주를 하던 중 가슴속에 솟구치는 살사의 피를 주체하지 못하고 기어코 피아노로 신명나는 살사 음악을 연주하고야 만다. 그 길로 쇼팽 동상에 라스트 키스를 날리고 파리의 살사 바로 향한다. 그리고 결심한다. '클래식 말

고 살사를 연주하고 싶어!'

하지만 이게 웬일인가! 그의 쿠바인 친구 펠리페는 주인공의 포부를 듣고 한바탕 웃더니 말한다. "넌 바닐라야. 난 초콜릿이고. 백인이 연주하는 살사 음악을 누가 듣고 싶어하겠냐?" 레미는 프랑스인도 라틴 음악을 할 수 있다고 항변해보지만 소용없는 일이다. "할 수 있다고 해도 사람들이 안 좋아할걸?"이런 말까지 듣자 레미는 큰 결단을 내린다. '피부색이 문제라면 바꿔주마.' 레미는 친구에게 빌린 선탠오일을 잔뜩 발라 피부를 검게 만들고 쿠바인 특유의 말투까지 흉내내가며 '변신'을 감행한다. "저는 쿠바인이랍니다. 이제부터 '몽고'라고 불러주세요." 그리고 그는 정열의 쿠바인이 되어 살사를 연주한다. 그러면 사람들이 말한다. "역시 쿠바인은 뭔가 다르군요!"

〈살사〉는 꽤 재미있는 이야기를 가지고 있는 데다가 영화 중간에 간간히 등장하는 명대사들이 소셜 댄서들의 심금을 울린다. 예를 들면 이런 식이다.

"여자가 어디 있지? 어딜 보는 거야. 눈앞에 있잖아. 상대의 눈을 똑바로 봐. 네가 눈을 떼면 여자가 가버린다고 생각해."

실제로 소셜 댄스에서 눈 맞춤은 더할 나위 없이 중요하다. 나는 한동안 춤을 출 때 상대를 쳐다보기가 겸연쩍고 부끄러워지면 〈살사〉의 이 대사를 떠올리며 상대의 눈을 보려고 노력했던 일도 있었다. 그러면 자신의 춤도 달라지고 상대의 춤도 달라지는 것이 느껴진다. 눈앞의 상대가 마치 여신이라도 되는 것처럼 바라보아야 한다는 대사에 나는 공감 백만 표다.

영화 〈살사〉는 살사를 친근하게 접하기 위해서라면 꼭 한 번쯤 보

면 좋을 영화다. 살사 음악을 시종일관 친숙하게 들려주는 것은 물론
이고, 살사 춤을 추는 장면도 인상적이다. 숙맥이던 여주인공이 갑자
기 섹시하기 그지없는 자태로 솔로 살사를 추는 장면은 뇌리에 깊이
남아 있다. 동호회에서 살사 강습을 본격적으로 수강하기 전에 영화
속의 인물들이 어떻게 춤을 즐기는지 미리 보는 것도 좋은 팁이 될 것
이다.

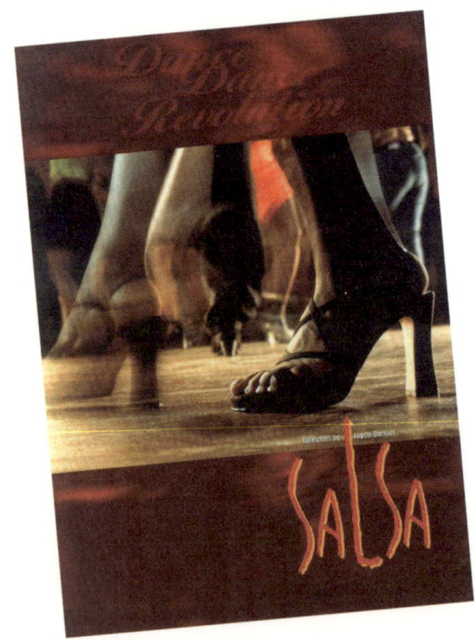

살사 음악과 라티노들의 열정

이쯤에서 살사 음악을 좀 들어보고 싶진 않은지. 어떤 음악을 들으면 좋을지 몇 가지 살사 음악을 몇 곡 추천해보도록 하겠다.

부갈루의 왕, 조 쿠바

내가 좋아하는 조 쿠바 Joe Cuba 의 앨범은 〈Cocinando la Salsa〉다. 이 앨범의 제목은 'Cooking the Salsa' 의 의미를 갖고 있는데, 에스파냐어로 살사는 '양념' 이라는 뜻이다. 따라서 이 앨범의 제목은 '살사 음악 요리하기' 라는 뜻도 되고, '양념 요리하기' 라는 뜻도 된다. 음식을 만들고 있는 앨범 속 조 쿠바의 모습과 잘 어울리는 이중적인 의미의 제목이

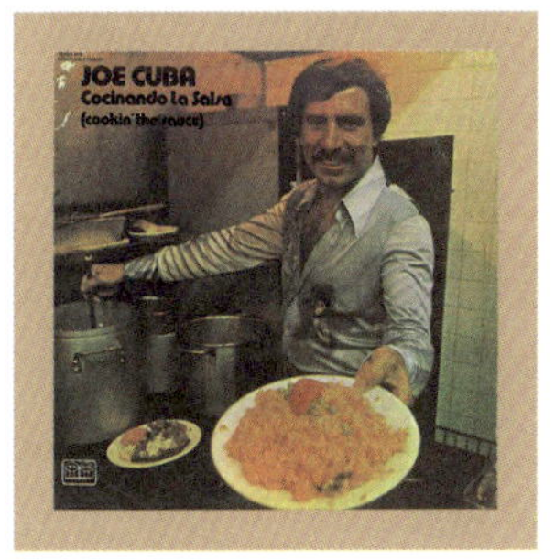

● 조 쿠바의 〈Cocinando la Salsa〉

다. 조 쿠바는 얼마 전에 세상을 떠났는데, 그의 히트곡 'Bang Bang'을 들어보면 솔과 살사가 결합되었다는 부갈루 boogaloo가 어떤 스타일의 음악인지 감이 잡힐 것이다. 그의 음반들 중 베스트 모음집인 'The Best of Joe Cuba Sextet'를 추천한다.

살사의 여제, 셀리아 크루스

셀리아 크루스는 살사의 여왕이다. 걸쭉하고 남성적인 목소리, 풍만하고 듬직한 체구의 이 아주머니는 트로트로 치면 이미자와 주현미, 방실이를 합해놓은 정도의 존재다. 쿠바 아바니 출신인 그녀는 2003년에 타계했는데 생전에 70여 장에 달하는 앨범을 발표했으며 모든 쿠바인들의 사랑을 한 몸에 받았다. 그녀의 앨범 하나하나가 살사의 역사라고 해도 과언이 아니다. 'La Vida Es un Carnaval' 같은 곡은 워낙 유명한데, 그 뮤직비디오에는 살사 댄스를 추는 모습도 함께 담겨 있으니 유튜브에서 꼭 한번 찾아보면 좋겠다.

수많은 앨범들 중 그녀의 베스트 음반들을 라이브로 들려주는 'Celia Cruz and Friends: A Night of Salsa'를 추천한다. 그 외에 'Yo Vivire' 같은 곡들은 이 책을 읽는 독자들의 귀에도 '아! 이 노래구나!' 할 만큼 굉장히 친숙할 것이다.

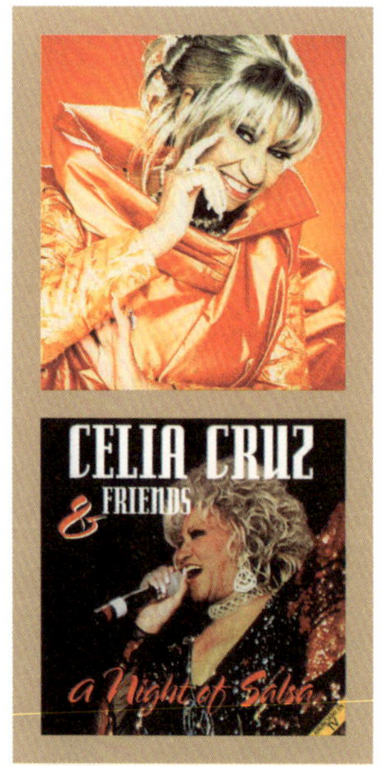

● 셀리아 크루스(위)와 그녀의 베스트 앨범 〈Celia Cruz and Friends: A Night of Salsa〉(아래)

세네갈의 살사인들, 아프리칸도

아프리카 출신 음악인들의 살사 밴드인 아프리칸도
는 몇 년 전부터 살사 댄서들에게 많은 사랑을 받고
있다. 'Sey'나 'Moliendo Cafe' 'Yay Boy' 같은
곡이 대표적이다. 특히 'Moliendo Cafe'는 '커피
를 갈며'라는 뜻인데 커피 향이 그윽하게 풍기는 듯
한 느낌이 든다. 노래의 '뽕짝뽕짝'한 기운이 심금
을 울린다.

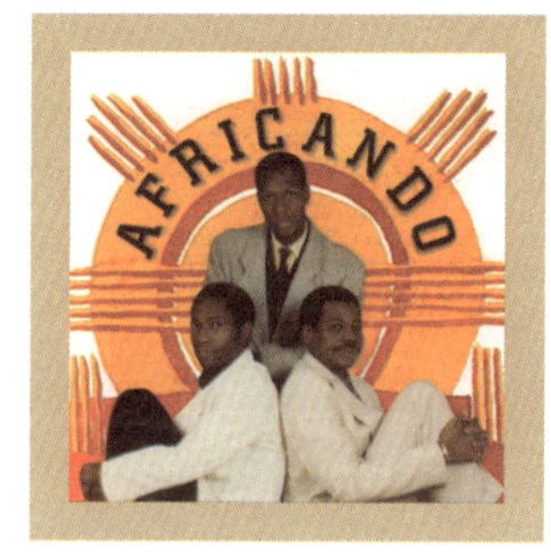

● 아프리카 출신 음악안들의 살사 밴
드, 아프리칸도

살사의 절정, 피니아 올스타즈

파니아 올스타즈Fania All Stars는 1970년대 미국 살사의 전성기를 이
끈 라틴 음악 레이블 파니아 레코드의 스타들로 결성된 밴드다. 이들
이 1973년에 뉴욕 양키 스타디움에서 콘서트를 열자 그곳에 5만 명
의 라티노들이 모여들었다. 살사 시대의 전성기를 증명하는 한 장면
이었다. 그 실황은 앨범에 다 나와 있다. 5만 명이
모여 한곳에서 함께 춤추는 광경은 생각만 해도 아
찔하지 않은가?

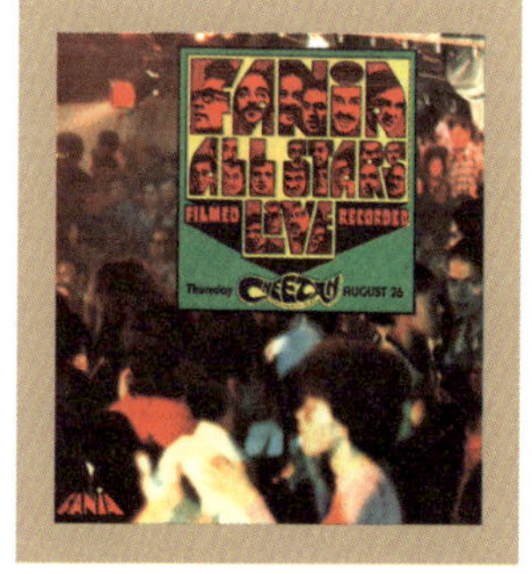

NG 라 반다NG La Banda는 몇 년 전부터 각광받
고 있는 쿠바의 살사, 팀바timba 음악의 가장 중요한
밴드 중 하나다. 무라카미 류는 자신의 책에서 이렇
게 말한 바 있다. "나는 지금 NG 라 반다의 음악을

● 파니아 올스타즈의 뉴욕 콘서트 실
황이 담긴 앨범

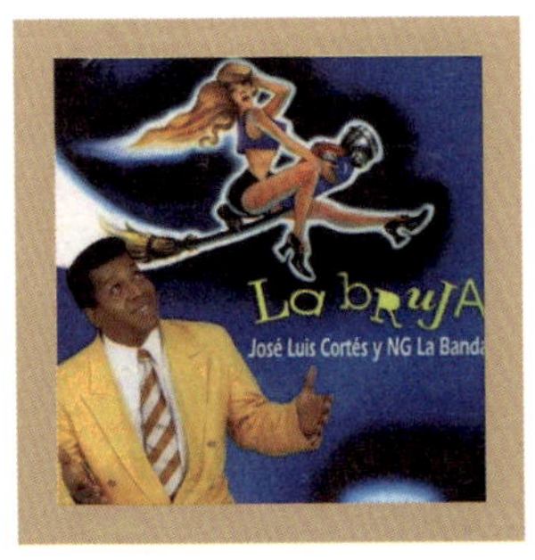

● NG La Banda의 팀바 음악이 담긴
〈José Luis Cortés y NG La
Banda〉

들으며 이 원고를 쓰고 있다. NG 라 반다를 듣고 있으면 내일까지 더 살아야지 하는 마음이 생겨난다.” 그의 말이 사실인지 확인하고 싶다면 그들의 대표곡인 'La Bruja'를 들어보자. 유튜브에서 검색할 수 있는 라이브 버전을 추천한다.

사실 이런 몇몇 추천으로는 도저히 커버할 수 없는 무수히 많은 멋진 살사 음악이 있다. 나도 이제 겨우 듣기 시작했을 뿐이다. 누구라도 살사 음악을 한번 파고들기 시작하면 그 방대함과 깊이, 다양함에 놀라게 된다.

살사 음악의 가사는 대부분 에스파냐어라서 낯설지만 그 메시지는 딱히 심오하거나 복잡하지 않다. 사회적 메시지가 담긴 노래도 있지만 절대 다수의 곡들이 단도직입적이고 단순한 추임새가 반복되는 댄스 음악이다. '뱅뱅'이라든가 '올레!' 같은 식이다. 굳이 가사를 몰라도 무슨 의미의 외침인지 알기 어렵지 않다. 예를 들어 셀리아 크루스는 '아수까르azucar!'라는 추임새를 종종 사용하는데, 이를 번역하면 '설탕'이라는 뜻이다. 그러나 뜻을 알건 모르건 전하고자 하는 바는 똑같다. '놀자' '신나게' '야호!' 뭐 그런 종류의 외침이다. '살사'라는 말도 원래 노래하던 중에 추임새로 쓰이던 말이다.

살사 음악에는 쿠바인을 비롯한 라틴계 이민자들의 힘겨운 역사와 생활이 담겨 있다는 설명이 종종 나온다. 그런데도 살사 음악의 대부분은 쾌락적이고 신나는 느낌이다. 쿠바 본토의 음악일수록 신나고 투박한 질그릇 같은 애조를 띠기는 하지만, 어느 곡이든 리듬 자체는 활력이 있다. 처음에는 이 점이 잘 이해되지 않았다. 그런데 생각해보면 삶이 힘들다고 음악까지 힘겨워야 하겠느냐는 것이 라티노들의 정신에 가까운 것은 아닐까 싶었다. "어이, 거기 그냥 주저앉아 있을 거야? 그래도 사람이 춤은 추고 살아야지!" 이런 정서 말이다. 〈살사〉 영화에서도 비슷한 정서를 발견할 수 있다. 주인공이 쿠바인 친구에게 이렇게 묻는다. "넌 어떻게 항상 그렇지 웃지?" 그러자 친구가 말한다. "내가 항상 즐거운 것처럼 보여? 넌 모를 거야. 프랑스에서 쿠바인으로 살아가기 위해서는 슬픔은 안으로 숨겨야 하는 거야." 셀리아 크루스도 삶은 축제와 같다고 말하지 않았나. 축제에선 춤이 빠질 수 없다.

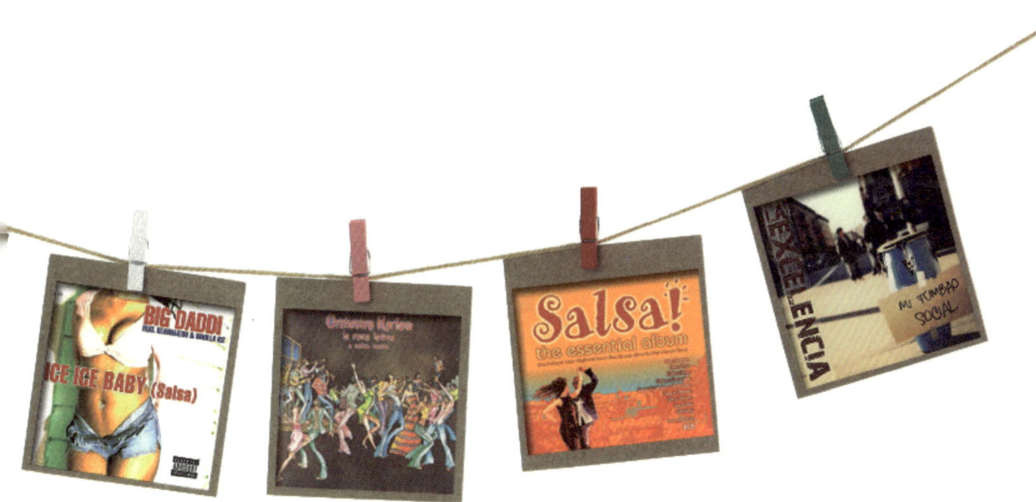

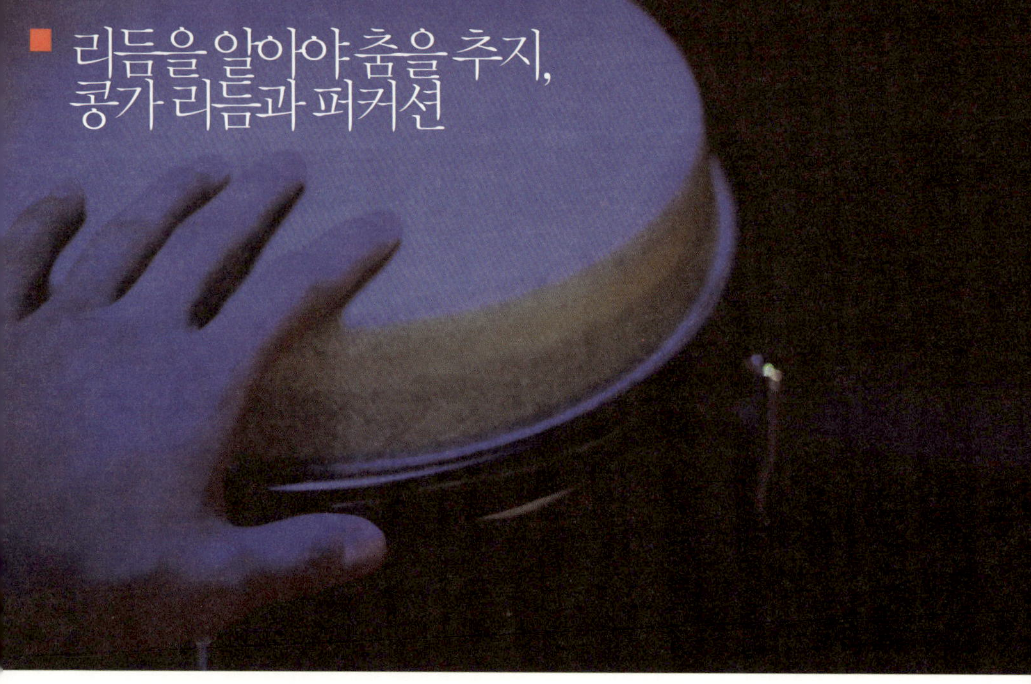

뿌끼빠끼뿌끼둥둥, 뿌끼빠끼뿌끼둥둥

살사의 리듬은 3~4개의 타악기들이 서로 다른 강세를 연주하며 만들어진다. 심플하고 명료한 댄스 비트에 익숙한 사람에게는 어디가 음악의 시작이고 끝인지 헷갈릴 수도 있다. 그런데 이 살사의 리듬을 모르면 춤을 출 때 약간의 애로사항이 생길 수 있다. 무엇보다 어디가 '첫 박'인지 찾지 못해서 헷갈릴 가능성이 있다.

살사를 추는 사람들은 살사에서 가장 쉽게 리듬을 파악할 수 있는 악기로 '콩가 리듬'을 든다. 콩가 리듬의 소리만을 입으로 표현하면 의성어로 '뿌끼빠끼뿌끼둥둥, 뿌끼빠끼뿌끼둥둥' 정도가 되는데, 8박자에 맞추어 표기하면 이렇다.

뿌끼	빠끼	뿌끼	둥둥	뿌끼	빠끼	뿌끼	둥둥
1	2	3	4	5	6	7	8

즉 한 박자를 둘로 나누어서 8박자 동안 16개의 타음이 들어가는 연주를 한다. 그중 4번째 박자와 8번째 박자에는 '둥둥!' 하고 연속해서 강조하는 타음이 있다. 이렇게만 말하면 잘 모를 게 당연하니 샘플 음악을 찾아서 들어보자. 배우 문정희는 얼마 전 S모 방송사의 프로그램에서 살사를 선보여 큰 호응을 얻은 적이 있다. 검색을 통해 유튜브에서 찾을 수 있다. 템포가 빠르긴 하지만 이 동영상에 나오는 음악을 들어보면 위의 설명이 조금 이해가 될지도 모르겠다. 여기서 흐르는 노래는 조 쿠바의 'El Hueso'이다. 어떤가. 빠른 타악기 소리가 흘러나오는 중간에 '둥둥' '둥둥' 하는 리듬이 들리는가? 이 곡이 너무 빨라서 잘 모르겠다면 많은 살사인들에게 인기가 있는 밴드, 아프리칸도의 'Sey'를 구해서 들어보라. 콩가 리듬이 낮게 깔리고 있으니 귀를 잘 기울이자.

살사의 리듬을 담당하는 다양한 타악기들

살사는 다양한 '퍼커션percussion'들이 리듬을 형성한다. 퍼커션이란 목재로 만들어진 비교적 간소한 리듬악기들을 일컫는데, 그 원조는 아프리카이다. 삼바나 쿠바 음악 등 아프리카 색채가 강한 음악에서 많이 쓰이고 있다. 물론 드럼을 사용하는 경우도 있지만 일단 퍼커션들이 리듬을 층층으로 만들어 기본 리듬을 만들어내는 것이 일반적이다. 대표적인 퍼커션들을 한번 살펴보자.

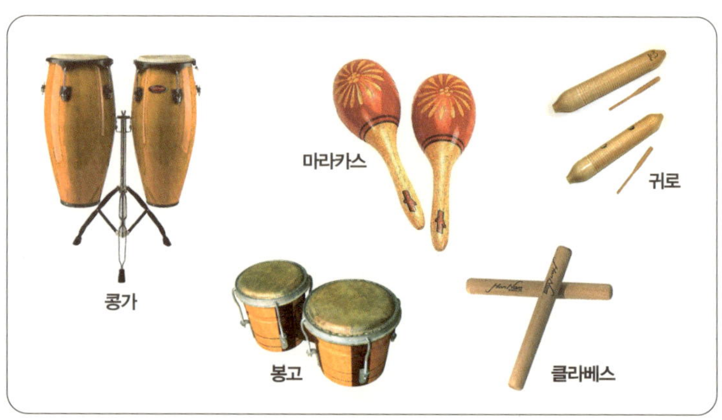

콩가

살사의 대표적인 타악기다. 가장 기본이 되는 리듬을 형성하는 경우가 많다. 살사를 처음 들을 때 가장 먼저 구분하게 되는 퍼커션 소리가 바로 콩가 소리이다. 손바닥으로 연주한다.

봉고

콩가와 비슷한 역할을 하거나 기본 리듬 위에서 가볍고 화려한 리듬을 만들어준다. 손가락으로 연주한다.

마라카스

야자과의 식물인 마라카의 열매 속을 도려낸 다음 그 안에 잘 말린 씨를 넣고 손잡이를 달아 만든 악기다. 양손에 하나씩 들고서 연주한다.
요즘에는 보통 나무나 금속, 합성수지 등으로 만든 것을 사용한다. 손
잡이를 잡고 흔들면 '치키치키' 하는 소리가 난다.

귀로

쿠반 귀로라고도 한다. '긁는' 악기다. 탱고에서도 꽤 쓰이는데 마치
빨래판을 긁는 듯한 소리가 난다.

클라베스

막대기 두 개를 '딱딱' 두들길 뿐인 단순한 악기지만 살사 음악에서
는 굉장히 중요한 악기다. 클라베스 연주에 따라 살사 리듬의 종류를
나누기도 한다. 첫 마디에 2번, 둘째 마디에 3번을 연주하는 '2-3 클
라베'와 그 반대인 '3-2 클라베스'가 있다.

어쨌든 간에 나는 이제 살사를 추고 있다. 입으로는 '퀵, 퀵, 슬로-퀵, 퀵, 슬로-'를 중얼거리며 발로는 리듬을 밟는다. 왼발과 오른발을 번갈아 움직이면서 무게중심 이동은 확실하게 하고, 무릎은 서로 스치듯이, 골반은 자연스럽게 움직이면 된다. 나는 특히 스텝을 통해 살사의 리듬이 표현되게끔 하는 부분이 가장 어려웠다. 스텝을 즈려밟으면서 골반이 앞뒤로 자연스럽게 움직여야 하는데, 이게 잘되지 않았다. 잘하는 사람들을 보면 몸 전체에 리드미컬한 움직임이 흐르는 것이 확실하게 느껴지는데 말이다.

이 상태에서 살세라를 오른쪽으로 돌리는 라이트 턴, 왼쪽으로 돌리는 레프트 턴, 서로 위치가 바뀌는 크로스 바디 리딩cross body leading, 안쪽으로 돌리는 인사이드 턴inside turn, 바깥쪽으로 돌리는 아웃사이드 턴out side turn을 리드한다. 헉헉헉! 이런 기본 동작들을 해낸

다음, 이번에는 각종 턴 기술들의 조합으로 이루어진 무수한 패턴과 화려한 피겨까지 해낸다! 그러면 드디어 사람들이 나를 선망의 눈빛으로 바라보기 시작한다!

……라면 좋겠지만, 살사 초급을 겨우 마무리한 내가 그럴 리는 없다. 실은 겨우 스텝을 밟으면서 라이트 턴, 레프트 턴을 하는 정도다. 이게 초급 강습의 마무리인 졸업 공연 연습에 들어간 나의 수준이다. 그것도 음악이 빠르면 버벅거리기 일쑤다. 나뿐 아니라 대부분의 초급 살세로들이 이럴 것이다. 스윙을 배웠다고 해도 크게 도움이 되는 것 같진 않다.

하지만 살사의 재미를 조금씩 알아가게 되자 점점 더 잘하고 싶다는 의욕이 생긴다. 살사 바에서 잘하는 사람의 춤을 보면서 그 파워와 카리스마를 나도 가지고 싶어진다. ‘어떻게 하면 저렇게 춤답게 출 수 있을까?’ 하고 감탄하면서도 ‘조금만 더 하면 나도 할 수 있지 않을까?’라는 근거 없는 자신감도 든다.

그렇다면 언제쯤 자유롭게 살사를 출 수 있게 될까? 살세라의 경우, 초급이 끝나는 대로 혹은 초급 강습 중간에라도 소셜을 즐길 수 있다. 이전에 몸을 움직여보았다거나 춤추는 걸 좋아했다면 초급이 끝나는 대로 살사 바에서 볼 수 있는 일반적인 살세라 대열에 합류하는 것도 가능하다. 살세로가 능숙하다면 초급 살세라를 잘 인도해서 춤추게 할 수 있는 것이다. 이런 점에서 살세라는 이점이 있다.

● **피겨 figure** 패턴과 함께 춤을 구성하는 기본 단위로 하나로 완결된 스텝의 조합을 의미한다. 각각의 피겨들이 모여서 하나의 춤을 구성한다.

살세로는 초중급 강습이 끝날 무렵에 기본적인 소셜을 할 수 있다. 살사를 배우고 4개월 즈음이면 남들 보기에 '살사를 조금 추는구나' 하는 정도는 가능하다는 말이다. 물론 4개월 동안 열심히 했을 경우라는 전제가 붙는다. 나의 경험으로는 초급 강습을 막 끝냈을 때는 한 곡을 자연스럽게 출 수 있는 살세로가 별로 없었던 기억이 난다. 그래서인지 이때쯤이 되었을 때 살세로들의 가장 큰 소원이 '춤답게 한 곡을 추고 싶다' 인 경우가 많다.

남들보다 앞서 나가고 싶은 것이 사람 욕심이다. 좀더 빨리 춤을 잘 추기 위해서는 어떻게 해야 할까? 다들 입을 모아 이렇게 말한다. "기본 연습도 열심히 해야 하지만 소셜을 무조건 많이 해야 해." 실선이 최고의 연습이라는 말이다. 너무 흔한 말이기는 하지만 이 말에 틀린 부분은 없다. 어느 정도 낭패를 보더라도 간간히 춤을 신청해서 실전을 거듭하는 것이 지름길이다.

졸업 공연이나 정모, 엠티 등을 되도록 빠지지 않고 참가해서 사람들하고 친해지는 것도 실력을 키우는 방법 중 하나다. 이런 춤 이외의 활동들이 춤 실력을 향상시키는 것과 무슨 관계가 있느냐고 물을 수도 있겠지만 소셜 댄스에서 사람들과 친해지는 것은 아주 중요하다. 아는 사람에게는 당연히 춤을 더욱 자연스럽게 신청할 수 있게 되고 그러다 보면 홀딩 횟수도 늘어나게 된다. 생각해보라. 낯선 여성에게 춤을 신청하는 게 편할지, 누나 동생에게 춤을 신청하는 게 편할지.

나는 살사 엠티나 정모를 잘 가지 못했기 때문에, 처음에 사람들과 그리 열심히 어울리지 못한 편이었다. 동기들의 닉네임을 외우기 시작한 것도 졸업 공연 연습을 하면서부터였다. 다행히 공연 하나를

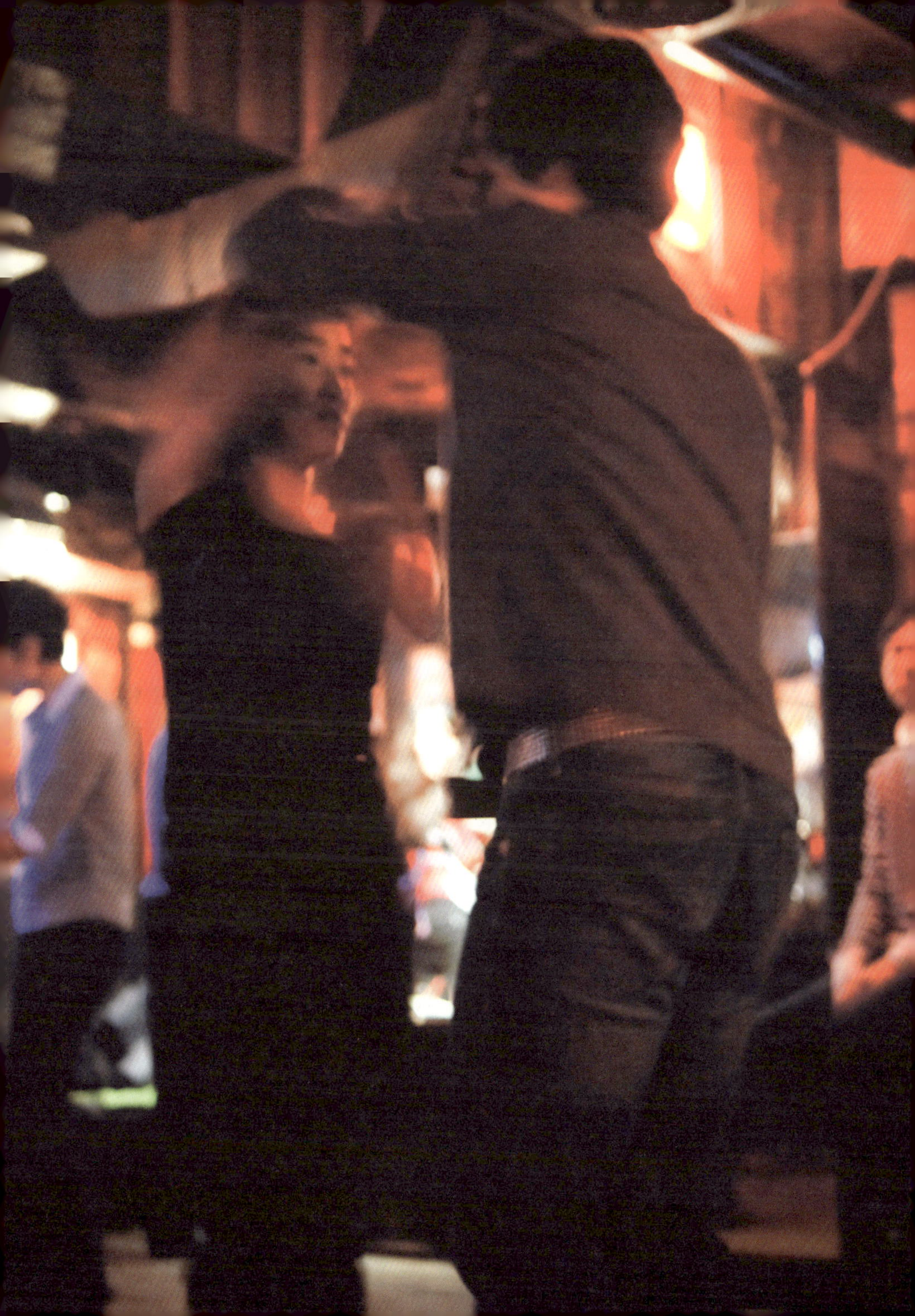

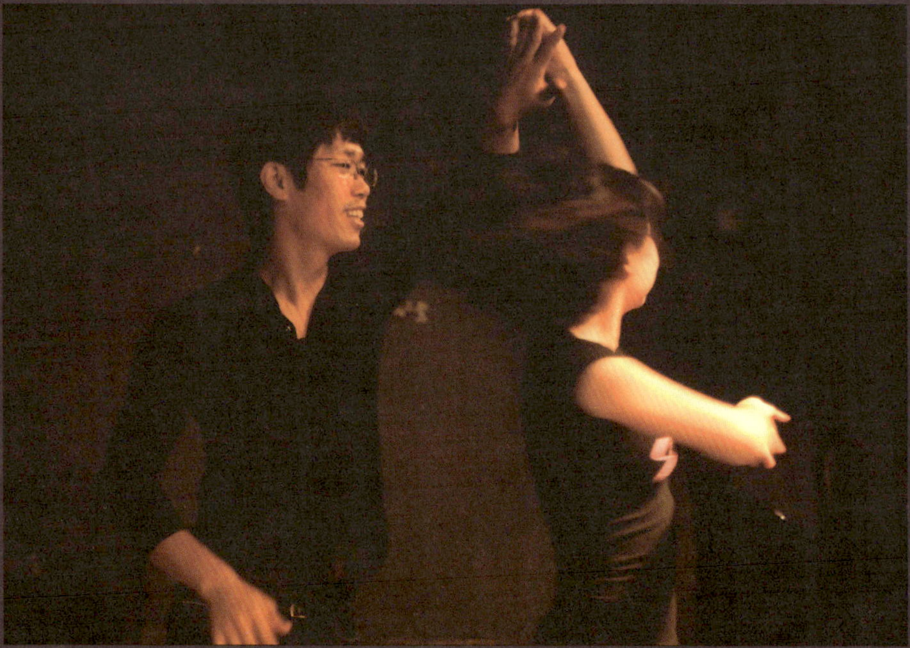

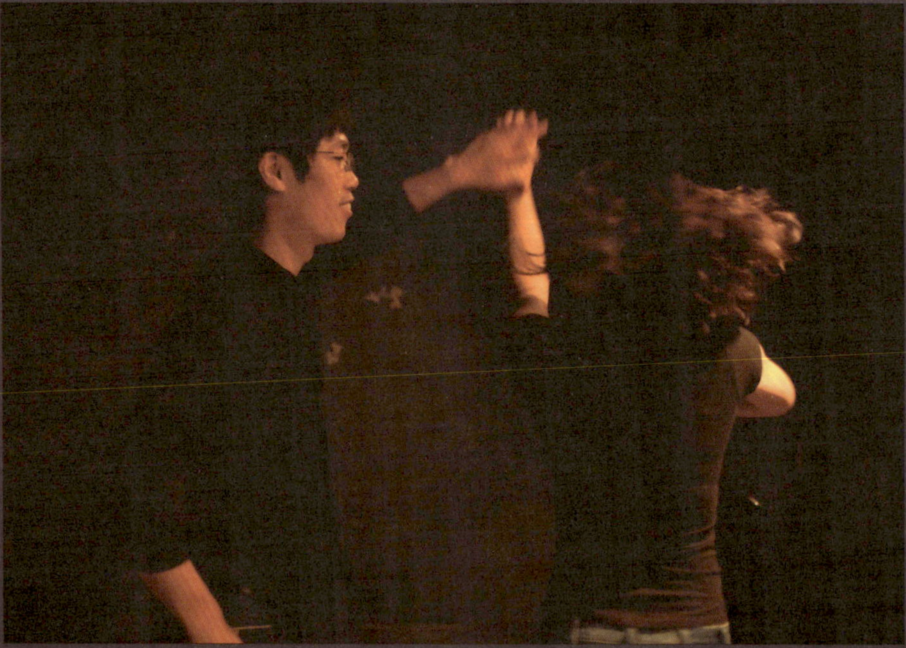

완성하기 위해 연습실에 모여서 땀을 흘리다보니 어색하던 사이도 점점 편해졌다. 계속 언급하고 있지만 함께 춤을 추는 사람들과의 관계가 좋아지면 춤도 늘게 된다. 강사 선생님도 직접 안무를 짜주면서 독려해준다. 공연이 끝나면 함께 뭔가 해냈다는 성취감도 든다. 연습 때는 잘하다가 공연 때 큰 실수를 해서 파트너에게 미안하긴 했지만. 평소에 우리는 직장에서 하는 일 이외에 무언가 성취하는 체험을 할 일이 별로 없다. 일과는 관계없이 뭔가 만들어내는 것 말이다. 동호회 활동은 그래서 더 가치가 있는지도 모른다.

거울을 보고 기본 연습하는 것도 중요하다. 일단 기본 스텝이 발에 붙어야 뭘 해도 하는 법이다. 자세가 흐트러지지 않도록 몸에 배이게 할 수 있다면 좋다. 초급 과정을 밟는 동안 겉모양이라도 일단 제대로 잡을 수 있게 되면 반은 성공이다.

살세로의 경우에는 스텝이 익숙해졌다면 이번에는 본인이 구사하는 기술이 상대 살세로에게 정확하게 전달되도록 해야 한다. 자신은 리드하고 있다고 생각하는데 실제로는 팔만 휘두르고 있으면 상대가 리드를 받을 수 있고, 적절한 힘을 전달하고 있지 않은 경우가 많다. 리드하는 몸짓만 흉내내는 것이 아니라 리드와 팔로 사이에 오가는 긴장감인 텐션이 상대에게 전달되도록 해야 한다. 텐션은 연애를 시작할 때 생기는 남녀 사이의 미묘한 감정에 비유할 수도 있겠다. 쓸데없이 딱딱하게 긴장하는 것도 아니고 그렇다고 쉽게 무너지는 것도 아니면서 서로에게 힘을 전달하는 것이다.

살세라는 턴에 익숙해지는 것이 초반에 넘어서야 할 과제다. 살사는 턴의 활용이 굉장히 많은 춤이니만큼 비틀거리지 않고 깔끔하게 돌 수 있으면 일단 자신감이 생긴다. 강습에서 배우는 레프트 턴, 라이트 턴의 스텝을 익혀서 편하게 턴을 돌 수 있도록 연습하자. 턴을 도는 도중 중심축이 흔들리진 않는지 체크하자.

더해서 상대의 리드를 받고 정확하게 움직이는 연습을 하자. 텐션을 몸으로 느끼고, '내가 알아서 움직이는 것도 아니고 살세로가 억지로 움직이게 만드는 것도 아닌' 그 자연스러운 감각을 몸에 체득해야 한다. 그렇게 되면 당신과 춤추는 살세로들이 자꾸 자연스럽게 웃음을 짓기 시작할 것이다.

살사 바에 가기 전에 몇 가지 알아둘 것들

살사는 스윙과 탱고와 비교하면 살세라의 복장에 어느 정도 노출이 있는 문화다. '입어줘서 고맙다'는 의미의 '땡큐복'이라는 말이 있을 정도다. 아무튼 살사는 다른 춤들보다 탱크톱이나 핫팬츠같이 몸매가 잘 드러나는 옷들을 많이 입는다.

그렇다고 살사가 유별나다고 생각할 것은 없다. 살사 바는 정열적인 음악과 춤이 흘러나오는 곳이고 살사 자체가 뜨거운 열대 지방에서 발생했다. 살사의 노출은 자연스러운 문화다. 게다가 옷을 잘 갖춰 입으면 춤도 더 멋져 보인다. 아무래도 몸의 선이 살아 있는 옷이 그렇지 않은 옷보다 살사라는 춤에 잘 어울린다.

남성의 경우는 회사에서 입던 대로 셔츠에 양복바지 차림이어도 되고 혹은 청바지에 티셔츠만 입어도 충분하다. 다만 민소매 티셔츠는 웬만하면 삼가는 것이 좋다. 살사는 여성의 손이 남성의 어깨에 걸쳐지게 될 일이 많은데, 맨손에 땀이 만져지면 그리 기분 좋지는 않을 테니 말이다.

신발의 경우, 여성들이 신는 신발은 굽이 달려 있는 형태가 대부분이다. 여성 살사화는 몸을 모아주고 턴을 하는 데 도움을 준다. 가격은 대체로 5~7만 원 정도다. 초급 강습이 끝날 즈음에 장만하면 좋을 것 같다.

춤 신청은 주로 남성이 먼저 하는 편이다. 여성이 할 수 없는 것은 아니지만, 스윙보다는 남성의 춤 신청이 일반적이다. 살사는 여성이 거절을 하는 일이 종종 있다. 웬만하면 거절하지 말자는 문화인 스윙과는 조금 다르다. 여성이 거절을 할 수 있는 이유에 대해 어떤 살세라는 이렇게 말한다. "남성이 주로 춤 신청을 하기 때문에 남성은 이미 자신이 추고 싶은 사람을 선택하는 것이나 다름없어요. 하지만 여성은 그렇지 않기 때문에 거절을 할 수 있는 권리가 있다고 할 수 있죠." 여성의 경우 지나치게 작업을 걸거나 불순한 의도로 춤을 추려는 남자가 춤 신청을 하는 경우도 있기 때문에 거절의 권한이 있다는 것은 납득할 수 있다.

그렇다고 여성이 아무렇게나 거절을 해도 된다는 것은 아니다. 예의를 지켜서 상대에게 상처가 되지 않도록 (예를 들어 "지금은 쉬고 싶어서요"라는 말과 함께) 거절을 하되, 한 곡에서 거절을 했다면 그 곡이 끝날 때까지는 다른 사람과 춤을 추지 않아야 한다. 누군가를 거절한 그 곡에서 다른 사람과 춤추는 것은 매너가 아니다.

남성은 자신의 춤 신청을 거절한 사람이 있다면 일단 그날은 그 사람에게 반복해서 신청을 하지 않는 것이 좋다. 그리고 다른 날에 한 번 더 신청했을 때도 마찬가지라면 당분간은 그 사람에게 춤 신청을 하지 않는 것이 좋다. 뭔가 이유가 있어서 당신과의 춤을 꺼릴 확률이 높기 때문이다. 가슴이 아픈 일이지만 그게 실력 때문이라면 언젠가 명예 회복을 하면 될 터이고, 다른 이유 때문이라면 언젠가 나름의 방식으로 증명할 날이 오지 않겠는가.

가끔 보면 거절당한 일을 마음에 너무 담아두는 사람도 있는데, 크게 상처받을 건 없다. 당신과 즐겁게 출 수 있는 살세라들도 많이 있을 테니 말이다.

살사 바에서 배울 수 있는 다른 춤

메렝게

살사 동호회에서 배우는 춤이 살사만은 아니다. 메렝게merengue나 바차타, 차차 같은 춤들을 살사 동호회에서 배울 수 있다. 나는 살사 바에서 기획한 30분 무료 강습에서 메렝게를 추는 모습을 보게 되었다. "원-투, 원-투, 원-투" 하며 움직이는데 상당히 간결하고 쉽고 재미있어 보였다. 그런데 이야기를 들어보니 그게 보기에는 쉬워 보여도 실제로는 그렇지 않다고 한다.

메렝게는 도미니카공화국의 음악이자 춤으로, 원-투 원-투 하는 리듬에 맞춰 발을 번갈아가며 스텝을 밟으며 춤을 춘다. 스텝이 헷갈릴 일이 없고, 쉬운 살사 패턴을 응용해 출 수 있기 때문에 난이도가 낮고 재미있어 누구나 쉽게 배우고 즐기는 춤이 메렝게이다.

바차타

바차타는 감미로운 음악에 추는 춤으로 일명 '사랑의 춤' 이라고도 한다. 때에 따라 두 사람이 몸을 마주대는 신체 접촉이 있는데 골반 등을 사용해서 리드미컬하게 움직인다. 보통 허벅지 정도의 접촉이 일반적이다. 물론 담백한 스타일로 바차타를 즐길 수도 있다. 메렝게나 바차타는 살사 댄스는 아니지만 그 음악이나 춤이 살사 댄스 신 안에서 함께 소비되고 있다. 그러므로 일종의 살사와 비슷한 카리브 해 문화권에 속하는 음악이자 춤으로 보면 될 것 같다.

차차

살사 동호회에서는 차차도 배운다. 차차는 살사의 기본 스텝에서 '차차' 하는 더블 스텝이 더해지는 형태인데 살사보다는 템포가 느려서 비교적 여유가 있다. 살사와는 같은 듯 다르고 다른 듯 같은 일종의 형제 춤이라고 보면 된다. 살사 바에서는 살사를 위한 음악이 나오며 메렝게, 바차타, 차차 음악이 가끔 섞여 나온다. 약 7:3의 비율이라고 생각하면 될 것 같다.

온원은 뭐고 온투는 또 뭐지?

한편 살사 바에 가면 온원On 1, 온투On 2라는 말을 듣게 될지도 모른다. 살사 동호회 카페의 회원으로 가입되어 있다면 '온원 살사 초급 수업 개설' 이라든가 '온투의 귀재, ○○샘의 중급 수업!' 등의 제목을

단 메일을 받게 될지도 모른다. 온원과 온투는 살사의 스타일인데 두 가지를 모르면 헷갈리게 될 수도 있다.

나는 그날도 살사 초급 강습을 듣고 스윙 바에 갔다. "너 요새 살사 배운다며?" 스윙 판의 팔로어들이 소문을 듣고 나에게 다가왔다. 그중 왕년에 살사를 꽤 췄다는 누나가 어디 한번 함께 춰보자며 손을 내밀었다. 긴장한 나는 열심히 배운 대로 살사 스텝을 밟았는데 그녀의 얼굴은 갈수록 찌푸려지는 것이 아닌가. "왜 남자가 첫발에 뒤로 가? 앞으로 나와야지." "배운 대로 한 건데요?" "너 완전 잘못 배웠다야. 손도 이상하게 잡고. 어디에서 배웠어?"

나중에 알고 보니 이것은 온원 살사와 온투 살사의 차이 때문이었다. 나는 온투를 배웠는데 그녀는 동호회에서 온원만 췄기 때문에 이런 어긋남이 일어났다. 두 스타일은 스텝도 다르고 춤을 추는 감성에도 차이가 있다. 첫 박자에 스텝을 길게 밟으면 온원이고, 두 번째 박자에 스텝을 길게 밟으면 온투다.

온원과 온투는 미국 살사의 대표적인 두 가지 스타일이다. 흔히들 온원은 LA 스타일이라고 하는데 한국에 가장 오래전부터 알려진 스타일이며, 가장 많은 살사인들이 즐기는 스타일이기도 하다. 힘 있고 동작이 큰 패턴이 많아 시각적으로 효과가 크다.

온투는 뉴욕 스타일 혹은 맘보 스타일이라고 부르는데, 한국에서는 최근에 부쩍 유행하기 시작한 스타일이다. 최근 온원을 오래 춰온 사람들 중에 온투를 병행하는 사람들이 많이 생겨났다. 온투는 부드럽고 유연한 댄스 스타일로 박자에 여유가 있어 댄서가 뭔가를 표현하기 쉽다고 한다.

요즘에는 살사 동호회에서 살사 초급을 아예 온투부터 시작하는 경우도 꽤 늘었다. 물론 아직까지도 온원을 배우고 즐기는 사람들의 숫자가 더 많지만 온투가 인구를 급격히 늘리고 있다. 2010년 한국의 살사 바에서는 온원과 온투 두 가지 스타일이 모두 통용되고 있다. 이런 춤의 유행이 어떻게 변할지 자못 흥미롭다. 그리고 어쩌면 지금까지와는 다른 새로운 스타일이 유행할지도 모른다. 온원이나 온투처럼 미국 도시 스타일이 아닌 쿠바 스타일 살사(쿠반 살사cuban salsa라고 한다)도 조금씩 인구를 늘리고 있다. 이런 다양성은 좋은 일이라고 생각한다. 소셜 댄스란 정답이 없고, 시대에 따라 항상 변화하기 마련이니까.

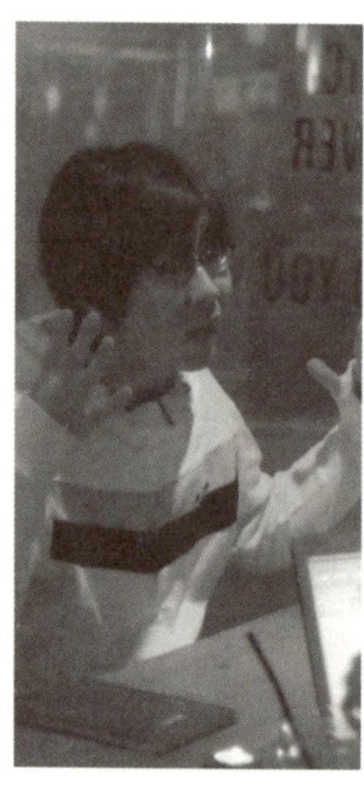

> **"**
> 살사는 제대로 알면
> 끝도 없이 자유로울 수 있는
> 춤이라고 생각합니다
> **"**

고태석 (닉네임 태석, 4년차 살세로)

고태석 씨는 4년 전에 살사를 시작한 29세의 살세로이며 살사 인스트럭터다. 홍대의 클럽이었다가 얼마 전에 살사 바로 변모한 '하바나'에서 주로 살사를 추는 그는 살사를 배우고 가르치는 모임 '살사 소셜 클럽'에서 활동하고 있다.

나이가 들어서도 사람들과 춤을 출 수 있으면 좋겠다고 생각했어요

Q : 살사를 추게 된 계기는 무엇이었나요?

A : 처음 접한 건 4, 5년 전이었습니다. 나이 들면 뭐하고 놀까 하는 생각을 했어요. 술만 먹고 놀 수는 없잖아요. 사람들하고 춤을 출 수 있으면 좋겠다고 생각했죠. 그러다가 집 근처 살사 연습실에서 살사를 시작하게 되었습니다. 당시만 해도 살사가 대중매체나 TV에서 보기 힘든 춤이었는데, 저는 살사라는 게 있다는 건 알고 있었어요. 인터넷 서핑을 하다가 살사 동영상 같은 것을 봤으니까요. 스윙과 탱고

도 알고 있었어요. 그중에서 몸을 좀더 활기차게 움직일 수 있는 살사를 선택하게 되었습니다.

Q : 처음부터 재미가 있었나요?

A : 커플 댄스가 모두 그렇지만, 처음에는 어려웠죠. 4, 5개월까지는 바에서 춤을 못 추고 연습실에서 연습만 했어요. 그동안은 동호회 활동을 하는 재미로 버텼죠. 특별히 춤에 관심이 없더라도 사람들 만나서 노는 재미가 있으니까요. 그렇게 계속하다보니까 어느 날 살사 음악에 귀가 열리고 그다음부터 재미가 붙더라고요. 춤에는 관심이 없고 동호회 활동을 하며 사람들하고 노는 데에만 관심 있는 사람들은 4, 5개월 정도를 기점으로 떨어져 나가곤 하는 것 같아요. 40명 정도가 시작하면 반년 후에는 10명 정도가 남는 식이죠.

Q : 살사를 배우기 이전에 다른 춤은 추신 적이 있나요?

A : 그전에는 사진을 찍는다거나 운동을 하는 게 취미였고 다른 춤을 춘 일은 없어요. 클럽 댄스나 힙합 등에도 관심이 없었고요. 음악은 비교적 좋아하는 편이였고요.

Q : 강습은 어떻게 시작하셨나요?

A : 춤을 추고 나서 3, 4년 정도 되었을 때 시작했습니다. 작년 여름 정도였겠네요. 처음 시작했던 동호회에서 요청이 와서 한두 번 정도 했었고, 이후에는 개인 강습도 몇 번 했지요. 지인을 가르쳐주는 정도였지만요. 살사 강습을 본업으로 하는 프로 인스트럭터도 있지

만, 저는 그편에는 속하지 않아요. 취미로 춤을 즐기는데 돈을 받고 강습을 한다는 게 스스로 민망하더라고요. 개인 강습은 아는 사람이 부탁을 해서 했던 거고, 동호회 강습은 보통 돈이 목적이라기보다 품앗이의 의미가 커요. 앞서 춘 사람들이 날 많이 가르쳐주었기 때문에 나도 내가 아는 걸 또 나눠준다는 그런 개념이죠.

Q : 살사를 추면서 가장 인상적이었던 사건은 무엇인가요?

A : 하바나를 알았던 게 터닝 포인트였어요. 한국의 살사는 패턴이나 기교가 강조되는 편이에요. 사실 리더의 경우는 패턴 욕심이 많을 수밖에 없어요. 저도 패턴을 잘하고 싶었고요. 그리다가 하바나에서 사람들이 패턴을 별로 쓰지 않고도 음악과 교감하면서 너무 재밌게 추는 걸 보게 되었어요. 그 모습에 나름 충격을 받았고 그때부터 저도 변하기 시작했어요. 하바나는 홍대 주차장 골목에 있는 작은 바인데, 음악 선곡이 아주 좋고 이곳에 자주 드나드는 사람들은 대부분 어느 정도 춤을 잘 추는 사람들이 많아요. 그래서 패턴에 얽매이지 않고 교감을 중심으로 출 수 있는 것 같아요.

상대에게 충실하면서 음악에 맞춰
놀 줄 아는 사람이 최고의 댄서가 아닐까요?

Q : 살사를 대표하는 매력적인 패턴이나 기술 같은 것에는 뭐가 있나요?

A : '위핑 whipping' 이라는 기술이 있어요. 살사를 처음 보는 사람

들 눈에는 휙휙 돌아가는 멀티 턴이 멋있어 보이지만 살사라는 춤의 느낌을 총체적으로 대표하는 패턴은 위핑이라고 봅니다. 위핑은 살사라와 살세로가 함께 순간적으로 휙 채찍처럼 돌아가는 기술인데 보통 살세로가 6개월 이상 춰야 느낌을 낼 수 있는 기술이에요. 베이직, 텐션, 팔의 프레임 등을 다 이해해야 그 기술의 느낌이 나와요.

Q : 어떤 살세로, 살세라가 훌륭한 살사 댄서라고 생각하시나요?

A : 음악을 표현할 줄 아는 사람이요. 좋은 살세라는 자신이 듣는 음악의 감성을 같이 추고 있는 파트너에게 잘 전달할 수 있어야 하겠죠. 살세라는 조금 다른데, 리더가 전달하는 신호를 잘 따라갈 수 있으면서도 자신이 느끼고 있는 음악의 감성을 상대에게 전하는 것이 중요요한 것 같아요. 한마디로 말해서 음악에 맞춰 재밌게 놀 수 있는 사람이 최고의 살사 댄서라고 생각해요. 상대에게 충실하면서 음악에 맞춰 놀 줄 아는 사람이 좋습니다.

Q : 살사 춤을 잘 추기 위한 노하우가 있나요?

A : 어떤 일이든 그렇겠지만 특히 몸으로 하는 일은 왕도가 없는 것 같아요. 가장 기본적인 베이직 스텝, 기본자세, 프레임 등을 충실히 연습하는 방법밖에는 없지 않을까요. 축구선수가 드리블을 할 때 공을 달고 달리는 게 몸에 배어서 자연스러우면 훨씬 충실한 플레이를 할 수 있는 것과 마찬가지로, 살사도 이런 기본적인 요소가 몸에 스며드는 것이 필요하다는 생각이 듭니다.

Q : 살사는 공연 문화가 발달했다는 이야기를 들었는데 정말 그런가요?

A : 살사를 추는 사람들의 성향이 남들에게 보이는 걸 좋아하다 보니까 공연이 활발한 건 사실이에요. 저는 살사가 소셜에 최적화된 춤이라고 생각합니다. 하지만 알아둘 것은 공연에서 보이는 살사의 모습이 소셜에서의 모습은 아니라는 점이에요. 공연에서는 아무래도 비살사적인 모습을 많이 붙이거든요. 서로 텐션을 주고받으면서 리드와 팔로를 하는 게 아니라 '짜고 치는' 모습도 꽤 있고요. 그래서 살사 공연의 모습을 보고 소셜로서의 살사가 어떤 모습인지 알기는 힘들고, 그런 점에서 공연의 활성화는 단점도 많은 것 같습니다.

Q : 강습생에게 살사를 가르칠 때 중요하게 생각해서 반복하는 부분은 무엇인가요?

A : 계속 음악을 들으라고 강조해요. 카운트를 세면서만 연습하면 결국 음악과 따로 놀게 되요. 손을 뻗는 동작 하나만 해도 음악에 따라서 다른 감성으로 해야 하거든요. 그래서 제가 가르칠 때는 음악을 들으라고 강조하고 그다음에는 자세를 강조해요. 춤은 아무리 자기가 즐거운 것도 중요하지만 타인에게 즐겁게 보이는 부분도 필요하거든요. 똑같이 춤을 추는데 사람들이 보기에 "쟤 잘 추는구나"라고 생각되면 기쁜 거고요. 하지만 자세가 제대로 되지 않으면 아무리 리드나 팔로를 잘해도 보기 좋지가 않아요. 그리고 자세가 나쁘면 리드와 팔로 자체도 한계에 부닥치게 돼요.

어떤 사람과 어떤 음악에 맞춰 추는가에 따라 항상 다른 느낌을 준다는 것이 소셜 댄스의 매력이죠

Q : 살사 동호회에서 배우는 차차, 메렝게, 바차타 등의 매력은 무엇이라고 생각하시나요?

A : 차차는 좀더 편하게 추는 살사라고 생각하시면 될 거 같아요. 하지만 음악의 느낌은 전혀 달라요. 차차는 살사에 비해 템포가 느리니까 상대에게 집중할 수 있으면서 음악은 좀더 경쾌하고 신나요. 그리고 박자를 많이 쪼개서 쪼갠 박자 속에서 놀게 되고요.

바차타의 경우는 함께 음악을 공유할 수 있다는 게 매력이에요. 신체가 접촉하는 면이 많기 때문에 교감할 수 있는 면이 크죠. 물론 떨어져서 추는 바차타도 있지만, 제 경우는 바차타에서 특별한 패턴을 쓰거나 하지 않고 딥홀딩(몸을 맞대는 스타일)으로 작은 움직임 하나까지 전달하고 느낄 수 있는 방식으로 춥니다.

메렝게는 쉬우면서도 가장 어려운 춤이 아닌가 싶어요. 처음에는 2박자로 '원-투 원-투' 하며 왼발과 오른발을 번갈아 밟으면 되니까 쉽다고 생각하게 되는데, 춤의 원리 하나하나를 알게 되면 메렝게가 쉽게 느껴지지 않아요. 살사나 바차타의 스텝을 밟는 원리는 메렝게 스텝으로부터 시작하기 때문에 자기가 아는 만큼 어렵게 느껴져요. 메렝게의 매력은 정말 자유롭게 놀 수 있는 춤이라는 점이에요. 축제 한가운데에서 주위를 신경 쓰지 않고 서로 장난치면서 놀 수 있는 자유로움이 있어요.

Q : 앞으로 배워보고 싶은 또 다른 소셜 댄스가 있으신가요?

A : 탱고를 조금 했어요. 좀더 나이가 들어서 살사가 체력적으로 힘들고 다른 감성의 춤을 느끼고 싶을 때는 탱고를 다시 출 것 같아요.

Q : 소셜 댄스의 매력은 무엇이라고 생각하시나요?

A : 혼자 추는 춤은 자기 혼자 즐거우면 되고 자기 혼자 그 음악을 이해하고 표현하는 거잖아요. 그렇기 때문에 단조로울 수도 있는 것 같아요. 하지만 소셜 댄스는 어떤 사람과 어떤 음악에 맞춰 춤을 추고 있는가에 따라 항상 전혀 다른 느낌의 춤을 출 수 있죠. 그게 가장 큰 매력인 것 같아요. 그리고 내가 춤을 출 수만 있게 된다면 전 세계의 어디에서 어떤 사람과도 춤출 수 있다는 것, 누군가 함께한다는 느낌을 가질 수 있는 것이 바로 소셜 댄스의 매력이 아닐까 싶네요.

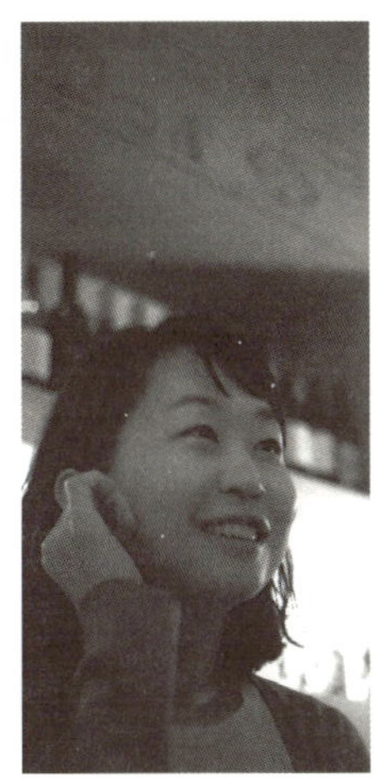

**"살사를 추면서
표현하고 싶은 것들이
제 안에 쌓여 있다가
발산되는 것같아요"**

권혜원(닉네임 헤우너, 2년차 살세라)

9월 말, 지인의 소개로 살세라 권혜원 씨를 만났다. '스카이
라틴' 이라는 동호회에서 활동하고 있으며 주로 활동하는 장
소는 강남 잉카와 홍대 보니따. 살사를 춘 지는 이제 2년이
조금 넘었다. 다른 살사인들에 비하면 길다고 할 순 없는 기
간이지만 그동안에 코리아 살사 콩그레스의 단체전에 참가
해 1위를 하는 등 인상적인 살사 인생을 보내고 있다.

공연을 하고 나서부터
재미가 붙기 시작했어요

Q ： 살사를 추게 된 계기는 무엇이었나요?

A ： 2007년 8월부터 친구의 제안으로 시작하게 됐어요. 솔직히
초중급 끝날 때까지 3개월 정도는 재미가 없었어요. 친구가 계속 가니
까 그냥 같이 나갔던 거죠. 음악을 평소에 많이 듣는 편도 아니고 춤에
도 감각이 별로 없는 편이어서, 친구들은 빨리 느는데 저는 춤이 잘 늘
지 않았어요. 다른 춤들을 춰본 적도 없고요. 그래서 살사 바에 가서도
큰 재미가 없었던 것 같아요. 그런데 초중급 강습이 끝날 때쯤 회사를

그만두게 되었어요. 굉장히 바쁘게 일하다가 '놀자' 하고 마음먹고 그만둔 거였거든요. 그때 시간이 나다보니 동호회 공연 팀에 들어가게 되었어요. 사실 공연 팀에 들어갈 수 있는 실력은 아니었는데, 시간이 많다는 이유로 하나만으로 들어간 거죠. (웃음)

공연 팀에 들어가서 처음에는 꽤나 힘들었어요. 하지만 연말에 동호회 파티에서 공연을 하고 나서는 실력도 늘었고, 인지도도 생겨서 홀딩 신청도 많이 들어오고 그랬죠. 그러면서 점점 재미가 붙었던 것 같아요. 한동안은 일주일에 나흘을 살사 바에 나가기도 했어요. 요즘은 일주일에 한 번 정도 나가고 있고요.

Q : 살사의 매력이 있다면 뭐가 있을까요?

A : 서로 주고받는다는 느낌이랄까요. 두 사람이 한 곡을 함께 만들어간다는 것이 좋아요. 음악이 무엇인지, 어떤 사람과 춤을 추는지, 상대와 나의 컨디션이나 기분은 어떤지, 그런 요소들에 의해서 그 주고받는 것이 계속 달라지잖아요. 그래서 같은 동작을 하더라도 전혀 다른 춤이 된다는 것이 좋아요. 특히 제가 하려는 동작을 상대가 이미 잘 이해하고 있는 느낌을 받을 때 기분이 너무 좋아요. 마치 친한 친구와 대화를 할 때 친구가 절묘하게 맞장구치는 느낌이라고 해야 하나요? 또 살사를 추면서 스트레스가 많이 해소됐어요. 표현하고 싶은 것들이 제 안에 쌓여 있다가 밖으로 발산이 되는 느낌을 받았거든요.

턴의 화려함, 그게 살사가 다른 춤과는 구분되는 매력이 아닐까요

Q ： 살사를 대표하는 매력적인 패턴이나 기술 같은 것에는 뭐가 있나요?

A ： 턴인 것 같아요. 스윙이나 탱고 같은 다른 소셜 댄스들과 가장 구분되는 게 바로 턴의 화려함이 아닐까 싶네요. 저 같은 경우에는 턴이 잘되면서부터 재미를 느끼기 시작했어요. 저는 원래 표현력이 부족해서 섹시하게 한달지, 자기표현을 한달지 이런 걸 잘 못하는 편이에요. 살사에서 요구하는 스타일링도 아직 잘 못해요. 대신에 저는 턴을 빨리 도는 걸 좋아하는 편이에요. 아마 공연 연습의 결과로 살사의 대표적인 기술인 턴을 잘하게 되면서 그걸 계기로 자신감이 붙은 때문인 것 같아요.

Q ： 춤을 잘 추기 위한 헤우너 님만의 노하우가 있나요?

A ： 춤을 출 때 상대방의 눈을 보려고 노력해요. 그리고 편안한 느낌을 주려고도 노력하구요. 스스로에게 더 바라는 게 있다면 단순히 '편한 살세라'가 아니라, '이 살세라와 추는 춤은 이런 재미가 있구나!' 하고 강한 인상을 남길 수 있는 살세라가 되고 싶어요.

Q ： 그렇다면 헤우너 님이 생각하는 좋은 파트너는 어떤 살레로인가요?

A ： 동호회 안에서 여자들끼리 이야길 해본 기억을 떠올려보면, 살세라들이 환영하는 살세로는 기본적으로 느낌이 부드러운 사람인 것 같아요. 힘이 세지 않고 느낌이 부드러우면서 로맨틱한 느낌을 주

는 사람? (웃음) 기본적으로 상대를 보고 웃을 줄 알아야 하는 게 매너라고 생각해요.

반대로 아무리 춤을 잘 춰도 절 쳐다보지 않으면 소용이 없죠. 저랑 춤을 추면서 다음에 누구랑 출지 찾거나 자기 춤에 빠져서 거울을 보는 사람도 있어요. 혹은 춤을 추면서 가르치는 듯한 뉘앙스를 풍기는 사람도 있고요. 이럴 거면 왜 나한테 춤추자고 그랬지 싶어요. 상대방이 춤을 못 추거나 초급이라고 해서 춤 신청을 거절하는 경우는 거의 없어요. 그 상대방과 춤을 추었을 때 불쾌했던 기억이 있으면 춤을 안 추는 거죠. 불필요한 접촉이 있는 경우에도 춤을 거절하게 돼요. 똑같이 손을 잡는 거라고 해도 불순한 의도는 살세라들이 바로 다 알아채거든요. 아, 그리고 청결은 필수 매너인 것 같아요. 땀이 나면 옷을 갈아입는다거나, 양치질을 잘하는 거요.

Q : 살사를 추면서 가장 인상적이었던 사건은 뭐였나요?

A : 동호회에서는 종종 파티가 열리고 공연을 하는데요. 파티에서 같이 공연을 하기로 했던 파트너가 일주일 전에 잠수를 탔었어요. 파트너가 돌아오지 않으면 두 달 넘게 고생하며 준비한 공연을 할 수 없게 될 수도 있는 상황이어서 정말 화가 나고 속상했죠. 좋은 기억을 꼽으면 작년 여름에 제7회 코리아 살사 콩그레스 단체 부문에 저희 동호회(스카이라틴)가 출전해서 1위를 한 게 가장 기억에 남네요.

Q : 살사는 공연 문화가 발달했다는 이야기를 들었는데 정말 그런가요?

A : 다른 춤은 잘 모르겠지만 살사 콩그레스 같은 걸 하면 동호

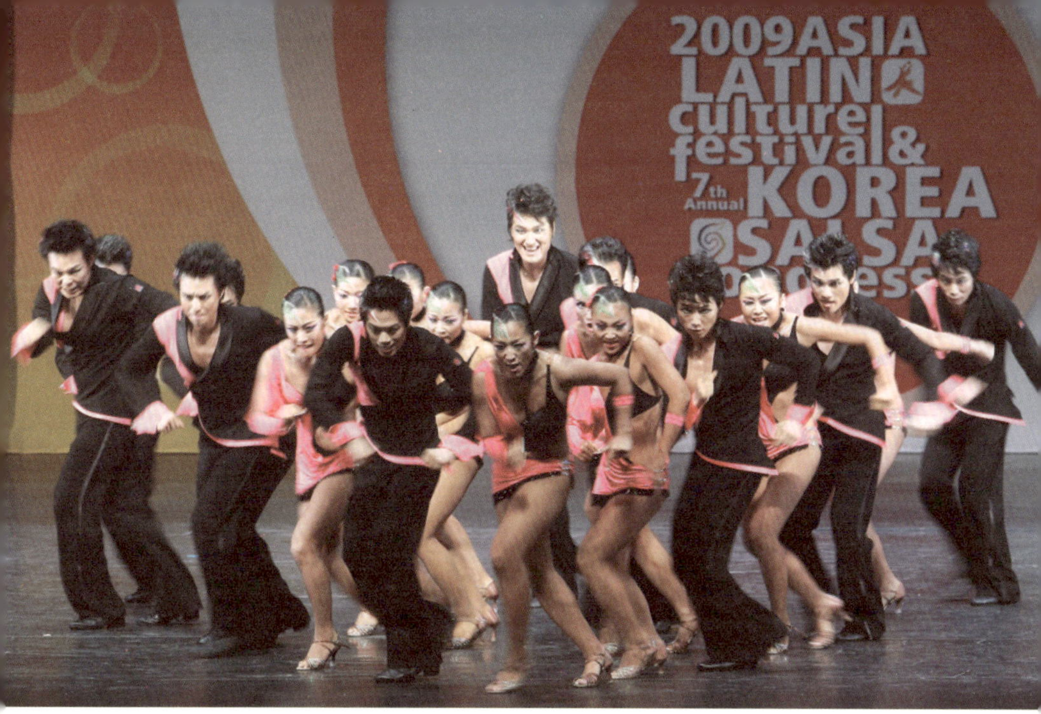

● 코리아 살사 콩그레스 공연 사진.

회마다 한 팀씩 꼭 참여하는 것 같아요. 단체전에 올해 14팀이 나왔거
든요. 그 정도면 살사 동호회에서 거의 다 나오는 게 아닌가 싶어요.

살사라고 꼭 야하고 섹시하게 옷 입는 건 아니랍니다

Q : 풍문으로 들은 바로는 살사는 잘하는 사람, 못하는 사람의 기준이 명
확한 편이고, 춤을 잘 못 추는 사람이 잘 추는 사람에게 춤을 신청하
기 어려운 분위기라던데 실제로 그런가요?

A ： 그런 부분이 없진 않은 것 같아요. 아주 친하거나 우리를 가르치는 선생님이거나 하지 않으면 한 단계 위라면 몰라도 두 단계 위에게 신청하긴 약간 어려운 분위기는 있어요. 그게 일종의 목표가 되기도 하구요. 그리고 서로 잘하길 요구하는 분위기도 있고요. 스스로들이 욕심내고 진짜 열심히 하는 분위기랄까. 저도 머리로는 그냥 즐기는 게 맞다고 생각하는데 그래도 잘 추는 사람들 추는 거 보면 저도 저렇게 추고 싶어지고 그런 거죠. (웃음) 그러다보면 강습도 꾸준히 듣게 되구요.

Q ： 살사와 비슷한 계열의 춤인 바차타 등을 볼 때 야하다고 움찔하는 사람들이 좀 있는데, 실제로 어떤가요?

A ： 바차타는 가끔 추는 편인데, 제가 바차타를 추는 사람은 정해져 있어요. 모르는 사람과도 안 추고, 한 번도 춤을 함께 춰 본 적이 없는 사람하고도 보통 안 추게 돼요. 저는 주로 친하고 편하고 오래 알았던 사람들과 추는 편이예요. 정말 춤을 잘 춰서 추는 경우도 있긴 한데, 보통 그런 사람은 섹슈얼하고 로맨틱하게 춰도 이상하다는 느낌이 전혀 안 들어요. 접촉의 수준이나 면적 문제가 아니라 마인드의 문제인 것 같아요.

그리고 바차타가 아니어도 살사를 춘다고 하면 옷도 매우 야하게 입고, 섹시하게 입는 줄 아는 분들이 많은데 그렇지는 않아요. 대부분 편안한 옷차림으로 오는 편이에요(예를 들어 청바지에 면 티셔츠를 입는). 퇴근 후의 복장 그대로 입고 오는 분들도 많구요.

Q : 연애를 한다면 살세로와 하는 게 좋겠다는 생각을 하나요?

A : 아무래도 살사를 하는 사람들은 대부분 그렇게 생각해요. 취미 생활치고는 하드하니까요. 한 달에 한 번 할애하고 이런 게 아니잖아요. 주말에는 거의 춤추러 가니까 같이 할 수 있으면 좋아요. 춤을 추는 사람이 아니면 오해도 많을 테니까요. 춤춘다고 하면 뭔가 큰일 나는 줄 아는 사람도 있잖아요. 살사를 추지 않아도 내가 추는 걸 이해해줄 수 있는 사람이면 되지만 아무래도 쉽진 않겠죠.

Q : 앞으로 배워보고 싶은 소셜 댄스가 있다면?

A : 탱고를 배워보고 싶어요. 편견일 수도 있는데, 배우더라도 나이가 좀더 들면 배워보고 싶어요. 왠지 인생을 더 살면 깊이 있는 표현을 할 수 있지 않을까 하는 느낌이 든다고나 할까요.

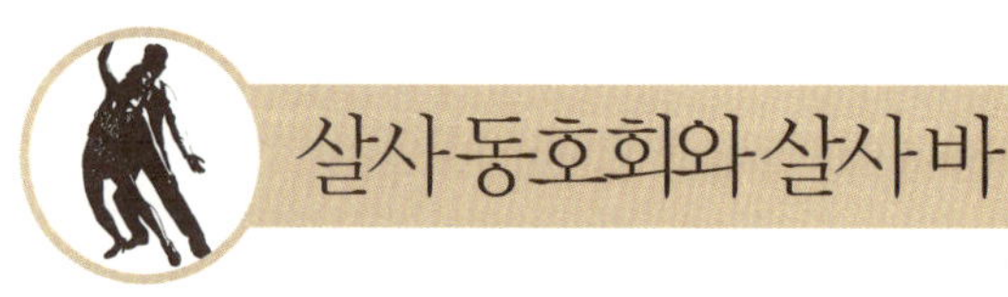

● 살사 동호회

살사는 살사 동호회 외에도 프로 댄서가 가르치는 학원식 교습소가 많이 있는 편이지만, 여기에서는 서울의 대표적인 동호회만 소개하겠다. 특히 '라틴속으로'는 살사와 탱고를 함께 가르치며 대구나 부산 등지에도 지역 동호회가 형성되어 있는 전국적인 거대 동호회다.

서울

LP댄스살사 http://cafe.daum.net/lpdancesalsa

동그라미속으로 http://cafe.daum.net/4446

라틴댄스마니아 http://cafe.daum.net/lama

라틴댄스클럽 http://cafe.daum.net/latindanceclub

라틴마니아 http://cafe.daum.net/latinmania

라틴속으로 http://cafe.daum.net/latindance

라틴판타지아 http://cafe.daum.net/LFSA

라틴파라다이스 http://cafe.daum.net/LP

러브라틴 http://cafe.daum.net/lovelatin

살사댄스아카데미 http://cafe.daum.net/sdamu

살사랑 http://cafe.daum.net/salsarang

살사베이시스 http://cafe.daum.net/buls1004

살사소셜클럽 http://club.cyworld.com/salsocool

살사원 http://cafe.daum.net/3040salsa

살사인 http://cafe.daum.net/freesalsain

스카이라틴 http://cafe.daum.net/skylatin

스타일리쉬살사 http://cafe.daum.net/stylishsalsa

아댄스 http://cafe.daum.net/ilovedancesports

엘파소 http://elpaso.cyworld.com
오마이라틴 http://cafe.daum.net/ohmylatin
초보라틴댄스방 http://cafe.daum.net/chobolatin
해피라틴 http://cafe.daum.net/happylatin

경기도

안양 라틴피버 http://cafe.daum.net/LATINFEVER
인천 인천러브살사 http://cafe.daum.net/isloveSalsa
수원 라틴댄스사랑방 http://cafe.daum.net/dk2094
수원 살사클럽 http://cafe.daum.net/SalsaClub
수원 수원라틴댄스클럽 http://cafe.daum.net/latinclub6

경상남도

부산 부산라틴사랑카리브 http://cafe.daum.net/caribe
부산 살사드림 http://cafe.daum.net/salsadream
울산 라틴살사사보르 http://cafe.daum.net/barsabor
울산 라틴댄스울산 http://cafe.daum.net/latindanceulsan

경상북도

경주 앤조이살사 http://cafe.daum.net/salsamanse
대구 살사마니아 http://cafe.daum.net/felizsalsa
대구 살사플라넷 http://cafe.daum.net/SalsaPlanet
대구 해피살사 http://cafe.daum.net/happysalsa
대구 살시타 http://cafe.daum.net/salsita
대구 라틴로사 http://cafe.daum.net/choicesalsa
포항 화비앤레드살사 http://cafe.daum.net/redsalsa
포항 댄스사랑 http://cafe.daum.net/pohangdancelove

전라남도

광주 라틴세상 http://cafe.daum.net/lasse
순천 순천라틴댄스클럽 http://cafe.daum.net/chlatindance

전라북도

익산 **익산라틴댄스클럽** http://cafe.daum.net/iksansalsa
익산 **살사디오스** http://cafe.daum.net/SalsaDios
전주 **라틴댄스클럽** http://cafe.daum.net/fkxlseostm
전주 **라틴플레이** http://cafe.daum.net/latinplay

제주도

살사댄스아카데미 http://cafe.daum.net/jejusda

충청남도

논산 **살라비다** http://cafe.daum.net/salavida
대전 **쿨라틴** http://cafe.daum.net/coollatin
대전 **라틴속으로** http://cafe.daum.net/latindance

충청북도

청주 **살사사랑** http://cafe.daum.net/salsabar

● 살사 바

살사 바는 살사를 추기 위해 살세로스들이 모이는 곳이다. 살사 바는 일주일 중 특정 요일에 '레이디 프리'(여성 무료 입장일)나 '바차타 데이'(바차타만을 위해 특화된 날) 등과 같은 이벤트를 하는 경우도 있다. 살사 바는 스윙 바나 밀롱가에 비해 전국적으로 굉장히 많으며, 서울에는 특히 강남/압구정과 홍대를 중심으로 분포한다. 여기에서는 서울의 대표적인 살사 바 몇 군데를 소개해본다.

가치 바 (3호선 압구정역/신사역)

http://cafe.daum.net/gachisalsa

깔리엔테 (3호선 이태원역)

이태원역 4번 출구에서 20미터 직진. 서울 펍 옆 건물 3층. 해밀턴 호텔 건너편에 위치.

마콘도 (2호선 홍대입구역)
http://cafe.daum.net/macondo

맘보 (2호선 강남역)
http://www.clubmambo.co.kr
http://cafe.daum.net/clubmambo

보니따 (2호선 홍대입구역)
홍대입구역 2번 출구에서 KT방면으로 직진 후 막다른 삼거리서 좌회전. 패밀리마트 편의점 지하 1층.

샤인 (4호선 혜화역)
http://www.clubmambo.co.kr
http://cafe.daum.net/clubmambo

손 (2호선 강남역)
http://cafe.daum.net/salsason

잉카 (2호선 강남역)
http://cafe.daum.net/clubinca

탑 (3호선 압구정역)
http://cafe.daum.net/TOPBAR

턴 강남점 (2호선 강남역)
http://cafe.daum.net/turnsalsa

턴 홍대점 (2호선 홍대입구역)
http://cafe.daum.net/turnsalsa

하바나 (2호선 합정역/홍대입구역)
http://cafe.daum.net/havanasarang

"잘못하면 스텝이 엉키죠. 하지만 그대로 추면 돼요.
스텝이 엉키면 그게 바로 탱고지요."

영화 〈여인의 향기〉 중에서

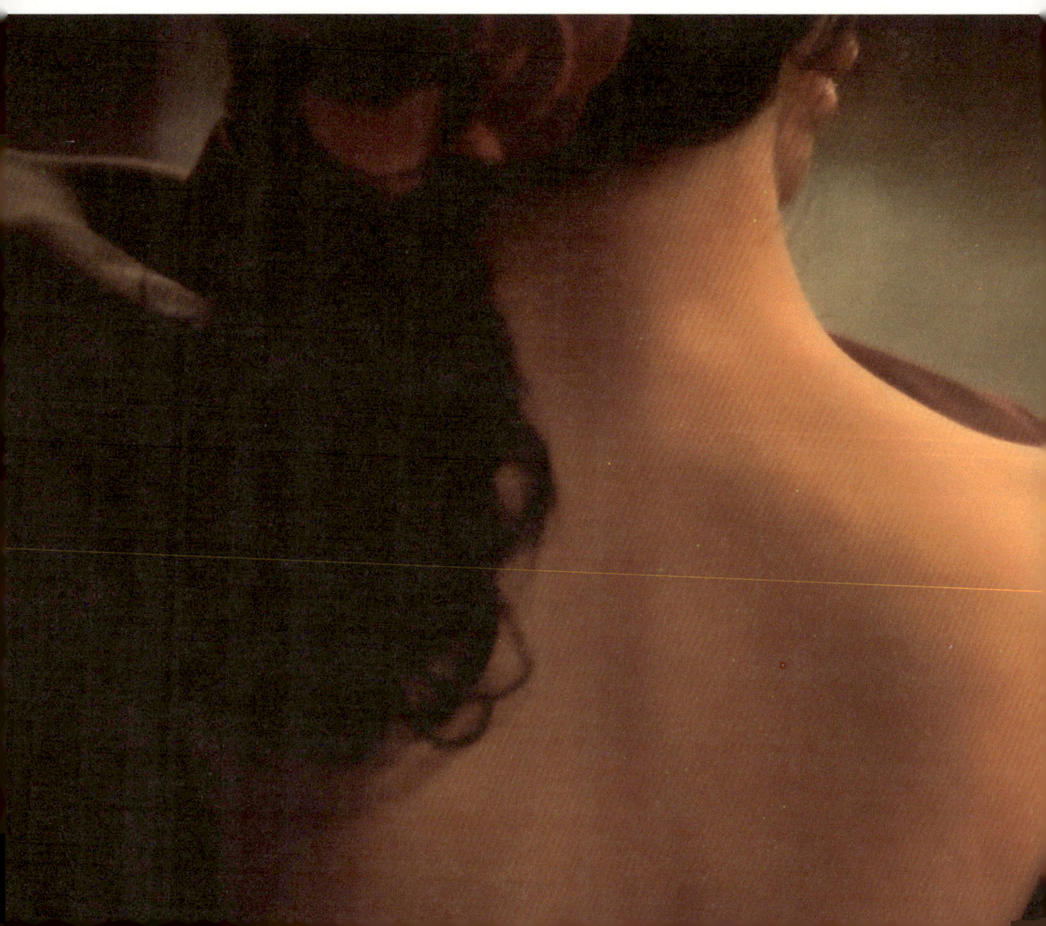

탱고,
애수와 비탄에 젖은 걸음

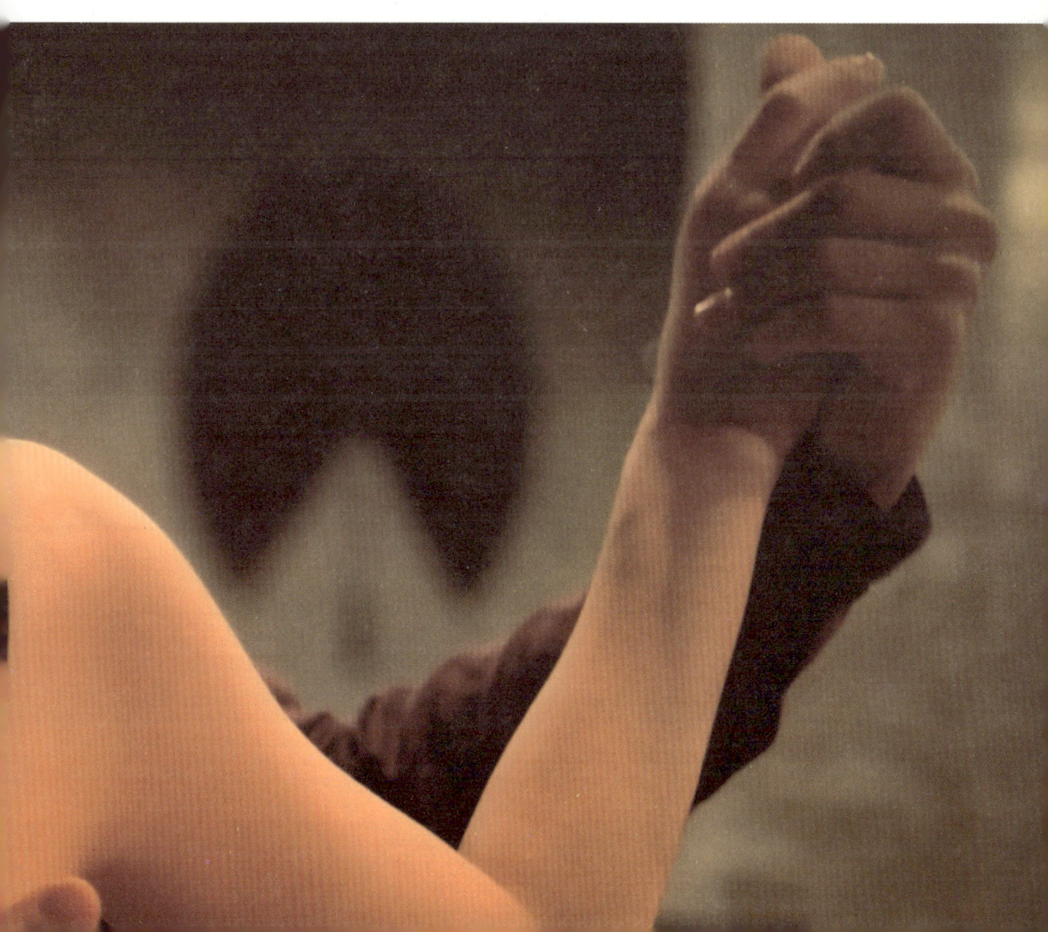

하나의 가슴 네 개의 다리, 탱고를 배우다

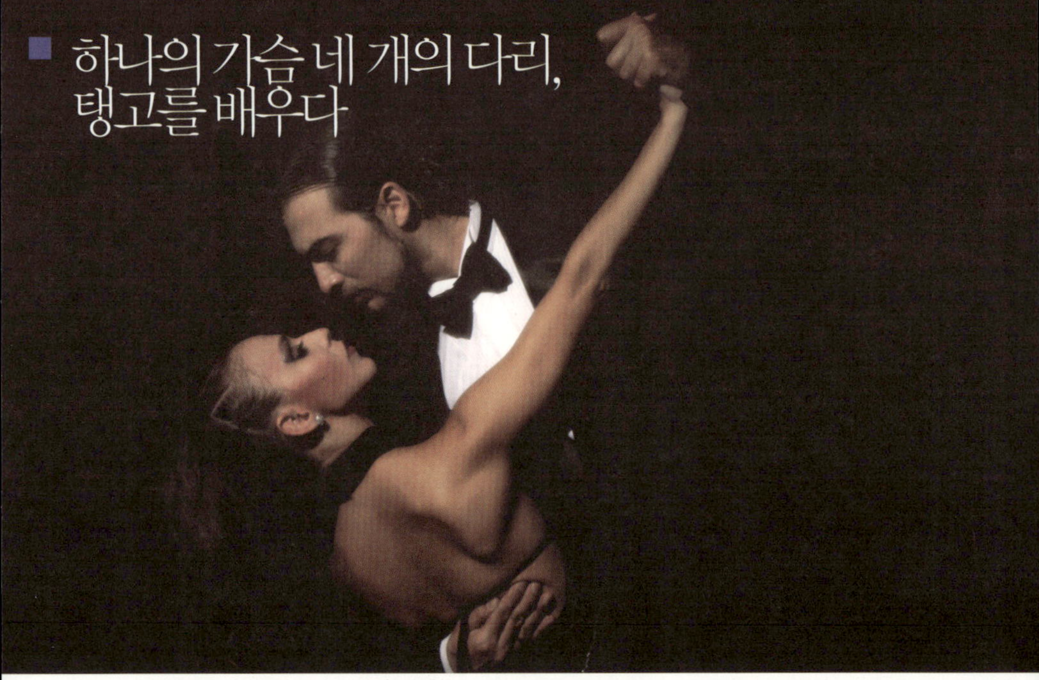

탱고를 일컬어 '다리의 춤'이라고도 한다. '하나의 가슴, 네 개의 다리'라는 말대로 가슴을 맞대고 서로의 다리가 하나의 몸에 붙은 것처럼 움직인다. 간초, 볼레오 같은 동작에서 여성의 다리는 아르누보 장식성의 미학을 몸으로 증명하니, 다리를 향해 눈이 가는 것은 당연하다. "다리 정말 끝내준다." "내 다리는 저 정도로 멋지게 움직일 수 있을 것 같지 않아!"

하지만 나는 탱고를 추는 장면을 볼 때, 제일 기억에 남는 것은 뭐

● **간초 gancho** 에스파냐어로 '갈고리'라는 뜻이다. 파트너의 다리에 자신의 다리를 거는 장식 동작이다.

● **볼레오 boleo** 땅게라가 걸음을 중간 중간 끊으며 방향을 전환시키는 동작. 다리가 앞이나 뒤로 접히며 반대쪽 다리를 감는 듯한 장식적인 동작이다. 아르헨티나 탱고의 꽃이 되는 동작이다.

니 뭐니 해도 표정이라고 생각한다. 사람들은 음악이나 춤의 구조보다는 댄서의 표정으로 그 춤의 이미지를 파악한다. 스윙의 유쾌하고 신나는 표정, 살사의 열정적이고 몰입하는 표정처럼 말이다. 그런데 탱고의 표정은 다른 춤과는 사뭇 다르다. 눈을 살짝 찌푸린 듯한 표정을 짓고 추는 춤은 탱고밖에 없다. 땅게로스들은 뭔가에 몰입하느라 주변에서 총격전이 일어나도 모를 것 같은 얼굴을 한다.

탱고를 배우기 시작할 때 강사가 물었다. "살사도 춰보고 스윙도 춰보셨다면서요. 어떤 춤이 제일 재밌어요?" "춤마다 다 달라요. 다 재미있죠. 그런데 살사랑 스윙은 서로 대체되는 것 같은데 탱고는 좀 별개의 춤인 것 같아요."

나에게 탱고는 다른 춤에 비교해서 가장 '다르게 보이는' 커플 댄스였다. 탱고를 추는 사람을 처음 봤을 때 나는 이런 생각을 했다. '음, 농담 같은 건 안 할 거 같은 사람이야. 너무 진지한 사람일 거 같아.' 아마도 표정 때문일 것이다. 그런데 약간의 친분이 생기다보니, 그들도 사석에서는 실없는 농담을 하고, 어린애 같은 짓을 하며 낄낄거린다는 것을 알게 되었다. 그냥 평범한 사람들이었다.

그러고 보니 얼마 전, 밀롱가에서 탱고를 추는 몇 명이 스윙 댄스가 어떤 것인지 궁금하다며 보여달라고 해서 간단하게 스윙 댄스를 춰봤더니 누군가가 이런 말을 했다.

"스윙 출 때는 표정이 전혀 다르시네요. 전 탱고 추시는 모습만 봐서 굉장히 진지하고 말 없는 분인 줄 알았는데."

춤은 그 사람을 반영한다지만 한편으로는 춤이 사람을 만들기도 하는 모양이다. 그래서 파트너와 춤을 추기 시작하면 그 둘은 일상적인 공간과는 다른 새로운 공간에 놓이는 셈이 되고 그것 때문에 평소와는 다른 존재가 되는 것 같다. 얼굴도 달라져서 가면을 쓴 것처럼 변하는 것이다. 그런 게 춤의 마력이 아닐까.

땅게로스들은 익히 알겠지만 탱고(아르헨티나식 탱고)를 감상하기 위해 아주 좋은 영화가 있다. 영화 〈올란도〉의 감독이기도 한 샐리 포터가 감독하고 직접 주연으로 출연한 영화 〈탱고 레슨〉이다. 〈탱고 레슨〉의 탱고 장면은 굉장히 아름다워서 이 영화를 통해서 탱고에 매혹되어 춤을 배우기 시작했다는 사람들이 적지 않다.

영화는 새 영화의 시나리오를 고심하던 영화감독이 파리에서 탱고 댄서 파블로 베론의 공연을 보는 것으로 시작한다. 그녀는 아마 탱고를 처음 본 모양이다. 그런데 탱고 마스터 중 한 사람인 베론의 춤을 보았으니 매혹되지 않을 수 없었을 것이다. 베론의 공연에 감동한 샐리는 공연이 끝나고 열린 파티에서 그에게 격찬의 말을 건넨다. "춤이 매우 인상적이더군요. 마치 천사가 춤추는 것 같았어요. 혹시 레슨도 하시나요?"

이것을 계기로 샐리는 베론에게 첫 강습을 듣게 되는데, 탱고의 기본인 걷는 것조차 제대로 되지 않아서 난감하다. 베론은 그냥 편하게 걸으라고 하지만 샐리는 그게 잘 되지 않는다. 영화에서 이 대목을 보았을 때 나는 내가 탱고 강습을 처음 들었을 때의 기억이 필연적으로 떠올랐다. 샐리는 안 되면 안 될수록 자신의 걷는 동작을 의식하는데, 어색하기 짝이 없다. 그래서 샐리가 말한다. "난 걷는 것 하나 제대로 못 하는군요." 땅게라는 특히 뒤로 걷게 되는 일이 많은데 이 동작이 은근히 쉽지가 않다.

그러고 보면 나와 같이 강습을 듣는 땅게라도 똑같은 말을 했었다. "그냥 걸으면 된다는데 그게 잘 안 돼." 그 쉬운 걷기가 잘 되지 않는다는 좌절감은 탱고를 배우기 시작하는 모두가 공통적으로 겪는 체험이다.

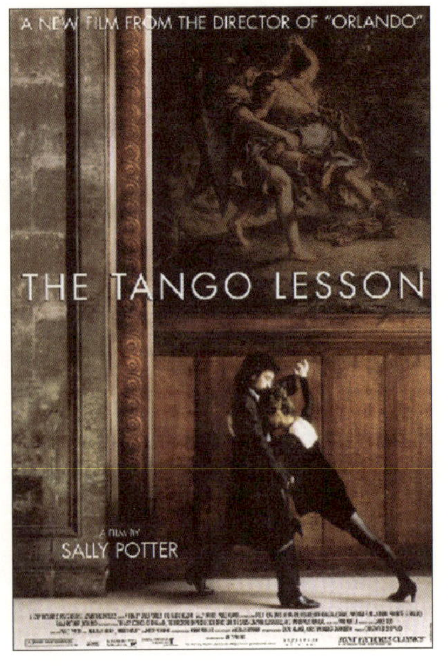

하여튼 샐리는 그렇게 탱고의 첫맛을 보았다. 이후 베론과의 수업은 지속되지 않았지만 샐리는 탱고를 잊을 수가 없다. '될 것 같은데 왜 안 되는 걸까?' 라는 같은 질문은 반복되고 결국 조금씩 강습의 기억을 되살리다 아르헨티나까지 가고 만다. 자신이 살고 있는 집의 마루 틈을 고치지 않으면 집이 곧 무너질 것 같다는 목수의 말을 핑계로 말이다. 하지만 그건 어디까지나 핑계일 뿐이다. 샐리는 탱고에 푹 빠져 파리를 떠나 부에노스아이레스에 가지 않으면 안 되는 열병에 빠지고 만 것

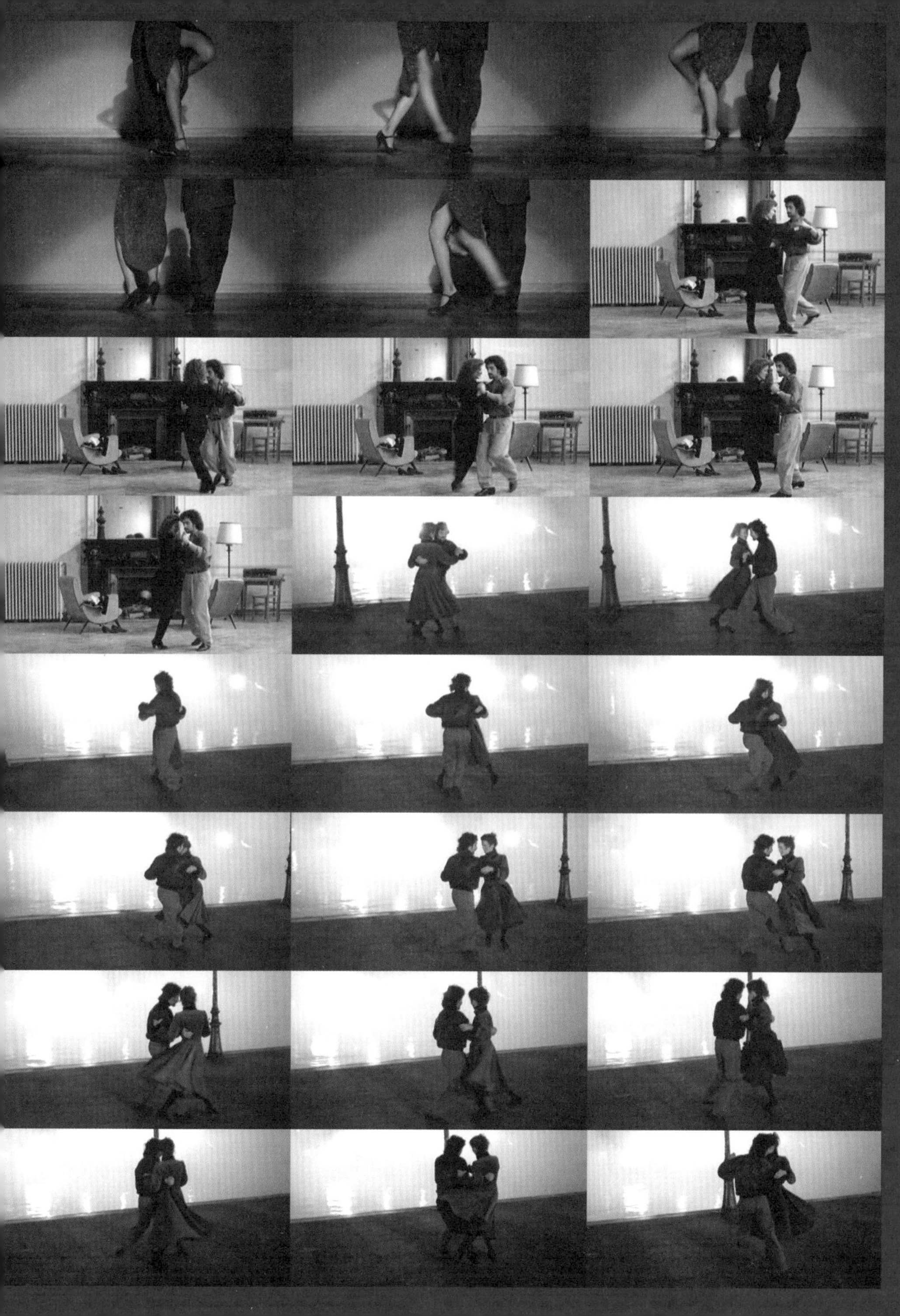

이다. 그녀는 혼자서 밀롱가에도 가보고 기어이 집중적인 강습도 받게 된다. 그리고 밀롱가에서 보낸 실전의 나날들이 이어진다. 그렇게 지옥의 탱고 특훈을 마친 샐리는 이제 옛날처럼 버벅거리는 그녀가 아니다. 샐리는 다시 베론을 만나러 간다. 베론은 자신을 찾아온 샐리와 함께 몇 걸음을 걸어보더니 샐리가 예전의 그녀가 아니라는 것을 눈치챘다. 그리고 그제서야 음악을 틀고 파트너로서 함께 춤을 추기 시작한다. 그렇게 둘은 친구가 되고, 또 그 이상으로 가까워진다.

영화에서는 '가까워짐'과 '거리두기'라는 탱고의 두 가지의 구도를 파블로와 샐리 두 사람의 연애 관계를 통해 은유하고 있다. 두 사람은 탱고를 추면서 정신적으로 유대감을 가지며 엮이게 되지만, 파블로는 '너무 가까워지면 모든 것을 망치게 될까봐' 거리를 두자고 말한다. 이 말은 두 사람이 한 몸처럼 움직이지만 냉정한 거리감을 잃으면 스텝이 엉키고 넘어지고 마는 커플 댄스인 탱고에 대한 말이기도 하다. 탱고를 출 때에는 음악에 몰입하면서도 항상 냉정하게 나와 상대가 어떻게 움직이고 있는지 파악해야 한다. 사랑을 할 때 이게 안 되는 이들이 얼마나 많은가? 그래서 탱고는 두 사람이 결코 하나가 될 수 없는 춤이기도 하다. 그렇기 때문에 탱고는 두 사람이 하나가 되기를 '갈망하는 춤'이 아닐까.

탱고인가?
땅고인가?

탱고에 대한 글을 찾다보면 은근히 '땅고'라는 에스파냐어 표기를 많이 접할 수 있다. 특히 아르헨티나 탱고를 배우는 이들의 블로그를 찾아가보면 대부분 땅고라고 표기하고 있다. '아르헨티나 탱고=땅고'인 것이다. 그냥 탱고라고 쓰면 더 알아보기 편할 텐데 왜 꼭 그렇게 엄격하게 표현을 하는 걸까?

그 이유는 유럽식의 탱고인지 아르헨티나식의 땅고인를 구분하기 위함이다. 이 두 가지 춤은 같은 종류의 춤이 아니다.

'탱고'는 보통 유럽의 무도회에 맞춰 변화한 탱고를 말한다. 앞에서도 언급했지만 1910년대 이후 아르헨티나의 땅고가 유럽에 전파되며 그들 사이에서 크게 인기를 끌었다. 그 후 본토와 분리되어 다른 스타일의 춤으로 발전하기 시작했는데, 이것을 '유로피언 탱고european tango' 혹은 '콘티넨탈 탱고continental tango'라고 한다. 즉 '탱고'는 유럽 사람들이 아르헨티나의 땅고를 유럽의 무도회 문화에 맞춰 격식 있게 변형시킨 형태다. 댄스 스포츠 종목 중 하나인 탱고 역시 이 유럽식의 탱고다.

한편 땅고는 아르헨티나의 부에노스아이레스를 중심으로 발전해 온 소셜 댄스를 말한다. 겉으로 보이는 폼이나 규칙보다는 춤을 추는 둘 사이의 편안한 교감을 중시한다. 말하자면 본가 내지는 원조라고 할 수 있겠다. 한국에서 동호회를 중심으로, 밀롱가에서 춤추기 위해 가르치는 탱고들은 보통 이쪽이다. 편의를 위해 아르헨티나 탱고라고 부르기도 한다.

탱고는 노인이 되어서도 즐길 수 있는 춤이라는 말이 있다. 그래서 '생애 마지막 춤'이라고도 한다. 하지만 댄스 스포츠 종목인 탱고를 보면 동작이 화려하고 파워가 있어서 전혀 그런 생각이 들지 않을 것이다. "저런 걸 노인들이 춘다고?" 하지만 밀롱가에 가서 사람들이 소셜 댄스로서 추는 땅고를 보게 되면 그때서야 이해가 갈 것이다.

물론 땅고도 공연을 할 때는 화려한 춤을 선보이고, 소셜을 할 때에도 멋진 모습을 보일 때가 있다. 공연용 땅고에서는 화려하고 빠른 발재간과 아크로바틱한 큰 동작을 선보이며, 순간순간 에로틱한 모습도 보여준다. 볼거리가 필요하기 때문이다.

아르헨티나식 탱고 즉 땅고는 1980년대 이후 〈포에버 탱고〉 같은 탱고 쇼를 통해 공연용의 멋진 안무를 선보이기 시작했다. 이런 안무들은 땅고가 세계적인 관심을 끄는 데 큰 도움이 되었다. 하지만 이런 공연은 땅고의 소셜 댄스로서의 진수를 보여주는 것은 아니다. 소셜을 즐기는 밀롱가에서는 편안함과 교감이 더 중시된다.

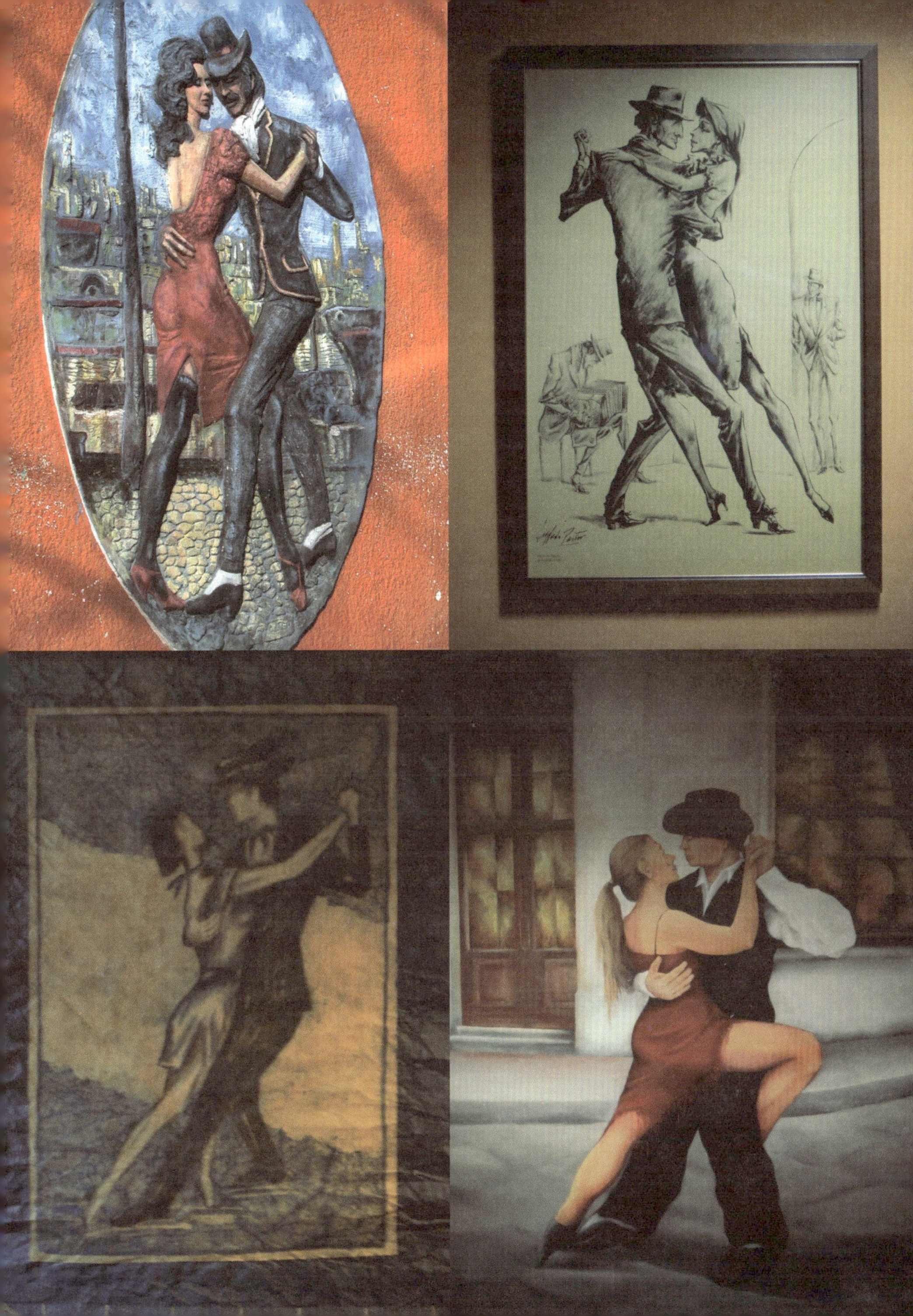

두 춤 사이에는 정서적인 차이도 있다. 아르헨티나의 땅고가 부에 노스아이레스의 하층민들의 애환을 담으며 성장했다면, 유럽의 탱고 는 상류층이 무도회에서 즐기기 위한 춤으로 발전했다. 정서가 다르 다보니 선택하는 음악도 다르다. 유럽의 탱고 음악에서는 아코디언이 주요 악기가 되지만, 아르헨티나의 땅고에서는 좀더 음울한 음색을 가진 반도네온이라는 악기가 중심이 된다. 탱고와 땅고는 서로 상호 교류를 지속해왔기 때문에 완전히 다르다고 보기 어렵고 두 춤 사이 에 우열이 있는 것도 아니지만, 엄연한 차이가 존재한다.

이 책에서 내가 언급하고 있는 것은 대부분 아르헨티나의 땅고이 니만큼 이 책의 앞부분에서나 책 제목에서도 '땅고'라고 표기했어야 하는 게 맞는지도 모른다. 그러나 그렇게 하지 않은 이유는 오히려 독 자들에게 혼동을 불러일으킬 우려가 있어서였다. 영화 〈탱고 레슨〉만 해도 그렇다. 댄서인 파블로 베론은 이 영화를 찍은 이유로 "아르헨티 나의 땅고가 어떤 모습인지 알릴 수 있는 기회라고 생각했기 때문"이 라고 말한 바 있다. 하지만 한국에 그 영화는 〈땅고 레슨〉이란 제목으 로 수입되진 않았다. 현실은 그런 것이다. 책에서는 이 부분을 뒤늦게 설명할 수밖에 없었지만, 독자들께서는 이제 탱고와 땅고의 차이를 알 아주었으면 좋겠다.

애잔한 땅고 선율의 바탕
반도네온과 스타카토

반도네온과 땅고의 악기들

초기에 땅고는 길거리나 술집에서 간단하게 연주되는 음악이었기에 쉽게 들고 다닐 수 있는 악기들을 중심으로 악단이 편성되곤 했다. 플루트나 기타, 바이올린, 반도네온 같은 악기들이 땅고를 연주하는 주된 악기들이다.

가장 기본적인 땅고 악단의 편성은 두 대의 바이올린, 피아노, 콘트라베이스, 그리고 두 개의 반도네온의 6인조다. 이 편성은 땅고의 전통적인 편성으로 오르케스타 티피카orquesta típica라고 불린다. 1930년대 이후에 등장한 좀더 확장된 오케스트라 편성에서는 4개 이상의 반도네온에 현악기와 관악기가 더해져 풍성한 음색과 정밀한 편곡을 내세우게 된다.

특히 반도네온이라는 악기는 땅고의 상징과도 같다. 반도네온은

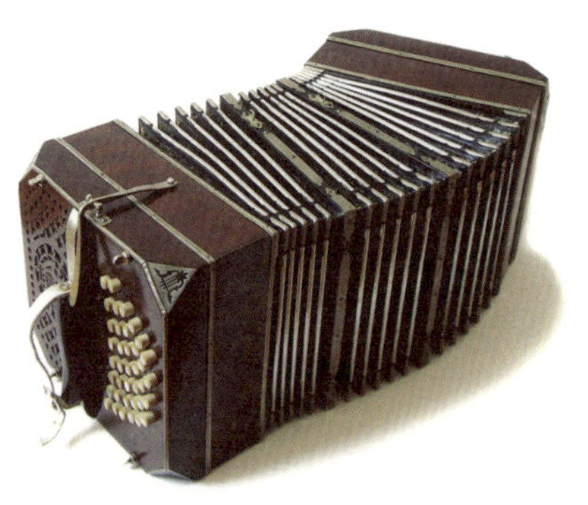

아코디언과 비슷하게 생긴 악기로, 아코디언보다는 크고 무거우며 음색이 어둡고 음울하다. 이 음색은 아르헨티나 땅고 특유의 애수를 표현하는 데 매우 적절하다. 정통 땅고 음악에서는 '반드시' 라 할 만큼 사용된다.

● 땅고 음악에 꼭 쓰이는 악기, 반도네온

스타카토

스타카토는 '빰, 빰, 빰, 빰' 하고 끊어내듯이 연주하는 기법을 말하는데, 땅고 음악의 리듬을 만드는 중요한 요소다. 전통적인 땅고 음악을 들어보면 반도네온이나 바이올린의 스타카토 주법이 기본적인 리듬을 형성하고, 그 위에 애상적인 멜로디가 결합한다.

반도네온이나 바이올린의 현악으로 연주되는 스타카토는 사람이 한숨을 쉬는 듯도 하며, 혹은 심장박동 같다. 밀롱가의 땅게로스들은 격렬하면서도 우울한 스타카토의 리듬에 맞춰 걸으며 여러 동작을 사용해서 음악의 멜로디를 표현한다.

땅고의 리듬

땅고 음악에는 4분의 2박자, 4분의 3박자, 4분의 4박자가 모두 쓰이고 이들 각각에 고유한 이름이 있다. 4분의 2박자 음악은 보통 빠르고 경쾌하며 밀롱가라고 부른다. 4분의 3박자 음악은 왈츠풍으로 발스 Vals라고 한다. 4분의 4박자 음악은 가장 일반적인 땅고 음악으로 그냥 땅고라고 부른다.

발스냐 밀롱가냐 땅고냐에 따라 춤추는 방식도 조금씩 다르다. 강습에서는 기본적으로는 4분의 4박자인 땅고 음악에 해당하는 동작을 기초로 배우게 되고, 발스와 밀롱가의 맛을 좀더 잘 살릴 수 있는 기법을 따로 배우게 된다. 예를 들어 밀롱가 음악에는 빠른 박자에 맞춰 스텝을 좀더 잘게 쪼개고, 발스 음악에는 왈츠풍에 맞추어 멈추는 동작 없이 물 흐르듯 춤을 추는 식이다.

땅고 오케스트라와 피아졸라의 땅고 누에보

땅고 음악은 계속 듣고 있으면 우울해진다는 이야기를 종종 듣는다. 사실 땅고 음악이라고 모두 템포가 느리고 처지는 곡만 있는 것은 아니다. 경쾌하고 리드미컬한 곡도 적지 않다. 하지만 록이나 재즈, 댄스 음악에 비교하면 상대적으로 우울한 분위기인 것도 사실이다. 괜히 땅고를 이민자들의 애환이 녹아 있는 음악이라고 하겠는가. 음울하고 침착한 무드를 싫어하는 사람은 땅고를 배우는 데 작은 벽이 있을 수 있다.

　나보다 나이가 어린 친구 중에는 "저는 아직 뛰놀고 싶은 나이여서 땅고를 지금 배우긴 좀 그런 것 같아요"라고 말하는 사람이 있다. 재미있는 것은 지금 당장 배울 것은 아니지만 많은 사람들이 땅고를 언젠가는 꼭 배우고 싶어한다는 것이다. 하지만 내 생각에 춤을 배우는 것은 나이의 문제라기보다는 성격의 문제인 것 같다. 땅고는 아무래도 약간 고독을 즐기는 외롭고 예민한 타입에게 어울리는 것 같다. 그렇다면 땅고가 자신에게 매력적으로 다가올 수 있는 춤인지 알아보기 위해 몇 가지 대표적인 땅고 음악들을 살펴보도록 하자.

노래하는 땅고, 땅고 칸시온

'칸시온canción'은 에스파냐어로 '노래'라는 뜻이다. 즉 노래가 있는 땅고 음악을 땅고 칸시온이라고 한다. 땅고 칸시온 중 'Por una Cabeza'는 영화 〈여인의 향기〉의 탱고 장면에 연주곡 버전으로 흘러나와 큰 인기를 끈 적이 있다. 본래는 카를로스 가르델의 가곡으로 유명하다. 이번 기회에 땅고 음악의 슈퍼스타, 땅고의 황금기를 열어젖히고 요절한 카를로스 가르델의 버전을 들어보는 것도 좋겠다. 아마 영화 속에 흘렀던 연주곡보다 훨씬 고전적인 느낌을 받을 수 있을 것이다.

프란시스코 카나로 오케스트라의 'Poema'도 땅고 음악 가운데서 가장 유명한 곡 중 하나다. 많은 땅고 마스터들이 이 곡에 맞춰 공연을 선보였고 지금 이 순간에도 어딘가의 밀롱가에서 흘러나오고 있을 것이다. 전통주의자인 카나로의 음악은 땅고 초기의 고전미가 무엇인지 여실하게 보여준다. 그리고 이 곡의 가사는 땅고의 고고하고 비애에 젖은 정서를 잘 표현하고 있다.

Fuéun ensueño de dulce amor,

horas de dicha y de querer,

fuéel poema de ayer,

que yo soñé,

de dorado color,

vanas quimeras del corazón,

no lograrádescifrar jamás,

nido tan fugaz,

fue un ensueño de amor y adoración.

달콤하고 달콤했던 사랑의 꿈이여,

행복과 소망의 시간이여,

모두 황금빛 꿈과 같은

어제의 시로구나.

헛된 희망은 절대 내 심장을

이해시킬 수 없겠지.

사랑의 꿈,

연모의 꿈으로 지어진

희망은 허물어져버렸네.

Cuando las flores de tu rosal,

vuelvan mas bellas a florecer,

recordarás mi querer,

y has de saber,

todo mi intenso mal.

당신의 장미가
더욱 아름답게 피어날 때,
나는 사랑을 기억하리라
또한 깊은 아픔을 깨닫게 되겠지.

De aquel poema embriagador,

ya nada queda entre los dos,

doy mi triste adiós,

sentiras la emoción,

de mi dolor!

우리 사이에 더이상
예전처럼 즐거운 시는 남지 않았네.
내 슬픈 이별의 말에
그대도 아픔의 감정을 느끼겠지!

매혹의 땅고 오케스트라

땅고가 인기를 끌게 되자 좀더 편성이 큰 오케스트라가 생겨났다. 그리고 이들은 이전보다 음악적으로 세련된 편곡과 구성을 시도했다. 이는 스윙의 황금기에 일어났던 것과 비슷한 변화이다. 대략 1930년대부터 1940년대 후반까지가 땅고의 황금기였다. 후안 다리엔소Juan d'Arienzo, 카를로스 디 살리 등의 거장이 활동했으며, 뒤이어 등장한 아니발 트로일로, 오스발도 푸글리에세는 땅고 오케스트라의 시대를 본격적으로 열었다.

당연한 말이지만 이 거장들의 음악에는 각각의 개성이 있다. 땅고의 살아 있는 전설로 추앙받았던 트로일로를 비롯해 리듬을 전면으로 내세워 땅고 댄서들을 자극한 다리엔소, 음울하고 고고한 정조의 디 살리, 우아하고 세련된 기법의 푸글리에세의 음악을 듣다보면 훌륭하지 않은 음악이 없다.

이들의 음악을 일일이 소개하는 것은 힘든 일인데, 다행히도 음반 하나로 이들의 음악을 한 곡 이상씩 들을 수 있는 앨범이 있다. 바로 영화 〈탱고 레슨〉의 OST다. 영화만을 위해 작곡된 곡에 대해서는 호불호가 갈릴 수 있지만 기존 땅고 음악 앨범 중에서 선곡이 제일 좋다고 생각한다. 푸글리에세의 'La Yumba'나 디 살리의 'Bahía Blanca' 등 버릴 곡이 없다.

더하여 영화 〈부에노스아이레스 탱고 카페〉의 OST 역시 추천할 만하다. 땅고판 〈부에나 비스타 소셜 클럽〉이라고 알려진 이 영화는 지난 시절 땅고 음악의 최고 연주자들이 다시 한 번 모여서 연주를 한다는 이야기를 담고 있다. 영화에 나오는 이들 모두는 실제로 디 살리나

트로일로의 오케스트라에서 연주하던 전설적인 이들이다. 정통 땅고 음악을 접하고자 한다면 이 두 개의 음반으로 시작하면 좋을 듯하다.

피아졸라와 땅고 누에보

땅고하면 세계적으로 가장 유명한 음악가는 바로 아스토르 피아졸라일 것이다. 땅고에 특별히 애착을 가지지 않은 이들에게는 오히려 앞에서 열거한 땅고 오케스트라의 거장들보다 피아졸라라는 이름이 더 친숙하지 않을까?

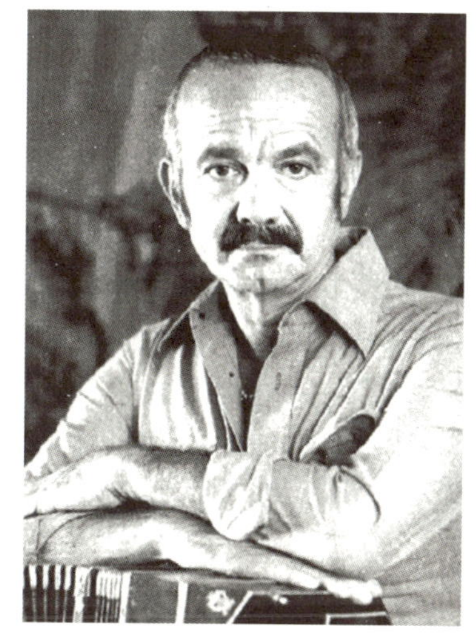

● 땅고를 대중화 한 아스토르 피아졸라

그가 만든 명곡으로는 'Adiós Noñiño'나 'Libertango'를 꼽을 수 있다. 피아졸라의 노래 중 전 세계적으로 가장 많이 히트한 곡은 'Balada Para un Loco' 이다.

피아졸라는 땅고 음악을 재즈와 클래식의 퓨전을 통해 새로운 방식으로 이끌려고 했다. 결과적으로 그의 음악은 밀롱가에서는 잘 나오지 않는 음악이 되었고 전통주의자들에게 비난을 받기도 했다. 그러나 아이러니하게도 그의 음악은 땅고에 익숙하지 않은 이들에게 땅고를 소개하는 데 결정적인 역할을 했다. 심지어 록의 요소를 도입하기도 한 그의 새로운 땅고는 재즈 애호가에게도 클래식 애호가에게도 호소력이 있다. 그래서 땅고 쇼를 보면 피아졸라의 음악은 거의 반드시 연주된다. 피아졸라의 땅고는 아르헨티나의 민속 무도곡에 가까운 전통 땅고보다 훨씬 화려하고 극적이며 변화무쌍하다.

이렇게 피아졸라 이후의 혁신적인 땅고 음악의 흐름을 '땅고 누에보tango nuevo'라고 부른다. '누에보'는 에스파냐어로 '새롭다'는 뜻이다.

한편 피아졸라가 땅고를 갖가지 스타일로 실험한 이후, 땅고 음악은 많이 변화하게 된다. 고전적인 편성이나 형태가 해체되고 현재는 하우스나 힙합 등 일렉트로닉 음악과 결합된 형태까지 있다. 고탄 프로젝트Gotan Project이나 바호폰도 땅고 클럽Bajofondo Tango Club이 대표적인데, 주로 정적이고 고고하지만 비트가 강한 일렉트로닉 음악이다.

이런 음악에 추기 위해서 만들어진 땅고 춤의 스타일도 '땅고 누에보'라고 부른다. 땅고 누에보의 유명한 땅고 마스터로는 치초 프룸볼리Chicho Frúmboli를 꼽을 수 있다. 유튜브에서 'Chicho tango'라는 키워드로 검색해보면 음울한 일렉트로닉 음악에 춤추는 누에보 스타일을 어렵지 않게 목격할 수 있을 것이다. 누에보 스타일은 기존 땅고와는 다른 방식의 춤 동작이 많다. 끌어안는 스타일의 아브라소보다는 떨어져서 홀드하는 스타일이 많고 동작도 유연하고 크다. 좀더 자유분방하고 젊은 스타일이라고 할까?

땅고 동호회 및 강습소의 커리큘럼에는 보통 누에보 강습이 별도로 개설되어 있다. 밀롱가에서는 누에보를 위한 파티를 별도로 마련하기도 한다.

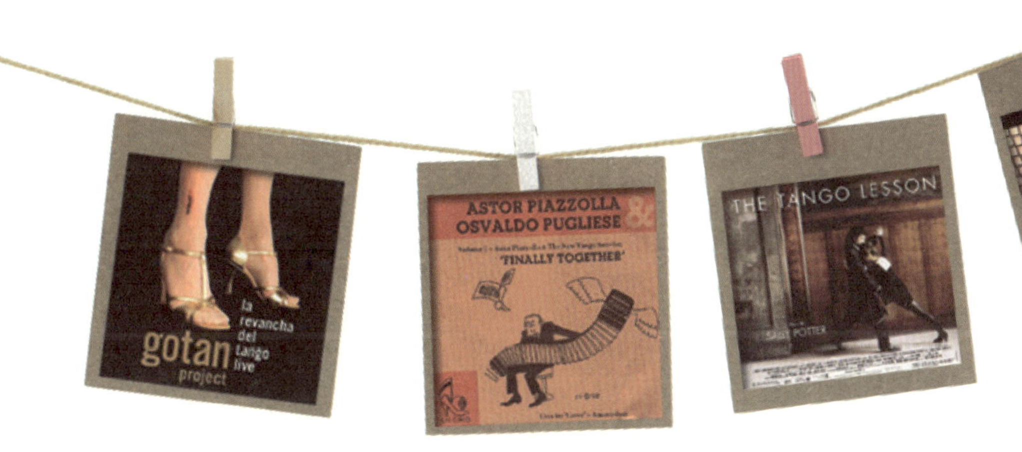

la revancha del tango live
gotan project
ASTOR PIAZZOLLA OSVALDO PUGLIESE
'FINALLY TOGETHER'
THE TANGO LESSON

밀롱가에 가기 전에 몇 가지 알아둘 것들

땅고를 추기 위한 곳인 밀롱가를 처음 갔을 때는 꽤 낯설었다. 밀롱가의 분위기라는 것이 춤추는 곳이라기보다는 카페에 가까웠기 때문이다. 테이블과 의자가 놓여 있고 인테리어도 카페 분위기를 물씬 풍긴다. 내가 활동하고 있는 밀롱가는 특히 그런 편이다. 댄스 클럽에 가까운 살사 바나 스윙 바에 비하면 차분히 앉아 음악을 들으면서 간간히 춤을 신청하고 추는 분위기다. '오늘 하루 쉬지 않고 춤을 위해 달리겠다' 는 식의 적극적인 분위기에 익숙한 나로서는 이런 쿨하고 차분한 분위기가 놀라울 따름이었다.

춤을 출 때 진행 방향이 따로 정해져 있다는 것도 난감했다. 땅게로스들은 밀롱가를 시계 반대방향으로 돌면서 춤을 춰야 한다. 한자리에서 추거나 마음 내키는 대로 움직이면 매너가 아니다. 이걸 L.O.D. Line of Dance 라고 한다.

땅고를 출 때 항상 걷는 것은 아니다. 멈춰 서서 그 자리에서 회전을 하며 동작을 주고받기도 한다. 그러면 뒤의 커플은 그 커플이 다시 움직이길 기다리면서 그 자리에 머물러 춤을 추거나, 아니면 옆으로 비껴서 자리를 잡아야 한다. 어떤 사람은 밀롱가에 음악이 깔리고 플로어 위의 사람들이 일제히 움직이기 시작하면 그들이 춤을 추고 지나간 자리에 한 송이의 꽃이 피어나는 것 같다고 한다. 그러나 내가 느끼기에는 마치 느릿느릿 움직이는 자동차들이 있는 원형의 일방통행 도로처럼 느껴진다.

이런 주변의 '교통 상황'을 보면서 리드를 한다는 것은 아주 어려운 일이다. 사람이 많을 경우에는 부닥치기 일쑤고, 리드를 하다보면 이상한 방향으로 가기 쉽다. 땅게라도 초보고 나도 초보니 발이 서로 엉키기도 한다.

밀롱가에서 땅고를 출 때 염두에 둘 것이 하나 더 있다. 바로 '딴다tanda'라는 것이다. 딴다도 땅고만의 독특한 점이다. 밀롱가에서는 땅고 음악 3, 4개를 하나의 단위로 묶어서 플레이한다. 이 음악의 묶음 단위를 딴다라고 한다. 댄서들은 플로어로 나가면 한 딴다를 기준으로 춤을 추게 된다. 그러니까 땅고에서는 누군가가 춤을 신청하면 "한 곡 추시겠습니까"가 아니라 "한 딴다 추시겠습니까"라는 의미다. 한 딴다는 주로 비슷한 스타일의 땅고 음악들로 구성되는데, 주로 같은 오케스트라의 곡들로 선곡된다.

그렇다면 하나의 딴다와 그 뒤의 딴다는 어떻게 구분할까? 딴따와 딴다 사이에는 10초에서 20초 정도 땅고가 아닌 음악(록이나 최신 댄스 음악)이 플레이된다. 이걸 '꼬르띠나cortina'라고 한다. 밀롱가에서 갑

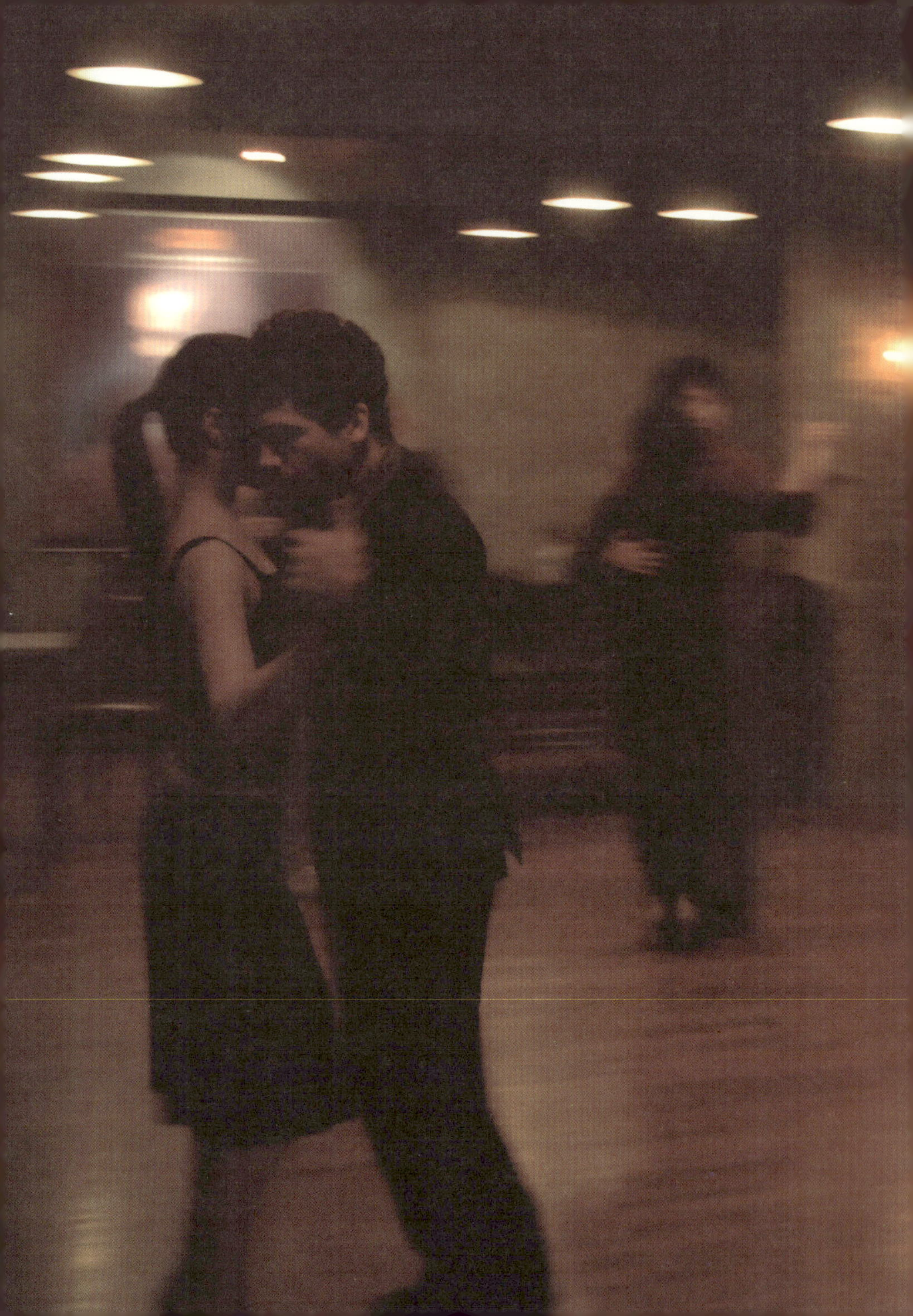

자기 땅고와는 무관한 음악이 등장한다면 꼬르띠나라고 생각하면 된다. 참고로 내가 들은 어제의 꼬르띠나는 아바ABBA의 'Dancing Queen'이었다. 꼬르띠나가 흘러나오면 이제 한 딴따가 끝난 것이다.

한편 땅게라들이 꼭 알아두어야 할 것이 있다. 딴다가 끝나기 전에 한 곡만 추고 '감사합니다'라고 말하는 건 삼가도록 해야 한다. 그건 '죄송합니다만, 이제 그만 추겠습니다'라는 뜻이다. 인터넷을 보면 이에 대한 꽤 유명한 에피소드가 돌아다니고 있다.

아르헨티나의 유명한 남자 땅고 마스터가 한국에 왔다. 그런데 그 땅게로의 춤을 너무 좋아하는 땅게라가 그와 꼭 한 번 춤을 추고 싶어 했다고 한다. 그런데 무슨 일이었는지, 밀롱가에서 그 마스터가 그 땅게라에게 춤을 신청하는 것이 아닌가. 땅게라는 너무도 기쁜 나머지 열심히 춤을 췄다고 하는데 역시 그 마스터의 리드는 황홀했다고 전해진다. 그렇게 딴다의 첫 곡이 끝나자 땅게라는 너무 고맙고 가슴이 터질 것 같아서 냉큼 마스터에게 "Thank you!"라고 말했다고 한다. 그러자 그는 그녀를 원래 자리로 조용히 에스코트해주었다고 한다. 가슴 아픈 일이다. 더 슬픈 사실은 다른 사람이 말해줄 때까지 그 땅게라는 자신이 무엇을 잘못했는지 몰랐다고 한다. 땅게라들은 그녀가 남긴 교훈을 가슴에 새겨두도록 하자.

땅고는 눈빛으로 먼저 춤춘다

밀롱가에는 다른 춤들을 출 때와는 다르게 지켜야할 규범이 은근히 많고 격식을 갖추는 편이다. 나는 아르헨티나 밀롱가에서 통용되고 있는 춤 신청 방식을 들었을 때 땅고라는 문화가 확실히 다른 소셜 댄스와는 다르구나 싶었다. '아르헨티나식의 고집'이라고 해야 할까?

나의 땅고 선생님이 말하길, 본토 아르헨티나의 밀롱가에서는 춤 신청을 말로 하지 않는다는 것이다. "아니 그럼 어떻게 서로 춤을 출 수 있나요? 눈빛이라도 통하나요?"

혹시나 해서 한 말이었는데 바로 그게 정답이란다. 그들은 눈빛으로 통한단다. 땅게로와 땅게라가 눈이 마주치면 땅게로는 살짝 고개를 끄떡이거나 눈짓을 하여 "한 곡 추겠소?"라고 (눈빛으로) 묻는다. 그러면 땅게라 역시 살짝 고개를 끄떡이거나 눈빛으로 "그러지요"라고 수락하는 것이다. 이때 시선을 슬쩍 다른 쪽으로 돌리면 그건 마음이 없다는 뜻이라고 한다. 이 방식으로는 공식적인 춤 신청도 없고 공식적인 춤 거절도 없다. 말 없이 시선의 모스 부호만이 오갈 뿐이다.

이런 춤 신청 방식을 '까베세오cabeceo'라고 한다. '고갯짓' 정도로 번역할 수 있겠다. 밀롱가는 카페에 가까워서 자기 자리라는 게 있는 편이다. 만일 밀롱가를 가로질러서 상대에게 춤 신청을 하러 갔는데 거절을 당하면 다시 자기 자리로 돌아와야 한다. 그러면 밀롱가에 있는 모든 사람들이 그가 거절당한 것을 알게 된다. 참 난감한 일이다. 그래서 까베세오라는 방식이 생겼다고 한다.

까베세오는 자존심 문제만이 아니라 효율성의 문제이기도 하다. 땅고는 대체로 조용한 춤인데, 다들 춤 신청을 하려고 밀롱가를 이리저리 돌아다니면 카페 같은 밀롱가의 분위기가 어떻게 되겠는가. 이때 눈짓만으로 플로어로 나갈 수 있다면 불필요한 동선을 줄일 수 있다. 시선을 사이에 두고 이쪽도 고개 까딱, 저쪽도 고개 까딱. 그리고 오케이. 그러면 남자가 여자에게 다가가서 그녀를 데리고 플로어로 간다. 그리고 이어지는 관능과 애수의 몸짓들. 하나의 딴다가 끝나면 남자는 여자를 원래 자리로 에스코트해준다. 매우 간단하다. 누군가를 사귀고 만나는 것도 이렇게 간단하면 참 좋을 텐데 하는 생각도 슬쩍 든다.

우리나라의 밀롱가에서도 까베세오로 춤 신청을 하지만 아직은 일반적인 말로 하는 춤 신청이 더 많다고 한다. 하지만 까베세오라는 게 있다는 정도는 알아두자. 밀롱가에서 누군가가 열심히 눈짓을 보내고 있는데 "저 사람 왜 저러지? 왜 나한테 자꾸 눈짓을 해? 이상한 사람이네?" 이러면 곤란하지 않겠는가.

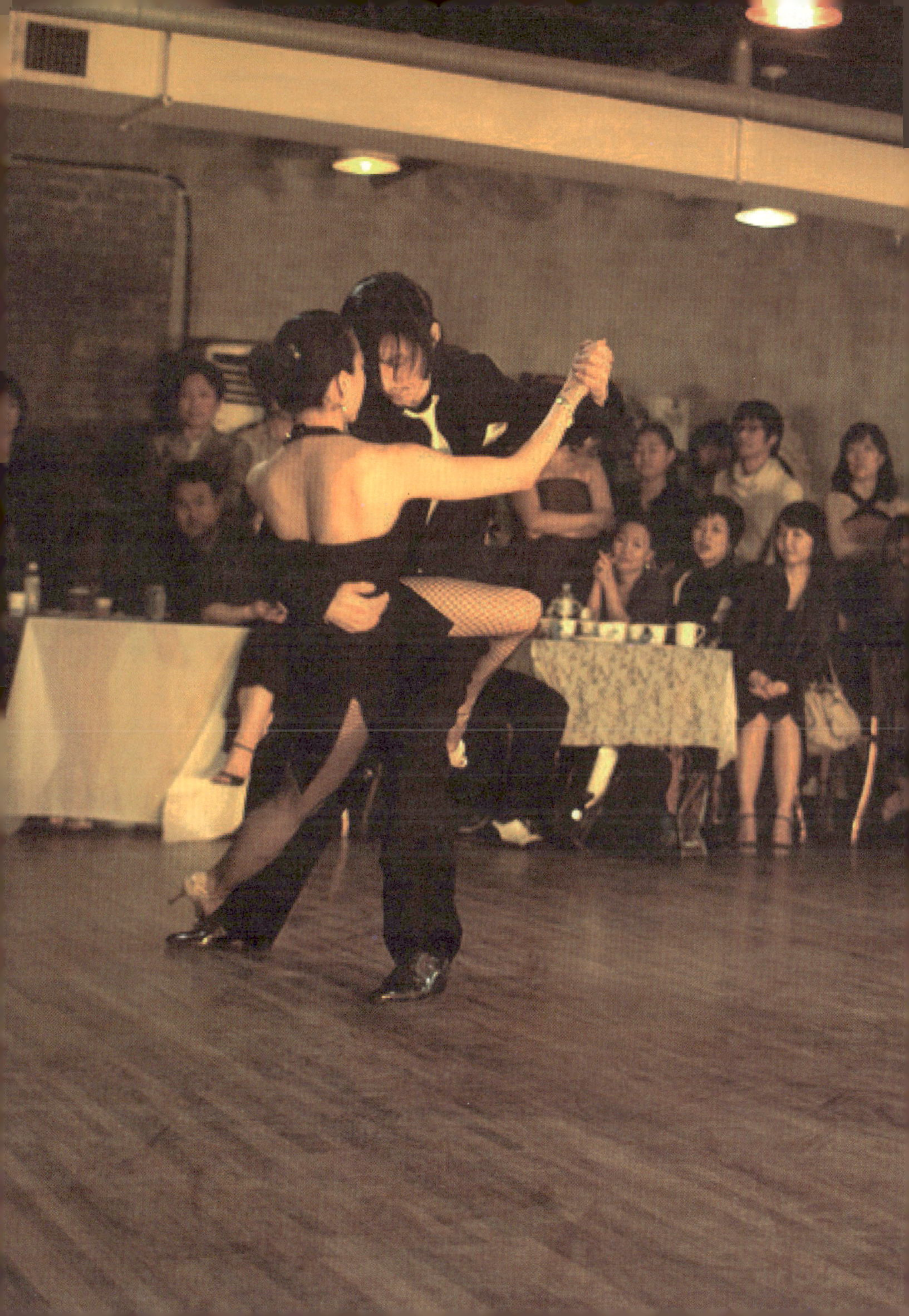

밀롱가에서의 춤 신청에 대해 좀더 살펴보자. 까베세오건 아니건 간에 춤 신청은 다른 소셜 댄스들처럼 남자가 한다. 여성이 춤 신청을 할 수 없다는 것은 아니지만, 그래도 신청은 남자가 해야 한다는 것이 암묵적인 룰이다. 그렇다면 여성은 자신이 추고 싶은 사람이 있을 때 어떻게 해야 할까? 남자만이 춤을 신청하는 것은 불공평하지 않느냐는 말에 나의 땅고 선생님은 이렇게 이야기했다. "까베세오를 통해 사실 여성도 상대를 고르게 돼요. 자신이 추고 싶은 땅게로 쪽을 바라보면 되니까. 그러면 시선이 더 자주 마주칠 거 아니겠어요? 결국은 서로가 상대를 선택하게 되는 거죠."

말을 듣고 보니 참 오묘하다. 그러면 까베세오가 아닐 때는 어떻게 해야 할까? 일반적인 경우와 마찬가지로 남성은 다가가서 춤 신청을 하고 여성은 거절하거나 수락하게 된다.

땅고는 다른 춤에 비해 여성이 춤 거절을 많이 하는 편이다. 그건 땅게라들이 까다로워서가 아니라 춤의 특성 때문이다. 땅고는 서로 거리를 두고 마음껏 몸을 움직이는 춤이 아니다. 상체가 맞닿아 고정되는 춤이고, 이건 서로의 움직임을 많이 제약하는 춤이라는 뜻이다. 이 상태에서는 서로 호흡이 맞지 않으면 불편하거나 심지어는 고통스러울 수도 있다. 더구나 땅고는 한 번에 서너 곡을 묶어서 춘다. 한 곡으로 끝나는 스윙이나 살사에 비해 부담이 더 심하다.

그러므로 땅게로는 밀롱가에서는 거절 당하는 것을 너무 심각하게 생각하면 안 된다. 그저 자신과 즐겁게 춤을 출 다른 땅게라를 찾으면 된다. 나는 밀롱가에 나선 첫날부터 거절을 당했는데, 오히려 그 과정을 통해 그제야 제대로 된 밀롱가의 일원이 된 듯한 느낌을 받았다.

춤 신청을 거절당하는 일은 땅게로라면 언제든지 한 번씩 겪는 일이다.

땅고를 추기 위해서는 마음에 여유를 가지고 천천히 출 수 있어야한다. 계속 노력하되 조급해하지 않는 것이 중요하다. 그런 넉넉한 마음가짐을 갖고 춤과 음악, 밀롱가에 녹아든 문화 전반을 즐기도록 하자. 땅고는 독특하고 각별한 춤이고, 그걸 즐기기 위해서는 어느 정도의 희생과 애정이 필요하니까.

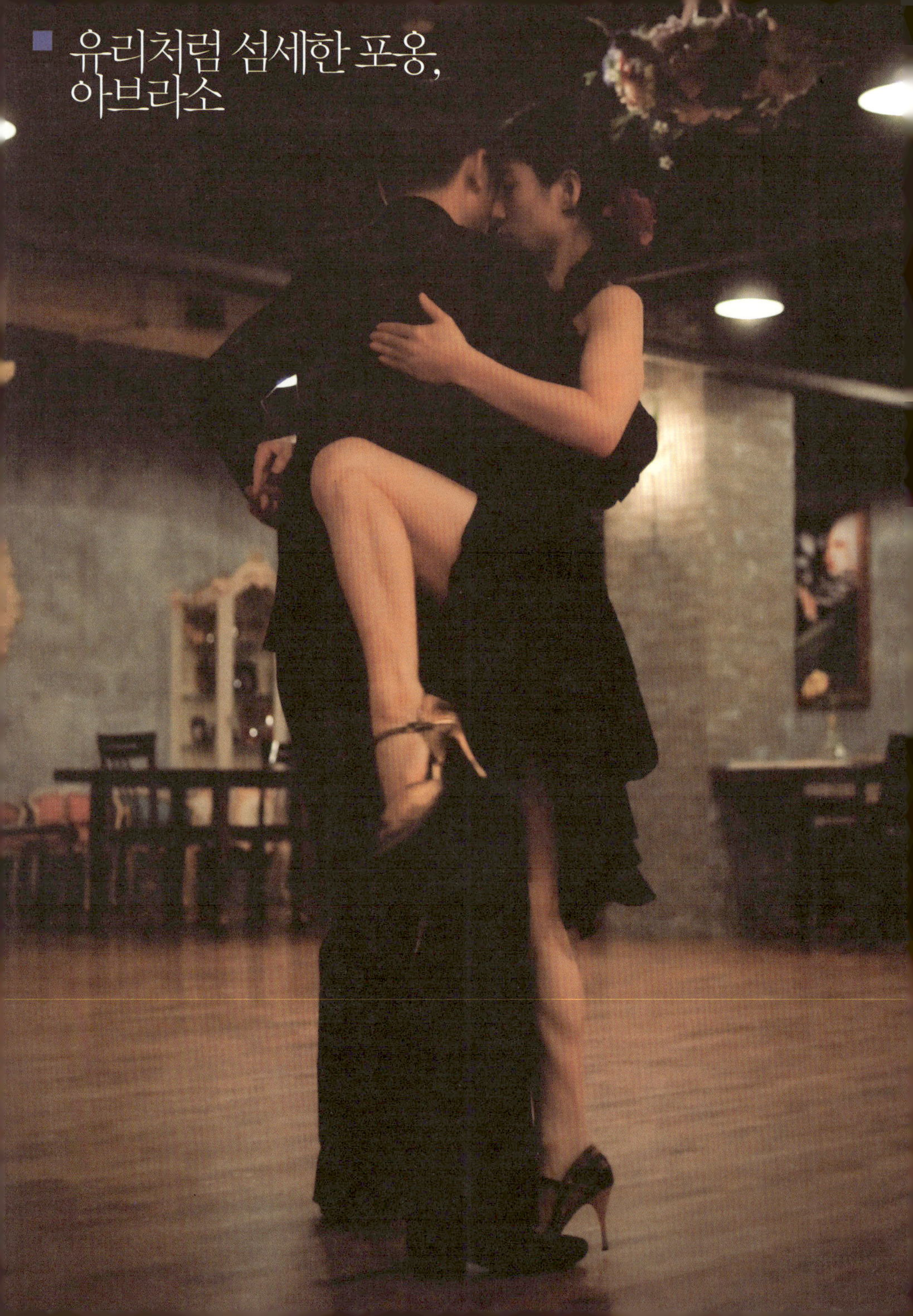
유리처럼 섬세한 포옹,
아브라소

땅고는 포옹하는 춤이다. 기본적으로 두 사람이 '끌어안고' 걷는 춤이다. 그래서 땅고의 홀딩 방법을 일컫는 단어가 따로 있다. 바로 '아브라소'다. 아브라소는 에스파냐어로 '포옹'이라는 뜻이다. 땅고의 기본 아브라소 형태는 상체가 거의 붙는 것이다. 갑자기 낯선 사람과 몸이 붙는 것은 민망한 일일 수 있다. 외국에서야 인사로서 쉽게 포옹을 하지만 우리나라에는 이런 문화가 없으니 말이다. 그래서 처음에는 서로 떨어진 상태로 포옹을 하는 아브라소를 가르치는 경우가 많다. 이게 더 쉽기 때문이라기보다는 이쪽이 한국인들의 정서상 거부감이 덜하기 때문이다.

아브라소의 종류에는 세 가지 정도가 있다. 가슴이 완전히 맞닿는 밀롱게로 스타일milonguero style, 한쪽 가슴이 살짝 오픈되는 살롱 스타일salon style, 그리고 어느 정도 떨어져서 오픈된 자세로 상대방을 홀드하는 누에보 스타일nuevo style이다. 누에보 스타일은 본래 정통 땅고 음악이 아닌 곡에 맞춰 춤을 추기 위해 개발된 아브라소인데, 현재 국내에서는 초급을 위한 아브라소 형태로도 쓰인다. 나 역시 누에보 아브라소로 자세를 잡는 것이 마음이 편하다. 누에보 아브라소의 경우에는 실력이 부족하다 해도 발이 덜 엉키는 장점도 있다.

발이 엉키는 이야기가 나와서 하는 말이지만 땅고는 기본적으로 '걷는 춤'이다. 그런데 상체는 서로 맞닿아 있으니 발을 내딛을 공간이 부족하다. 그 모순을 극복하기 위해서 필연적으로 상체는 맞대지만 그 아래는 살짝 떨어뜨리는 사람 인(人) 자의 모양을 만들게 된다. 이때 두 사람의 무게중심은 가슴에 있다. 땅게로가 가슴으로 밀며 앞으로 걸음을 옮기면 땅게라는 가슴으로 리드를 받으며 뒤로 걸음을 옮기는 식이다. 땅고를 말할 때 흔히 나오는 문장인 '하나의 심장 네 개의 다리'는 이런 기본자세를 일컫는 은유다.

　이 상태에서 다양한 기술이 이어진다. 땅게로는 땅게라가 자신의 주위를 돌게 할 수도 있고, 땅게라는 다양한 다리 동작을 연출하기도 한다. 간초, 볼레오, 바리다, 사카다, 오초 등은 모두 땅고에서 표현할 수 있는 다양한 기술들의 이름이다.

● **바리다 barrida** 에스파냐어로 '쓸기'라는 뜻이다. 자신의 발을 파트너의 발에 접촉한 후 바닥을 쓸듯이 옮기는 동작이다. 이때도 실제 리드는 상체를 통해 이루어진다.

● **사카다 sacada** 파트너의 발이 있는 자리에 자신의 발을 놓으면서 위치를 바꾸는 동작. 남녀의 발이 진행 방향을 교차시키면서 한 공간에서 서로 만나게 한다. 이때 리드는 상체의 이동을 통해 이루어진다.

● **오초 ocho** 에스파냐어로 '8'이라는 뜻이다. 가슴 위, 아래가 분리되는 리드를 통해 여성의 스텝이 8자 모양이 되기 때문이다. 땅고의 기본을 이루는 동작이다.

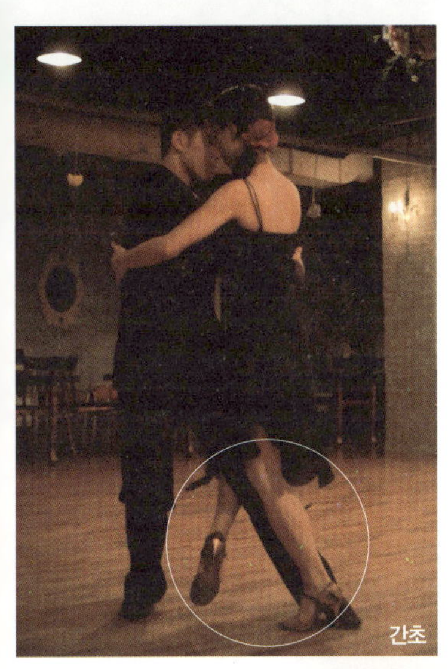

간초

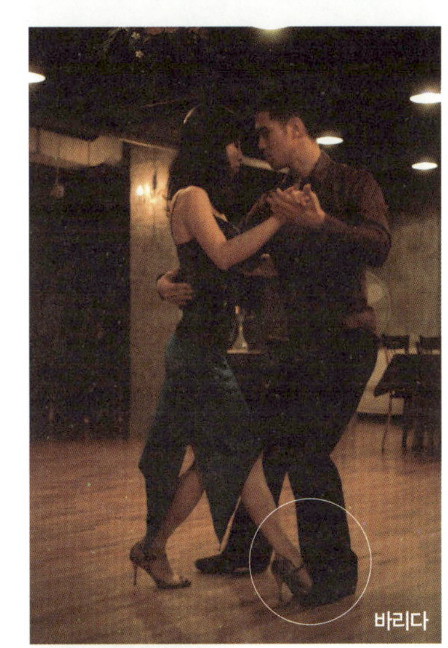

바리다

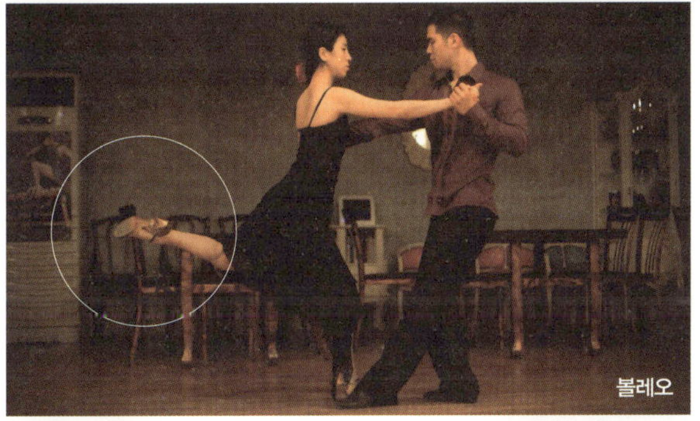

볼레오

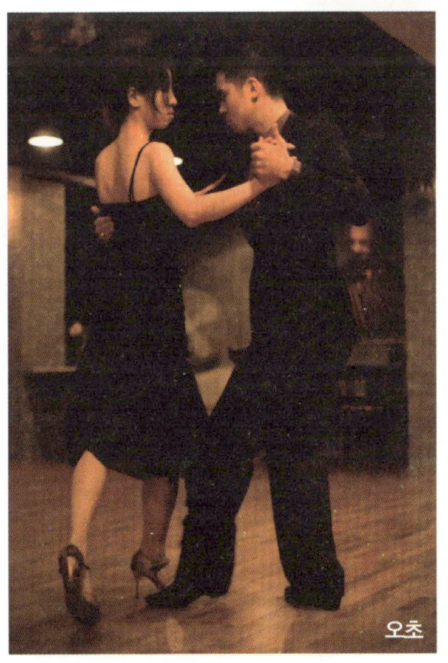

오초

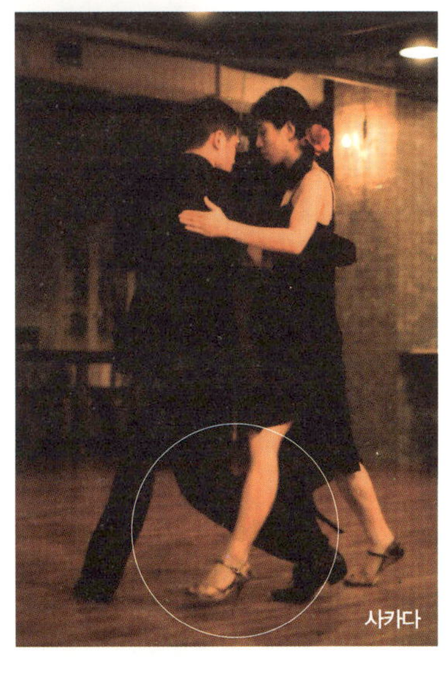

사카다

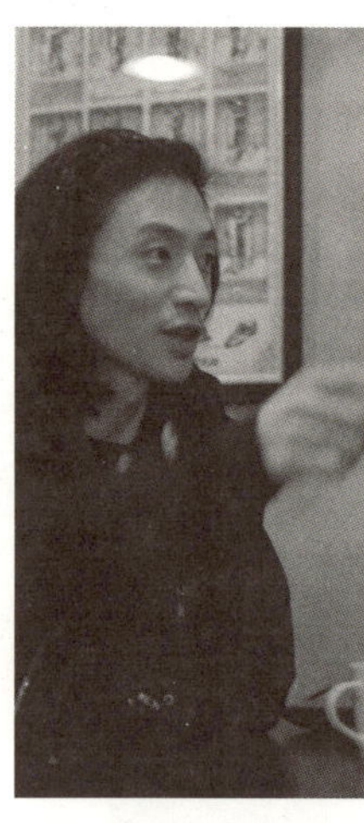

> " 인생이 끝날 때까지
> 즐길 수 있는 춤이라는
> 생각으로
> 땅고를 추고 싶어요 "

마정필 (닉네임 땅고리우스, 5년차 땅게로, 땅고 강사)

땅고리우스는 땅고 인스트럭터이자 이제 5년차에 접어드는 땅게로이다. 그는 신사역에 위치한 밀롱가 엘 땅고의 공동 운영자이기도 하다. 영화 속 한 장면을 위해 땅고를 배우기 시작한 그에게 이제 땅고는 인생 끝까지 즐기고 싶은 춤이 되었다.

상대를 리드하는 데 필요한 커넥션이 처음에는 너무 어려웠어요

Q : 소셜 댄스를 시작하게 된 계기는 무엇이었나요?

A : 본래 직업은 배우입니다. 서울예대 연극과 출신이고요. 2006년 봄에 독립영화에 출연하게 됐는데 영화에 탱고를 추는 장면이 있었어요. 꿈이나 환상 속에 탱고가 등장하는 장면이었는데 감독님이 탱고를 배워야 한다고 하시더군요. 그것도 프로 댄서가 공연하는 것처럼 아주 잘해야 한다는 거예요.

그전에도 배우 겸 안무가로 활동하고 있었고, 혼자서 추는 춤은 무척 좋아했지만 커플 댄스에는 전혀 관심이 없었어요. 스윙이나 살사가 있다는 건 알고는 있었지만 오히려 거부감이 있었고요. 그래서 처음에는 안 한다고 했는데, 감독님의 설득에 넘어갔죠. 그것도 일주일에 두 번 정도만 연습하면 된다고 해서 수락한 건데 막상 연습에 들어가니 그것 가지고는 안 된다고 해서 두 달 동안 매일 9, 10시간 정도 밀롱가에서 연습을 했어요. 그런데 작품이 끝난 다음에 절 가르쳤던 선생님께서 같이 일을 하자고 하시더라고요. 제가 무용도 많이 하고 그러다보니 괜찮게 보셨던 것 같아요. 그때부터 땅고와의 인연이 본격적으로 시작됐죠.

Q : 다른 춤을 추셨다면 어떤 종류를 주로 하셨는지요?

A : 현대무용, 발레, 재즈댄스, 한국무용, 탭댄스, 힙합 등 혼자 하는 춤은 대부분 경험해본 것 같아요. 하나를 깊이 판 건 아니지만 한 춤마다 2년 이상씩은 했어요. 그런 경험이 나중에 공연 안무를 짤 때도 많이 도움이 되더군요.

Q : 땅고를 배울 때 어려웠던 점은 없으셨나요?

A : 사실 동작들 자체는 그리 어렵지 않았어요. 무용이나 연극을 하면서 신체 트레이닝을 많이 하다보니 몸을 제어하는 건 잘하는 편이었어요. 땅고가 신체에 주는 부담은 발레나 현대무용보다 낮은 편이거든요. 오히려 처음에 느낀 어려움은 동작 자체보다 상대를 리드하는 데 필요한 커넥션 감각이었어요. 처음으로 땅고 안무 연습을 했을 때 보기에는 쉬운 동작인데 파트너와 함께하면 안 되는 거예요. 서

로 외워서 맞추면 된다고 생각한 게 잘못이었죠. 정해진 안무가 있지만 상대방과의 커넥션 없이 각자 외운 대로 자기 것만 하면 자연스러운 동작이 나올 수가 없죠. 두 달 동안 공연 연습을 하면서도 밀롱가에서 공연 파트너 외의 다른 땅게라에게는 춤 신청을 할 수가 없었어요. 공연 동작만 연습했으니까요. 나중에 선생님한테 "밀롱가에서 리드하는 것 좀 가르쳐주세요" 하니까 선생님이 굉장히 어이없어하시더군요. 어려운 공연 안무는 하면서 밀롱가에서 자연스럽게 춤을 출 수 있게 하는 기본적인 리드는 못 했던 거죠. 그러다보니 저도 처음에는 밀롱가에서 감히 춤 신청은 못 하고 멍하니 앉아만 있었어요.

그때만 해도 피해를 주면 어떻게 하나, 불편하게 하면 어쩌나 하는 생각이 들어서 춤 신청을 못 했어요. 리드를 해도 마음껏 뭘 못 하고 굉장히 소심하게 조심조심. 그걸 깨는 데 한 달 정도 걸린 거 같아요.

우리나라에도 멋진 밀롱가가 있으면
좋겠다고 생각했어요

Q : 땅고는 리더에게 불리한 춤이라고 하는데, 어떤가요?

A : 제가 땅게라 쪽의 움직임도 알아야 하니까 팔로를 해보기도 하는데, 땅게라를 하면 확실히 땅게로보단 쉽고 재미있다는 생각이 들어요. 음악을 들으면서 리드를 기다리면 되니까. 그래서 땅게라들이 어느 정도 수준이 되면 수업을 안 듣는 것 같아요. 물론 땅게라도 잘하기 위해서는 트레이닝이 필요하죠. 트레이닝이 어느 정도 되어 있다면 내

가 알지 못하는 동작이라도 리드에 의해서 다 이루어지거든요.

그런 점에서 땅고는 리드하는 쪽에게 힘든 춤이긴 해요. 땅게라에 비해 두 배로 연구를 해야 하고 한 딴다를 책임져야 한다는 부담이 있어요. 뭐랄까, 한국 남자들은 그런 게 있잖아요. 뭘 해도 여자를 만족시켜주고 싶어한다고 할까요. (웃음) 여성을 만족시켜주지 못하면 자괴감이 들고 무능력한 사람인 것 같아서 초반에 땅게로에게 필요한 건 이런 부담감을 떨쳐버리고 단순히 춤을 즐기려는 마음인 것 같아요. 처음부터 잘하는 사람 있나요? 초보라 안 된다고 기죽을 필요는 없죠. 꾸준히 연습하면서 하나하나 터득해나가는 거죠. 시간이 지날수록 점점 더 재미있게 춤추고 있는 자신을 보면 즐겁잖아요.

Q : 춤출 때 어떤 땅게라가 멋있고 함께 춤추고 싶다는 생각이 드나요?

A : 춤을 추면 상대가 나를 배려하고 있는지 아닌지 서로 느낄 수 있어요. 그런 분들과는 춤을 추면 언제라도 기분이 좋고 음악도 더 잘 듣게 되요.

사실 땅게라가 가진 춤의 스타일로 호불호를 말하긴 힘들어요. 땅고라는 춤 자체가 가변적이고 상대마다 다른 무엇이 된다는 점, 그 자체를 즐기는 거니까. 저와 춤 스타일이 비슷하면 물론 잘 맞긴 하지만 그렇다고 그 사람하고만 추려고 하는 건 일종의 편식이라고 생각해요.

Q : 현재 밀롱가 엘 땅고를 운영하고 계신데, 어떤 계기가 있었나요?

A : 처음 땅고를 배운 곳에서 그냥 땅고가 좋아서 또 그것을 알게 해준 것이 고마워서 2년 정도 자원봉사로 일을 도왔죠. 강습도 하

고 공연하고 그렇게 살고 있었는데, 시간이 지나면서 제가 그곳에 계신 분들과 춤을 보는 시각이나 세계관에 차이가 있다는 걸 느꼈어요. 제가 구속과 제약을 싫어하는 자유분방한 성격이라 땅고와 제가 안 맞는다는 생각까지 들었죠. 그때가 나름 방황기였던 것 같아요. 매일같이 춤을 추다가 두 달 정도 땅고를 끊고 살았죠. 결국 다시 다른 밀롱가에 나가서 간간히 춤을 추긴 했는데, 예전처럼 열정을 가질 수가 없더라고요. 그러다가 아는 분(함께 엘 땅고를 운영하고 있는 피쉬 님)이 아르헨티나에 간다고 하시길래, 머리도 식힐 겸 같이 가게 됐는데 너무 좋았던 거예요. 한국처럼 답답하지 않고 멋진 밀롱가, 자유분방하게 춤과 음악 그 자체를 즐기는 사람들을 보면서 한국에서도 이런 사람들과 이런 분위기가 가득한 밀롱가가 있었으면 좋겠다는 생각을 했죠. 그래서 한국에 돌아와서 피쉬 님에게 우리가 한번 새로운 공간을 만들어보자 했죠. 나중에 보니 서로 이상으로 삼는 밀롱가가 다르긴 했는데 (웃음), 좌우간 그렇게 동업해서 엘 땅고를 시작하게 됐어요.

인생 끝까지 즐기는 춤으로서 땅고를 추고 싶습니다

Q : 그렇군요. 현재 엘 땅고에서 강습을 하시고 공연 활동도 하고 계신데, 그중에 어떤 것이 가장 즐겁습니까?

A : 무엇을 딱 하나 꼽긴 어려운 것 같아요. 공연을 하면 관객에게 뭔가를 보여줘야 하잖아요. 그냥 밀롱가에서 추듯이 할 순 없고, 사

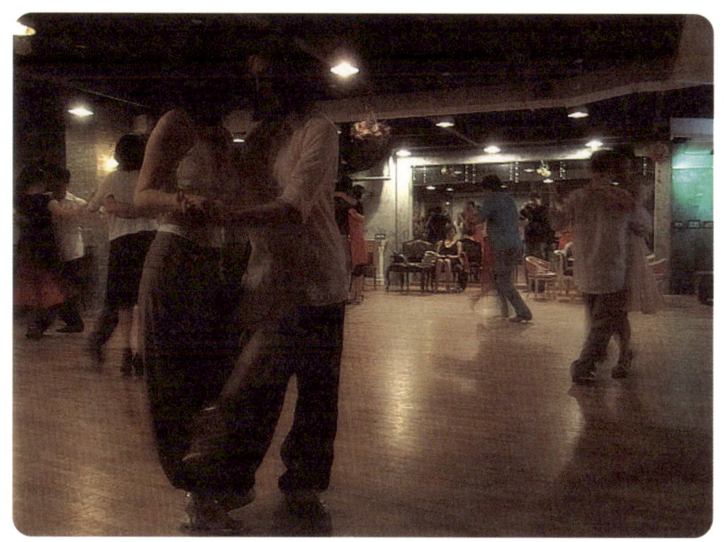

● 밀롱가에서 강습생들과 함께.

람들이 보고 좋아할 만한 것을 찾아내야 하는 그런 스릴이 있어요.

밀롱가에서의 춤은 남들 의식 안 하고 편하게 나아 파트너, 두 사람의 춤에 집중해서 서로 맞춰가는 점이 매력이죠.

강습할 때는 새로 배우시는 분들의 실력이 점점 늘어가는 것을 보는 게 좋아요. 처음에는 무지 스트레스를 받으면서 배우시던 분이 어느 순간 밀롱가에서 재밌게 춤추고 있는 걸 보면 저도 기분이 좋은 거죠. 좋은 걸 나누면 기쁨이 두 배가 된다고 하잖아요. 예전에 피라미드 판매 같은 거 하시던 분들이 "이거 진짜 좋아서 소개시켜주는 거다. 나만 알기 아까워서"라고 하시는데, 저도 그런 기분인 거 같아요. 정말 좋은 거고, 나만 알기 아까워서 다른 분들에게도 가르쳐드리고 싶은 그런 기분이요.

Q ： 땅고의 매력은 무엇이라고 생각하시나요?

A ： 여러 매력이 있는데 그중에 딱 한 가지만 꼽는 건 힘든 일이에요. 굳이 꼽으라면 저에게 있어서 땅고의 매력은 즉흥성? 남자들은 조립하고 그런 거 좋아하잖아요. 레고의 블록처럼 여러 가지를 조합해서 새로운 것을 만드는 점? 땅고에는 그런 면이 있어요. 거리, 방향, 에너지, 텐션 등 기본적인 몸의 원리들을 결합해서 나만의 새로운 스타일을 만들고, 그런 것들을 무한대로 다양하게, 순간순간 계속 해낼 수 있기 때문인 것 같아요. 굉장히 똑똑한 춤이지요. (웃음)

Q ： 땅고리우스 님이 생각하는 이상적인 땅고 인생이란 어떤 것인가요?

A ： 춤을 못 추게 될 때까지 계속 땅고를 추는 건 당연하겠죠. 땅고는 나이에 크게 제약을 안 받는 춤이니까 더욱. 하지만 그렇다고 이게 본업은 아니에요. 돈을 벌자고 밀롱가를 운영하는 건 아니고, 제가 여기 있지 않아도 엘 땅고가 자체 유지될 수 있을 정도로 자리가 잡히면 본격적으로 다시 연기를 해야죠. 그동안은 하루 이틀 시간 내서 할 수 있는 배역 외에는 거의 못해서 연기에 굉장히 굶주린 상태예요.

땅고를 본업으로 하시는 분들도 있는데, 저는 땅고가 본업이 되면 본의 아니게 땅고라는 춤이 싫어질 수도 있을 것 같아요. 이걸로 먹고 살기 위해서 힘들게 스트레스 받고 그러면 춤추러 즐기러 온 사람에게도 부정적인 영향을 끼칠 거예요. 땅고는 그냥 끝까지 즐기는 대상으로 놓고 싶어요.

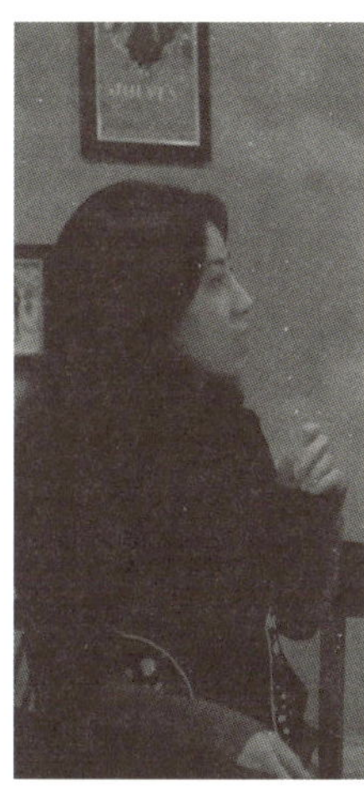

> **"**
> 아르헨티나에 땅고 게스트
> 하우스를 만들고 싶어요.
> 땅고를 배우는 사람들이
> 묵어가고 교류하는 장소로
> 말이에요
> **"**

이인경 (닉네임 피쉬, 9년차 땅게라, 땅고 강사)

피쉬는 땅고 인스트럭터이며 대전의 스윙 바/살사 바/밀롱가
인 아수까의 사장이자, 신사역의 밀롱가 엘 땅고의 공동 운영
자이기도 하다. 스윙과 살사를 모두 경험한 그녀가 땅고를 선
택한 것은 상대와 교감하는 땅고만의 느낌 때문이다.

뭐가 딴 세상에 들어온 것 같았어요. 이런 문화도 있구나 싶었죠

Q : 소셜 댄스를 시작하게 된 계기는 무엇이었나요?

A : 10년 전에 인도로 배낭여행을 간 적이 있어요. 그러던 어느
날, 갠지스 강 근처의 게스트 하우스 옥상에서 외국 애들에게 게임을
가르쳐주면서 놀고 있었죠. 그때 벌칙이 진 사람이 개인기를 하는 거
였어요. 그런데 어떤 한국 여자 분이 외국인 한 명을 붙들고는 살사를
추더군요. 그때 처음으로 살사를 접하게 되었죠. "와, 그게 뭐냐!" 싶
었죠. 그러고서는 한국에 돌아온 후에 그 언니를 다시 만나서 홍대 살

사 바에 갔는데 뭔가 딴 세상에 들어간 것 같았어요. 이런 문화도 있구나 싶었죠. 당시에는 집이 대전이어서 대전에서 살사를 배울 수 있는 곳을 찾다가 대전의 '아수까'에 자리를 잡고 있는 동호회였던 '라틴 속으로'에 들어가서 살사를 배웠어요.

Q : 살사는 어땠나요? 살사로 시작하셨다가 땅고를 배우게 되신 계기는 무엇인지 궁금하네요.

A : 재밌었어요. 당시 대전의 살사 스타일은 서울과 달랐어요. 담백하고 모범생 스타일이라고 해야 할까? 땅고를 처음 본 건 살사 초급을 마치고 졸업 공연을 막 했을 즈음에 있었던 크리스마스 파티에서였어요. 그때 땅고 공연을 봤거든요. 그때도 "와! 저거 좋다" 싶어서 땅고도 배웠어요. 제가 속한 동호회에서는 살사와 땅고를 같이 가르쳐주고 있었거든요. 그 당시에는 당연히 살사도 하고 땅고도 해야 하는 줄 알았어요. 지금처럼 댄서들이 분화되지 않은 때였죠. 초창기에는 소셜 댄스라는 걸 추는 사람 자체가 별로 없었고 춤출 곳도 없다보니 아수까처럼 한 공간에서 스윙, 살사, 땅고를 다 하곤 했으니까요. 그런 식으로 스윙도 조금 배웠고요. 선배 하나가 서울에 가서 스윙을 배워오더니 "스윙도 해야 돼!" 그러면서 가르쳐서. (웃음)

Q : 지금과 비교하면 많이 다르네요. 춤 세 개를 모두 하는 게 어렵진 않았나요?

A : 어려운 줄 몰랐어요. 뭔가 배운다고 생각하면서 한 거 같진 않아요. 새로운 문화라고 생각하고 즐겼던 것 같아요. 그런데 시간이

지나면서 동호회들이 점점 분리되기 시작했어요. 각각의 춤을 배우는 인원도 늘고 분업이 되었죠. 처음에는 동호회에서 정모를 하면 음악을 살사 음악 반 땅고 음악 반을 틀었어요. 그런데 한쪽만 배우거나 살사와 땅고 중 하나만 유독 좋아하는 애들이 생겨났고 나중에는 "지금 살사만 10분째 나오고 있다"는 식의 항의도 많아지기 시작했죠. 그래서 각자 정모를 하다 보니 서로 교류도 점점 없어졌어요.

Q : 처음에는 춤 세 개를 다 추셨는데 이후에 땅고를 선택하게 된 건 어떤 이유였나요?

A : 땅고는 상대에게 귀를 기울이는 느낌이 있어요. 춤추는 내내 서로의 말을 들어준다고 할까? 생각해보면 우리가 3분 동안 누구의 말을 귀를 기울여 듣는다는 게 쉬운 일이 아니잖아요.

춤은 제 삶의 탈출구가 되어주었어요

Q : 지금은 아수까의 사장이시기도 하죠?

A : 네. 서른 되던 해에 인수했어요. 당시에 완전히 춤에 빠져 있었던 것 같아요. 소셜 댄스가 제 삶에 탈출구가 되어주었어요. 당시에 방송작가 일을 하면서 스트레스가 굉장히 많았는데 그걸 해소해주는 데다가 항상 거기 가서 놀아야 노는 것 같았고 (웃음) 수다를 떨어도 바에 가서 해야 할 것 같았어요. 그런데 그렇게 몇 년이 지났는데. 아수

까의 주인장이 아수까를 팔고 서울에 올라가겠다고 하더라구요. 그래서 "안 돼. 난 만날 여기에서 놀아야 하는데! 정 그러면 내가 살게." 이렇게 된 거죠. 당시에는 제가 잠깐 관리를 하고 있으면 누군가 또 나타나겠지 하는 가벼운 마음으로 시작했어요. 그런데 바를 인수하고 나니까 "너는 바 주인이니까 이제 동호회 사람이 아니야"라고 다들 그러는 거예요. "그럼 나 바 안 할래" 라고 했지만 이미 그때는 늦은 거였죠. 그런데 지금도 그렇지만 그때도 저는 동호회에 대해 자부심을 많이 느끼고 있었어요. 문화를 만들어간다는 매력이라고 해야 하나. 상업적인 목적이 아니라 젊은이들의 문화를 만들어 가고, 이것들을 즐기고 있다는 점에서요. 새로운 시도와 문화를 우리의 것으로 만들어나간다는 것에서 큰 자부심을 느끼죠. 어떻게 해야 멋진 놀이 문화를 만들 수 있을까 고민도 하고. 그래서 아르헨티나 여행을 다녀온 직후에는 대전 땅고 페스티벌을 열기도 했어요. 야외에서 땅고를 추는 게 핵심이었죠. 모든 사람들과 공유하고 싶은 생각 때문이었어요.

Q : 신사역에서 밀롱가 엘 땅고를 공동 운영하시는 것으로도 알고 있어요. 어떻게 시작하시게 됐나요?

A : 엘 땅고는 땅고에 대한 욕심이 생겨서 시작했어요. 최종적으로는 아르헨티나에 탱고 게스트 하우스를 만들고 싶어요. 땅고를 배우는 사람들이 묵어가고 교류하는 장소로요. 그 사전 작업으로 한국에 먼저 땅고를 추는 전 세계 사람들이 드나들 수 있는 곳이 있으면 좋겠다고 생각했어요. 그런데 대전이라는 지역은 그런 네트워크를 구축하기에 좋은 위치가 아니었고 서울에 있으면 했던 거죠.

아시아 사람들은 한국 땅고를 높이 치는 분위기예요. 실력이나 규모가 굉장히 빨리 성장한 편이거든요. 매일 땅고를 출 수 있는 바가 있는 나라는 아시아에서 한국뿐이에요. 그래서인지 외국 댄서들도 한국에서 뭔가를 같이 하고 싶어해요. 그런 것들을 보면서 저도 여러 가지를 할 수 있는 가능성을 생각해요.

Q : 땅고를 출 때 사람들이 어려워하는 점이 있다면 무엇인가요?

A : 땅게로는 리드해야 한다는 부담감이 벽이지 싶어요. 자기가 뭘 해야 한다는 강박관념이 있기 때문에 뭔가 정해진 패턴을 익혀야 춤을 출 수 있다고 생각해요. 그러니 음악을 먼저 듣는 게 아니라 스텝을 외워서 하게 되고. 이 단계를 넘는 게 필요하죠. 땅게라의 경우에는 한 발로 안정감 있게 서는 걸 초반에 힘들어하는 것 같아요. 평생 두 다리로 서 왔을 테니까. 저는 탱고가 다른 춤에 비해서 서로에게 집중해야 하고 대화를 나누어야 하는 춤이라고 생각하는데, 남자도 여자도 대화의 기술이 부족한 것 같아요. 남자들은 무조건 리드에만 급급하지 말고 상대의 말에 귀를 기울여줬으면 좋겠고, 여자는 묵묵히 듣지만 말고 자신의 의사를 표현할 수 있으면 좋겠어요. 우리나라 사회의 단점이 춤에서도 반영되는 것 같아요.

Q : 땅고를 그만두고 싶었던 일이 있나요?

A : 사람한테 실망할 때요. (웃음) 춤이 싫어서 그런 일은 없죠.

땅고는 한 곡의 춤으로
사람을 치유해줄 수 있는 매력이 있어요

Q ： 아르헨티나에 다녀오셨다고 말씀하셨는데, 그곳의 춤은 어떤가요? 말 그대로 땅고의 나라인가요?

A ： 배낭여행을 좋아해서 아르헨티나뿐만 아니라 페루나 브라질 같은 다른 여러 나라들도 많이 다녀왔어요. 개인적으로는 아르헨티나가 땅고의 나라인진 모르겠지만, 최소한 부에노스아이레스는 땅고의 도시예요. 밀롱가에서만이 아니라 길가에서도 식당에서도 땅고를 추고, 할머니, 어머니, 손녀가 대를 이어서 춤을 추죠. 춤이 삶에 녹아 있어요.

그곳에서 밀롱가는 할아버지부터 젊은 애들까지 일상생활처럼 노는 곳이에요. 젊은 애들에게는 땅고를 추다가 "우리 나가서 커피나 할까?"하고 작업을 하는 데이트 장소이기도 해요. 물론 춤이나 음악을 좋아하는 사람들이 오는 곳이기도 하고요. 여러 가지 모습으로 땅고를 춰요. 경건하게 땅고만 추는 그런 공간이 아니라 그냥 삶의 공간이죠.

부에노스아이레스에서는 시에서 땅고 페스티벌을 주최하는데 우리나라로 치면 여의도 국회의사당 앞의 8차선 도로를 막아놓고 땅고를 춰요. 그날에는 그 도시에 살고 있는 사람들뿐만 아니라 그 도시에 있는 다른 나라 사람들도 나와서 밤새도록 도로를 점령을 하고 그냥 음악을 듣기도 하고 춤을 춰요. 그 자유로운 분위기는 큰 문화적 충격이었지요.

Q : 아수까를 운영하면서 스윙, 살사, 땅고 댄서들을 많이 접하셨을 것 같습니다. 각각의 춤을 추는 사람들 사이에 정서적으로 차이가 있나요?

A : 꼭 나눌 수 있는 건 아니지만 전체적으로 다르긴 해요. 스윙 추는 사람들은 발랄해서 춤을 추러 온 건지 애들하고 놀러 온 건지 모를 정도로 명랑하고 밝아요. 살사 추는 사람들은 자기표현 욕구가 강한 사람들이라는 느낌이고, 땅고는 외로운 영혼들이 추지 않나 하는 생각이 드네요. 보여주는 춤이 아니라 두 사람 사이의 춤이라 소극적이나 소심한 사람들도 출 수 있다는 생각이 들고요.

Q : 사람들에게 땅고를 권하고 싶은 이유 혹은 다른 춤과 차별되는 땅고만의 매력은 무엇인가요?

A : 앞에서도 이야기한 '소통'이요. 땅고는 서로 상대방에게 귀 기울이는 춤이고 그래서 외로운 영혼들이 많이 모이는 것 같아요. 땅고에서 아브라소를 하잖아요? 우리나라에는 안아주는 문화가 별로 없는데 누군가가 나를 따뜻하게 안아주고 귀를 기울여준다는 것이 큰 위안이 되죠. 땅고에는 한 곡의 춤으로 사람을 치유해줄 수 있는 매력이 있어요.

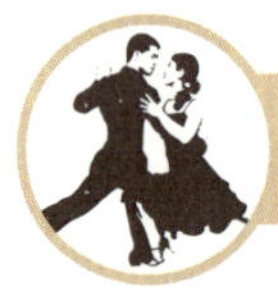

탱고 동호회와 밀롱가

● 탱고 동호회

아르헨티나 탱고(땅고)는 스윙이나 살사와는 달리 종종 동호회와 강습 스튜디오(혹은 밀롱가)가 명확하게 분리되어 있지 않는 경우가 많다. 여기에서는 서울을 중심으로 활동하는 동호회를 소개해본다.

라틴속으로 http://cafe.daum.net/latindance
탱고시덕션 http://cafe.daum.net/tangoseduction
LNT탱고살사클럽 http://cafe.daum.net/LnT
아딕시온 http://cafe.daum.net/adiccion
탱고코리아 http://cafe.daum.net/TangoKorea
땅고빠라띠 http://cafe.daum.net/tangoparati
탱고시티 http://cafe.daum.net/tangocity
땅고아르떼 http://cafe.daum.net/Tangoarte
아트탱고 http://cafe.daum.net/tangoperformance
라빠시온땅고 http://cafe.daum.net/flordeltango
땅고델라노체 http://cafe.daum.net/noche
살리다 http://cafe.naver.com/salida
필라땅고 http://cafe.daum.net/PhilATango
땅고아모르 http://www.tangoamor.co.kr
이지탱고 http://cafe.daum.net/EasyTango

● **밀롱가**

스윙 바, 살사 바에 비해 밀롱가의 수는 그리 많지 않다. 강습 스튜디오가 특정 요일에 밀롱가로 사용되는 곳을 합하면 서울에 약 10여 개 이상의 밀롱가가 운영되고 있다. 아르헨티나 탱고는 동호회를 통한 강습과 밀롱가에서 직할로 운영하는 강습이 혼재되어 있다. 밀롱가에서 운영하는 인터넷 카페에서 강습 신청을 하는 경우도 자주 있으니 관심이 있다면 들어가 볼 것을 권유한다.

아따니체 (3호선 신사역)

http://cafe.daum.net/tangoxtango

엘 불린 땅고 스튜디오 (3호선 신사역)

http://cafe.daum.net/elbulin

엘 땅고 (3호선 신사역)

http://cafe.daum.net/eltangocafe

오나다 (2호선 홍대입구역)

http://milonga.kr

땅게리아 델 부엔 아이레 (3호선 압구정역)

http://cafe.daum.net/tangoseduction
http://tangoseduction.co.kr(영문 사이트)

2009년 베트남
순수하게 춤을 위한 여행을 떠나다.

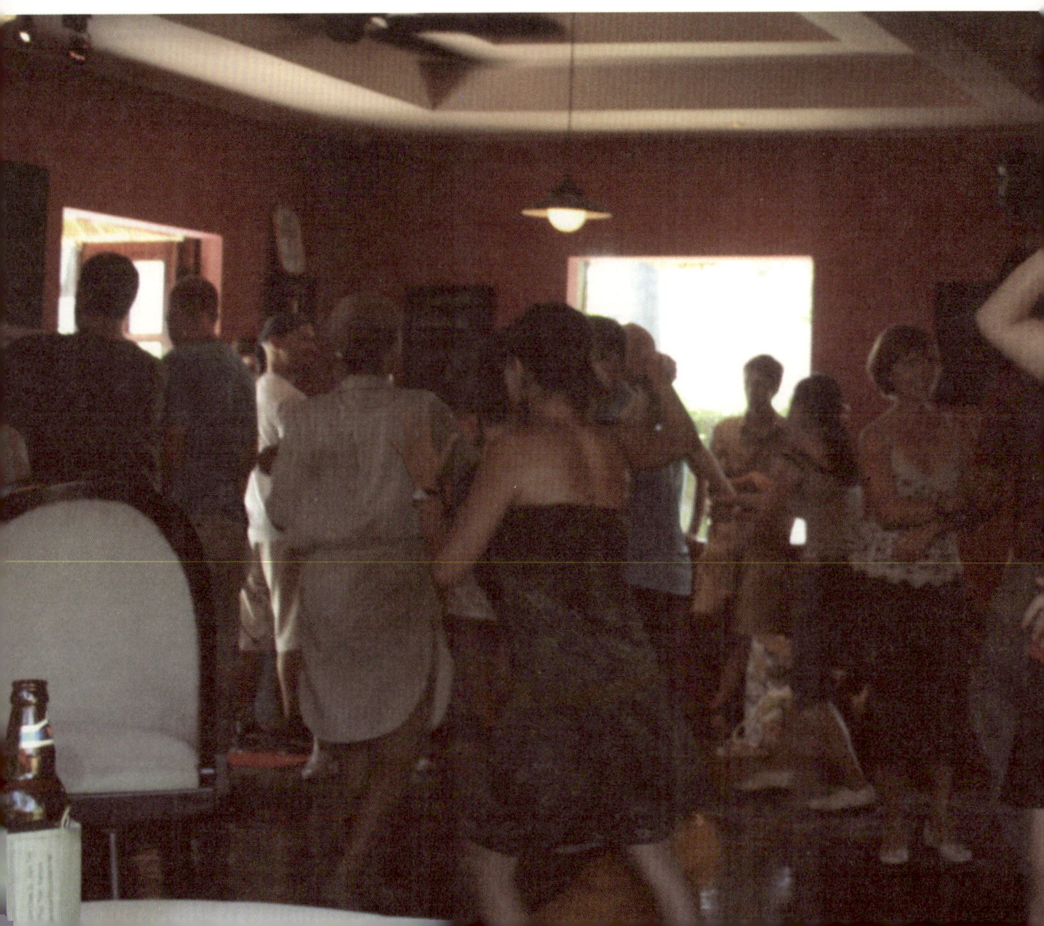

My dancing trip

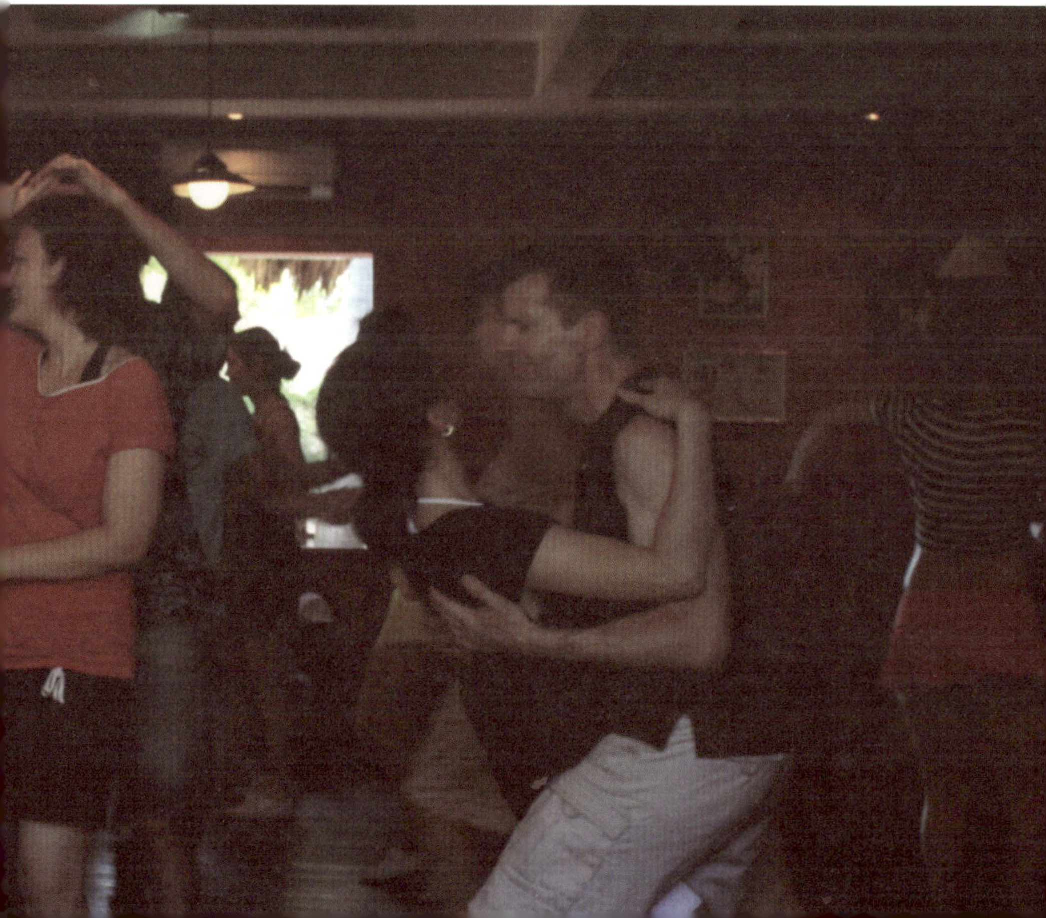

나는 왜 이곳에 왔는가

사이공 공항에 내렸다. 이곳은 베트남. 우리, 즉 리사와 아람 그리고 나는 민간 스윙 교류 행사인 베트남 린디 익스체인지Vietnam Lindy Exchange, 이하VLX에 참가하기 위해 사이공에 온 한국의 스윙 댄서다. 하지만 아직 여행은 끝이 아니었다.

무려 스윙 댄스를 추기 위해 베트남까지 비행기를 타고 날아온 세 명의 용자이건만, 우리 셋은 카페에서 쌀국수를 먹고 나서 멍하니 시간을 보냈다. 달리 갈 곳도 없었고, 사이공 시내에서 당장 볼 만한 것도 없었다. 있다 해도 수 시간의 비행기 여행에다, 여행 스트레스로 진이 빠진 상태에서 무거운 짐을 들고 돌아다닐 기력이 없었다. 우리를 VLX 행사 장소인 무이네로 데려다 줄 버스는 앞으로 4시간이나 기다려야 도착한다.

그러다보니 내심 불평이 쌓이고 있었다. 셔틀버스를 타고 무이네에 도착하면 이미 새벽. 우리는 결국 하루 종일 아무것도 하지 못하는 것이었다. "셔틀버스를 좀더 자주 운행하면 안 되는 거야? 여기 주최자들 운영을 잘 못하는군." 지금 생각하면 큰일 날 소리를 하며 그렇게 늘어져 있다 보니 나도 모르게 중얼거리기 시작했다 '아! 나는 도대체 여기에 왜 왔지?' 정말, 그랬다. 나는 사실 여기에 꼭 오고 싶다고는 생각하지 않았던 것이다. 춤추러 해외에 가다니, 사치 아니야? 처음에는 정말 그렇게 생각했다. 그런데 왜 나는 이곳에 왔는가.

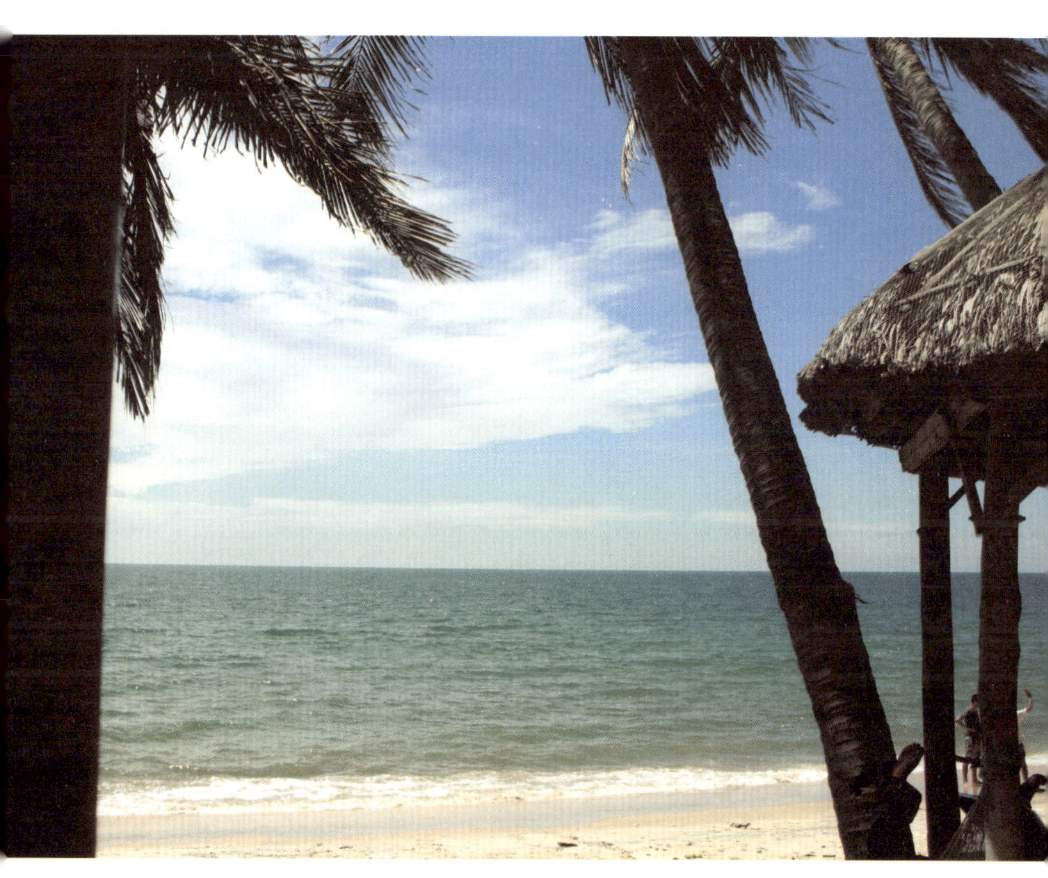

달콤한 유혹, 불안한 출발

언제나 그렇듯이 사건의 발단은 간단했다. 스윙 댄스를 함께 추다 친해진 최반장(닉네임이다)이라는 형이 베트남에서 열리는 스윙 행사에 함께 가자고 집요하게 유혹하기 시작했던 것이다. 물론 처음엔 거절했다.

"전 그럴 돈 없어요. 춤추러 외국에 나갈 정도로 돈이 많지 않아요."

"거기에서 이틀 정도 홈스테이도 가능하니까 돈 많이 안 들 거야."

"그래도 비행기 값이랑 숙박비, 식사비 다 합쳐서 100만 원은 들 텐데요."

"그 정도 돈도 없어?"

"없어요."

"그럼 내가 돈 꿔줄게."

순간 '돈을 꿔준다' 라는 말에 귀가 솔깃했다. 꿔준다는데 굳이 안 갈 이유가 있는 걸까 싶었다. 100만 원이야 나중에 어떻게든 갚을 수 있을 것 같고, 올해 안에만 갚으면 된다고도 하고. 이때 VLX에 참가를 신청한 또 다른 스윙 댄서인 아람 양이 협공에 나섰다. "너랑 같이 안 가면 외로울 거 같아. 오빠랑 둘만 가면 좀 그렇잖아. 같이 가자!"

그녀가 그런 말을 할 만도 했다. 처음에 가기로 한 사람은 나를 빼고도 3명이었는데, 그중 한 명이 직장에 휴가원을 내지 못해 포기하는 바람에 이젠 둘 뿐이었던 것이다. 즉 내가 안 가면 최악의 경우 그 행사에 한국인이 달랑 둘이 된다. 둘과 셋은 엄연히 다르다.

참고로 나를 유혹한 최반장은 그쪽 진행자에게 "기회가 있다면 내가 디제이를 하고 싶다"라고 메일도 보내놓은 상태였고 그쪽에서는 "한국의 스윙 댄서들이 어떤 춤을 출지, 어떤 음악을 플레이할지 다들 매우 기대하고 있다"고 회신을 준 상태였다. 댄서로서 그리고 디제이로서의 첫 해외 데뷔였으니 그가 가슴 설레는 것도 당연했다. 하지만 불안함 없이 실컷 놀기 위해서는 둘보단 셋이 나았고, 그게 그들이 나를 그토록 꼬드기는 이유였다.

맥도날드에서도 세트 메뉴를 시키면 기본적으로 햄버거, 콜라, 감자튀김 세 가지가 나온다. 그들은 '한국인 한 세트'를 완성시키고 싶었던 것이다. 결국 못 이기는 체 하고 뒤늦게 VLX에 신청하게 되었다. 하지만 나는 나를 데려가는 것은 당신들이니 모든 일정과 여러 가지는 당신들이 알아서 하라고 맡겨놓고 있었다. 영어를 잘하지도 않으니 현지에서의 의사소통 역시 두 사람에게 의존할 생각이었다.

그러나 그런 계획은 비행기를 타기 직전, 그야말로 쓰나미처럼 무너져내렸다. 최반장이 출발 전날 전화로, 갑작스러운 일이 생겨서 가지 못하게 되었다고 통보했기 때문이다. 자신이 하기로 한 디제이 일정은 모두 나에게 넘겼다는 말과 함께. 그리고 전화가 끊어졌다. 뚜― 뚜―.

전화를 끊고 정신을 차려보니 이게 뭐지 싶었다. 돈까지 꿔주면서 날 꾀어낸 사람이 못 간다니. 난 한국인 한 세트를 구성하기 위해서 스카우트된 것이었는데. 이제 뭐가 어떻게 되는 거야? 그렇다고 나까지 취소할 수도 없었다. 아람은 아람대로 걱정이 태산이었기 때문이다. "너까지 안 간다고 하면 안 돼. 너 안 가면 나도 못 가. 너랑 같이 가야 그래도 내가 버티지."

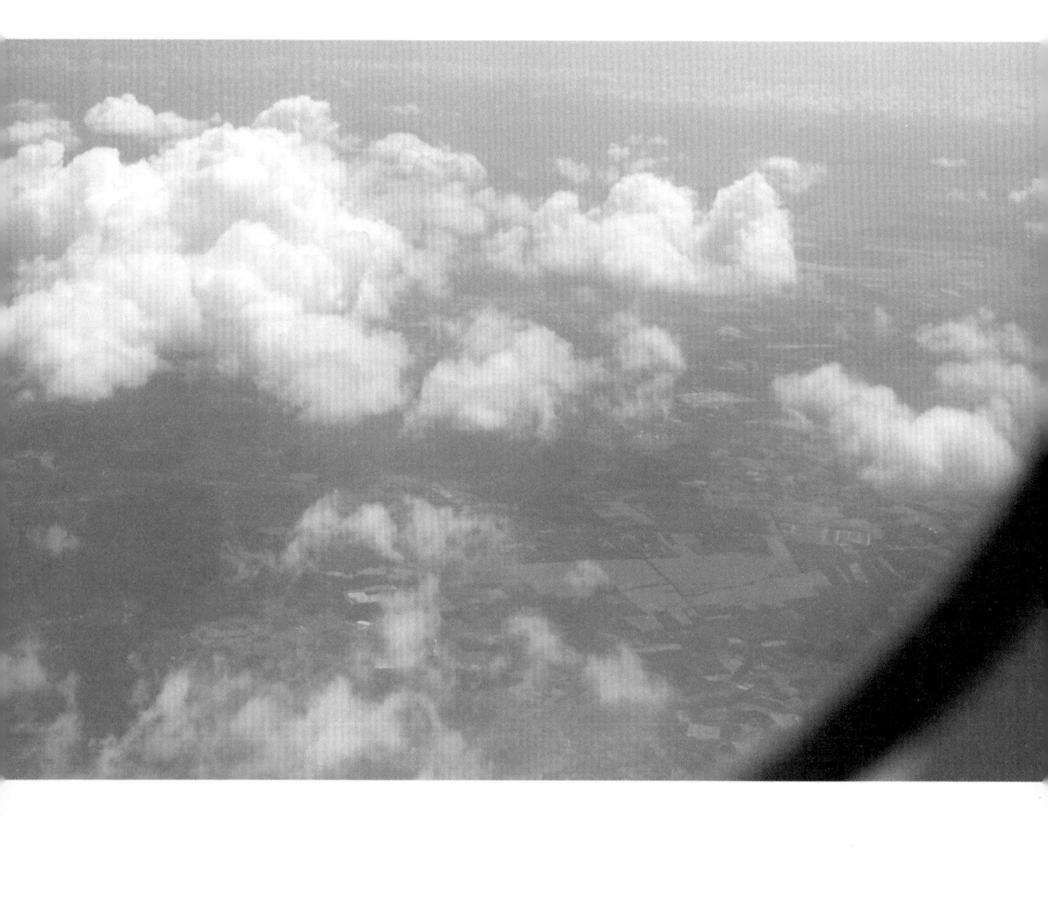

불안하기는 피차 마찬가지였던 것이다. 그러나 불안해해봐야 소용없는 일이었다. 어차피 우리의 미래는 이미 결정된 것. 나는 노트북을 켜고 디제잉 준비를 시작했다. 그때까지 나는 외국인들이 무슨 음악에 춤추는 것을 좋아할지에 대해 생각해 둔 것이 전혀 없었다. 내가 트는 음악이 그들 모두가 식상하리만치 많이 들어온 노래면 어떻게 하지? 한 번 걱정을 하면 걱정은 꼬리를 물고 이어지는 법이고 야속하게도 시간은 정해진 규격대로 흐르기 마련이다. 아람과 나는 햄버거가 빠진 콜라와 감자튀김 같은 상태로 공항에 도착했고 비행기는 떠올랐다. 우리의 불안한 마음도 함께 떠올랐다.

다시, 한 세트가 되다

이쯤에서 리사 이야길 하자. 그녀는 한국계 미국인이다. 그녀와 나의 만남은 말하자면 조금 극적이었다. 그날은 2008년 어느 날의 블루스 댄스파티 때였다. 당시 나는 막 블루스의 맛을 본 초년생이었다. 춤의 기본이 되는 움직임을 배운 상태였지만, 한편으로는 '할 줄 아는 게 하나도 없는 상태'였다. 그래서 파티 주최 측에서 갑자기 블루스 '잭 앤 질 Jack & Jill'을 하겠다고 했을 때, 나는 전혀 나설 생각이 없었다.

잭 앤 질이란 무엇인가? 간단하다. 출전을 결심한 남녀가 커플로 나와서 플로어에 줄을 선다. 정해진 음악이 플레이되면 한 커플씩 앞으로 나와 16마디 정도 춤을 춘다. 이어서 다른 커플, 그 뒤엔 또 다른 커플들의 춤이 이어진다. 관객들은 그들이 음악과 어떻게 호흡하는지를 보며 박수도 치고 환호도 보낸다. 곡이 끝나면 사회자가 한 팀씩 호명하고 관객들은 어떤 커플의 춤이 좋았는지 판단하며 우르르 박수를 보낸다. 이때 관객들의 박수와 환호성의 크기로 승자를 가린다.

즉 잭 앤 질이란 파티나 행사에서 재미로 하는 대회로 기술의 완성도나 깔끔함보다는 뭔가 인상적인 춤을 선보인 커플이 이기기 마련이다. 일종의 커플 댄스 장기자랑에 가깝지만 실력을 겸비해야 사람들 앞에서 인상 깊고 자신감 있는 동작을 할 수 있다.

어쨌거나 나는 잭 앤 질에 나갈 생각이 없었다. 그런데 네 커플까지 중앙의 플로어로 나섰을 때, 내 안에서 무엇인가가 꿈틀거렸다. '실력이 없다고 못 할 거 있나?' '좀 망하면 어때?' 그리고 정신을 차려보니 옆에 있는 누나의 손을 잡고 플로어로 걸어 들어가고 있었다.

음악이 흘러나오고 한 커플씩 자신의 장기를 선보였다. 우리 외에 다른 커플들은 나름 실력이 있어서 내가 보기에도 상당히 멋진 블루스 동작을 선보였다. 반면 나는 할 수 있는 게 별로 없었다. 그렇다고 미적미적 멍하니 서 있을 수도 없었다. 나야 그렇다 치더라도 내 파트너가 되어준 누나에게 폐를 끼칠 수는 없었다. 순간 스치는 생각 하나. '어쨌거나 블루스 음악이랑 동작이 잘 맞기만 하면 되는 거 아냐?'

첫 번째 순서에서 파트너를 염력으로 리딩하는, 원격 블루스를 선보였다. 흐느적흐느적 음악과 함께 움직였다. 사람들의 웃음소리가 들렸다. 두 번째 순서에서는 무릎을 꿇고 파트너의 한쪽 발을 내 무릎 위에 올려놓고 빙글빙글 돌렸다. 웃음소리가 커져갔다. 세 번째 순서에서는 즉흥적으로 무엇인가를 하긴 했는데, 이젠 무엇을 했는지도 기억이 안 난다.

다행히 네 번째는 없었다. 정신을 차려보니 결승이었다. 이때 결승에 올라온 다른 커플이 바로 그녀, 리사와 다른 외국인 리더의 커플이었다. 난 그쯤에서 그만두고 싶었지만, 사회자는 이제 각 팀에서 한 명이 나와 '솔로 블루스'를 춰서 승자를 가리겠다고 선언했다. 솔로 블루스라……. 대체 뭘 해야 하는 거지? 생각나는 게 없었다.

그때 저쪽에선 리사가 나왔다. 이쪽에서는 내가 나갈 수밖에 없었다. 리사는 상당히 멋진 솔로 블루스를 보여주었다. 그녀는 센스 있는 춤꾼이었다. 몸의 각 부분을 따로 움직이는 것을 아이솔레이션isolation 이라고 하는데, 리사는 무드 넘치는 블루스 음악에 맞추어 아이솔레이션을 느낌 있게 해내고 있었다.

하지만 나는 사정이 달랐다. 그녀를 보며 몸을 저렇게 문어처럼

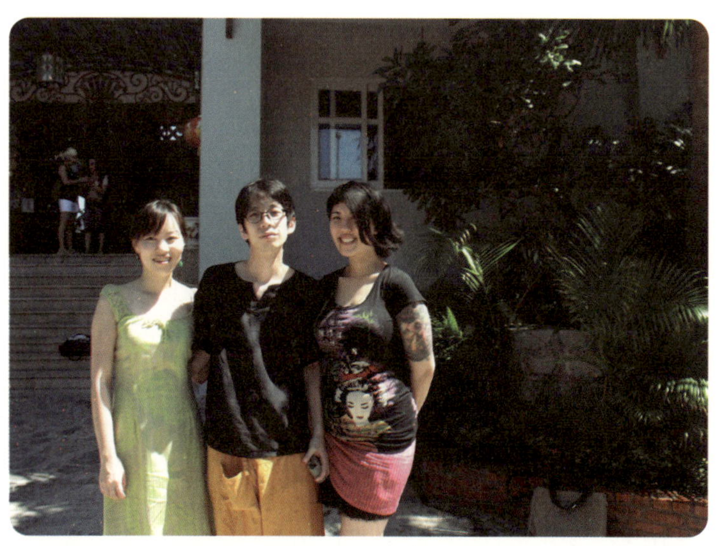

● 코리언 3종 세트(왼쪽부터 아람, 나, 리사)

움직이다니, 인간이 할 일이 아니잖아! 라고만 생각할 뿐이었다. 그럼 나는 무엇을 해야 하는 것인가. '결국 블루스 음악에 어울리기만 하면 되는 거 아냐? 어쨌건 동작이 크면 사람들에게 더 잘 보이겠지.' 생각을 굳힌 나는 이내 바닥에 드러누웠고 팔을 휘두르며 배영 비슷한 걸 하기 시작했다. 나름대로 블루지bluesy하게, 음악에 맞추어서.

그리고 어느덧 정신을 차려보니 나는 내 생애 최초로 댄스 대회의 승자가 되어 있었다. 물론 재미있자고 한 대회이긴 했지만 말이다. 나는 쭈뼛거리며 리사에게 사과의 말을 전했다. "넌 정말 멋진 춤꾼이다. 이런 이상한 퍼포먼스로 이겨서 미안하다."

그녀는 웃었고 우리는 함께 춤을 추었다. 내게는 외국 국적을 가진 댄서와의 첫 춤이었는데, 그녀와의 춤은 굉장한 인상적이었다. 리사는 내게 블루스 필링이 무엇인지를 가르쳐준 사람 중 한 명이다. 그 기억을 다시 떠올리게 된 것은 인천공항에서 베트남으로 떠나는 항공편에 탑승하기 위해 줄을 서 있을 때였다. 누군가가 "Hi!"하기에 돌아봤더니, 리사가 아닌가!

게다가 더욱 반가운 것은 그녀도 VLX에 간다는 것이 아닌가! 그렇게 햄버거가 하나 들어와서, 우리는 다시 한국인 한 세트가 되었다. 비록 한 명은 하프 코리안이긴 했지만.

춤 한 곡 추지 못하고

오후 8시. 드디어 셔틀버스가 도착했다. 셋이 나란히 탑승하고 차 안을 돌아보니 역시 동양인이라고는 중국, 베트남계가 대부분으로, 나머지는 전부 여기저기에서 모여든 서양인이다. 역시나 한국인은 없었다. 무이네로 가는 셔틀버스는 차선도, 안전 속도도 무시하고 달렸다. 한국의 택시나 버스가 험악하다고 누가 그러던가. 여기에 비하면 우리는 역시 동방예의지국인 것을. 버스가 차선을 넘어 무시무시한 속도로 앞 차를 추월할 때마다 아람의 얼굴이 순간순간 창백해졌다.

나는 차를 타고 가며 리사의 가족사에 대한 이야기를 들으며, 한편으로는 "오늘은 완전히 날렸군" 하고 생각했다. 도착하면 새벽일 텐데 뭘 할 수 있을까. 솔직히 굉장히 피곤했기에 쉬고 싶기도 했지만, 그래도 춤을 추고 싶었다. 우리가 이렇게 베트남까지 온 이유를 확인하고 싶었다. 아람도 나와 비슷한 생각을 한 모양이다. "도착하면 춤추는 사람들이 있으면 좋겠다."

내 생각도 그랬다. 아무리 지쳤더라도 춤은 추고 잠들고 싶었다. 우리는 춤을 추려고 여기까지 왔으니까. 오랜 시간을 달려 무이네에 도착했다. 방에 짐을 풀고 근처의 카페에서 간단한 식사를 한 후 사람들이 모여 있다는 술집으로 걸어갔다. 누군가는 스윙 댄스를 추고 있으면 좋겠다는 기대를 걸며.

그런데 이게 어찌된 일인가? 술집에서는 테크노와 록, 힙합이 흘러나오고 사람들은 모두 미친 듯이 클럽 댄스를 추고 있었다. 하지만 이래서야 이 사람들이 스윙 댄서인지 그냥 취객인지 알 수가 없다. 우리의 실망감은 더욱 컸다. '내가 왜 베트남에 왔던가!' 라는 생각이 다시 들었다. 클럽 댄스를 추려고 여기 온 건 아니었단 말이다.

할 수 없이 묵묵히 맥주 한 잔을 비우고 바다를 보았다. 사정이 어찌되었건, 무이네의 밤바다는 인정해주어야 한다. 해변에 떠 있는 달의 색과 모양이 한국과는 전혀 다르다. 리사가 옆에서 말했다. "So Beautiful" 그녀는 멋진 바다를 본 것만으로도 여기 온 가치가 있다고 했다. 그때 나는 살짝 손을 뻗어 그녀의 손을 잡고 가냘픈 어깨를 살포시 안았다……, 라는 그런 일은 없었다. 진짜다. 3월 20일 첫날, 우리는 춤 한 곡 못 추고 잠이 들었다.

몸이 슬슬 풀리기 시작하다

주최 측에서 마련한 프로그램으로는 9시 30분에서 12시까지 비치발리볼이 예정되어 있다. 그러나 우리는 그 시간에 부족한 잠을 채우고 느지막하게 일어나 바닷가를 거닐다가, 바다에 면한 레스토랑에 들어갔다.

도착한 날에도 느꼈지만 무이네는 낮에도 아름답다. 특히 해변의 경치가 정말 좋다. 바다도, 백사장도, 야자수도, 오가는 배들도 모두 모두. 이것만으로도 여기에 온 가치는 있지 싶었다. 주최 측에서 준비한 리조트 역시 시설이 아주 좋았다. 원래 계획대로라면 나는 돈을 아끼기 위해 근처의 저렴한 게스트 하우스에 묵을 예정이었지만 최반장의 베트남 방문 취소로 그가 예약해놓은 리조트 묵게 되었다. 리조트 예약 취소는 불가능했던 것이다. 하지만 알고 보니 무척 잘된 일이었다. VLX에 참석한 거의 모두가 이 리조트에 묵고 있었던 것이다. 만약 영어도 잘 못하는 나만 따로 게스트 하우스에 묵었더라면 행사 일정을 따라가기가 정말 힘들었을 것이다. 그리고 내가 언제 또 바다가 면한, 수영장이 있는 리조트에 묵어보겠는가. 나는 느긋하게 베트남 해변에서 오후를 만끽했다. 바닷속에 들어가서 물장구를 치다가 리조트의 수영장에 몸을 담갔다. '아아, 극락이구나 극락! 오길 잘한 것 같군.'

오후 2시, 셔틀버스는 우리를 근처 해변에 있는 술집인 데니스 펍에 데려갔다. 이 펍은 바다에 면한 방갈로가 잔뜩 건설되어 있는 코코비치의 부속 시설인데, 성수기가 아니라서 펍을 싸게 빌릴 수 있었던 것 같았다. 펍은 다행히 나무 바닥이었다. 우리는 반바지와 티셔츠의 간편한 차림으로 춤추기 시작했다. 처음에는 서로 잘 모르는 사람들이여서 춤을 신청할 때 무척 어색했지만 한 곡씩 추기 시작하자 조금씩 흥분이 올라오고 몸이 풀리기 시작했다. '드디어 외국인 군집과 춤을 추고 있어. 외국에서!'

베트남에 오기 전에는 이런 생각을 했다. '외국인도 우리처럼 린디홉을 추나? 다르다면 얼마나 다를까?' VLX는 그 의문을 풀 절호의 기회였다. 일단 같은 춤을 추고 있는 것은 맞았다. 그들은 역시 린디호퍼였다. 하지만 한국에서 굉장히 강조하고 있는 기본기, 즉 자세나 바운스, 스텝 등의 기초가 그들의 몸에는 충분히 배여 있지 않았다. 요컨대 대부분이 실력 좋은 댄서들은 아니었다. 하지만 그들은 굉장히 즐겁게 춤을 추고 있었다. 놀듯이 춤을 춘다고 할까? 부담 없이 말이다. 생각해보면 나도 린디홉을 배우기 이전인 지터벅 시절에는 그저 놀듯이 춤을 췄던 기억이 났다. 기상천외한 동작이나 기술도 기분 나는 대로 즉석에서 개발해서 써먹으면서 말이다.

반면 린디홉을 배우고 나서는 좀더 잘하기 위해 애를 쓰고 베이직에 맞게 몸을 쓰기 위해 노력했다. 어려운 패턴을 어떻게 하면 소화할 수 있을지 궁리하기도 했고, 남의 시선을 의식하기도 했다. 그러다보니 상대와 '좋은 춤, 잘 완성된 춤'을 추려고는 노력했지만 반대로 '즐거운 춤'을 추고자 하는 마음가짐은 많이 수그러든 상태였다. 어느새 나의 춤은 '춤을 즐기는 사람의 춤'에서 '댄서들의 춤'으로 바뀌어가고 있었다. 하지만 이곳의 댄서들은 대부분 그런 기술적인 부분을 신경 쓰지 않고 춤추고 있었기에 나 역시 그 영향을 받아 조금씩 예전으로 돌아가고 있었다.

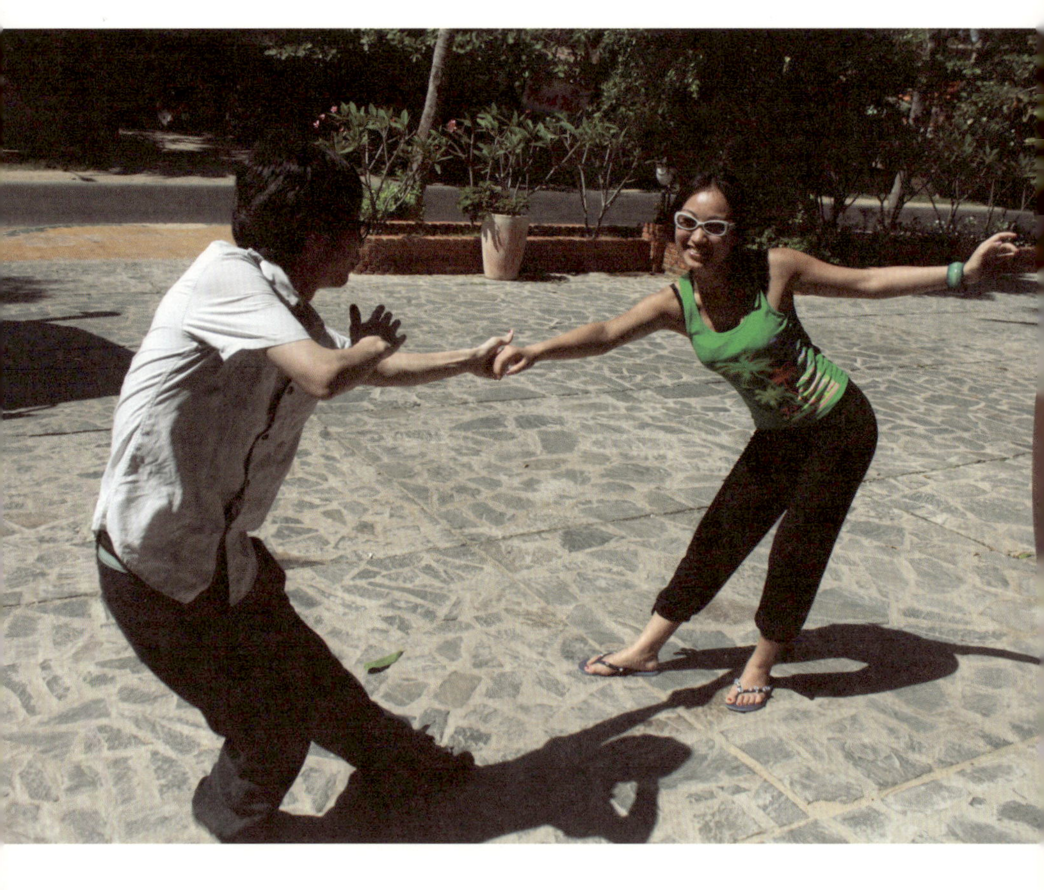

처음에 함께 춤을 춘 베트남 아가씨는 기본이 거의 안 되어 있어서 춤추기 힘들었지만, 내 쪽에서도 기본을 적당히 포기하기 시작하자 오히려 춤의 느낌이 좋아지기 시작했다. 그리고 그다음 미국인 아줌마, 그리고 그다음, 중국계 아가씨도 마찬가지였다. 무척 더운 날씨였기에 땀을 비 오듯 흘렸고 그만큼 뭔가 씻겨 내려가는 듯했다.

저녁이 가까워지자 나는 스윙 댄스를 막 배우기 시작하던 시절로 거의 돌아가고 있었다. 이곳의 팔로어 대부분은 한국에서는 꽤 평범한 리더인 내 기술에도 익숙치 않았다. 때문에 나는 내가 고수하던 틀을 버려야만 했다. 그러다보니 오히려 상대와 즐거운 춤을 추는 것에만 집중할 수 있었다. 그렇게 추다보니 깨달을 수 있었다. 내가 최근 들어 스스로를 옭아매고 있었다는 것을 말이다. '춤이란 그냥 즐기면 되는 거였구나. 아, 이런 단순한 것을. 뭐가 그리 복잡했을까?' 그들을 보면 겉보기에 실제 실력보다 더 잘 추는 것처럼 보이는데, 그건 온몸으로 음악을 즐기면서 자신감 있게 춤추기 때문이다. 자신감, 즐기는 마음, 춤을 출 때 이것만큼 중요한 것은 없다는 기본적인 진리가 새삼 온몸으로 다가왔다.

춤으로 하나 되는
We are the world?!

살펴보니 데니스 펍에는 우리 말고도 2명의 한국인이 더 있었다. 그녀들도 나름의 시간을 즐기고 있었다. 한국인 팔로어들은 이곳에서 역시나 주목받고 있었다. 무엇보다 실력이 좋았다. 그들의 실력을 제대로 끌어내며 춤출 리더의 숫자가 부족한 것이 아쉬울 따름이었다.

아람이 외국 리더들을 논평하며 말했다. "몇 명은 실력이 괜찮고 나머진 그냥 즐겁게 추는 애들이야." 이것은 비판이 아니었다. 그녀의 감상도 나와 비슷했다. "이 친구들 보니까 한국 댄서들이 너무 이것저것 따지면서 춤추는 것 같아. 그럴 필요 없는 건데 말이야."

식사가 끝나자 나무 바닥 위에 파우더가 뿌려지고 펍은 이내 무도회장으로 변신했다. 이제 해변에서 춤을 출 수 있게 된 것이다. 멋진 기획력이었다. 해변에서 추는 춤은 소셜 댄서의 로망 중 하나일 것이다. 바뀐 분위기에 맞춰 다시 춤을 신청하고 다니기 시작했다. 처음에는 외국인들의 생김새에 익숙하지 않아서 모두 비슷비슷하게 보였다. 그러나 춤을 추다보니 각각의 개성이나 차이도 점점 인식되기 시작했다. '저 여자애하고는 아까 췄었지. 그녀는 어딘가 좀 굳어 있었던 것 같아. 저 아주머니하고도 아까 췄었지. 꽤 재밌는 성격이던데, 한 번 더 추자고 할까? 저 사람은 스타일이 특이했던 것 같아.' 그렇게 이름도 묻고, 간단한 대화도 하다보니 친근함도 솔솔 느껴지기 시작했다. '일단 춤을 추고 나면 약간이라도 친해지는구나!' 새삼스러운 깨달음이 찾아왔다. 한국에서 항상 추는 사람과 계속 춤을 추다보니 잊고 있었지만, 낯선 사람과 만나 춤을 즐기는 것도 소셜 댄스를 추는 이유 중

하나가 아니던가. 우리나라의 끼리끼리 문화에서는 아무래도 이게 잘 되지 않는다.

나와 아람은 이곳에 와서 한 가지 또 다른 깨달음을 공유하게 되었다. "외국에도 우리와 같은 춤에 미친 사람들이 있구나." 물론 머릿속에 사전 지식은 있었다. 하지만 몸으로 확인하는 것은 또 다른 이야기였다. 우린 그저 한국에서 스윙 댄스를 배웠을 뿐인데, 그것을 통해 국제적인 네트워크의 한쪽 끄트머리를 잡은 셈이었다.

이쯤에서 VLX가 어떤 행사인지 구체적으로 말해야겠다. 스윙 댄스 신에서 '익스체인지'라는 행사는 일종의 민간 교류 행사에 가깝다. 얼마 전에는 일본에서 오사카 린디 익스체인지가 있었는데 그것은 도쿄 근방의 스윙 댄서들이 주최해서 세계 각국의 스윙 댄서들을 부르는 것이다. "여기 와서 관광도 하고 춤도 추고 가고 그래. 며칠 간의 일정은 우리가 준비할 테니." 그러면 평소에 일본에 가보고 싶어하던 스윙 댄서들이 오사카로 향한다. 오사카의 스윙 댄서들은 그들과 친구가 되어 일본 안내도 해주고 가능한 선에서 편의도 봐주며 함께 춤추고 친분을 다진다. 그런 민간 댄서들의 교류가 익스체인지다.

VLX도 같은 맥락의 행사다. 아시아에서는 2009년 한 해 동안 홍콩, 베트남, 중국, 그리고 오사카에서 익스체인지가 열렸다. 베트남보다 먼저 홍콩에서 익스체인지가 열렸는데 그곳에 갔다 온 친구가 말했다. "너무 좋은 경험이었어. 낮의 홍콩 거리에서 세계 각국 사람들과 스윙 댄스를 춘다는 건 정말 환상적인 일이지!"

아람과 최반장이 나를 꾀었을 때 마음이 움직였던 것은 돈을 꿔준다는 최반장의 사탕발림뿐만이 아니라 홍콩 익스체인지에 다녀온 뒤

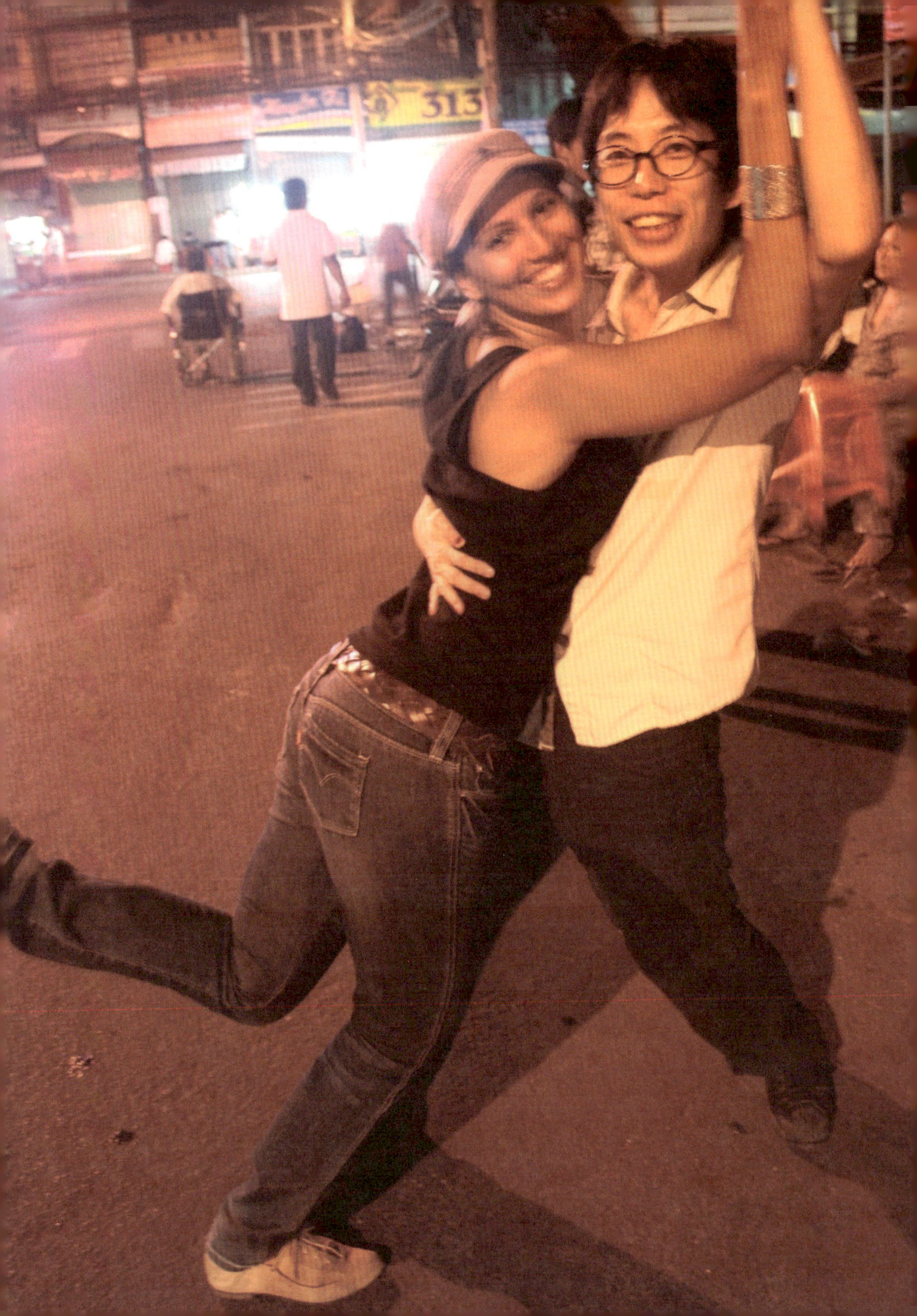

눈을 반짝반짝 빛내는 그 친구가 조금 부러웠기 때문이기도 했다. 그런데 실제로 와서 느껴보니 역시 오길 잘했다는 생각이 들었다. 그래서 디제잉 배틀 시간이 다가옴에도 불구하고 더이상 떨리지 않았다. '뭐 어때, 어떻게든 하면 되겠지, 되는 대로 하자, 내 마음대로!'

미쉘은 아름다운 푸른 눈에 키가 크고 풍채도 좋으며 멋진 수염을 가진 프랑스인이다. 그는 이 행사의 주요 주최자 중 한 명이며 베트남에 스윙 댄스 동호회 ‘사이공 스윙’을 창설한 주역 중 한 명이기도 하다. 사이공 스윙은 베트남의 유일한 스윙 모임이다. 한국에만 20개 남짓한 동호회가 있다는 것을 생각하면 베트남에 단 하나인 이 모임의 중요성은 쉽게 상상할 수 있을 것이다. 자신들끼리만 추다보니 좀 쉽게 질릴 수도 있을 텐데, 그러다보니 이런 익스체인지를 하는 거겠지 싶었다.

미쉘이 디제잉 배틀의 룰을 설명했다.

“그냥 재미로 하는 거니까 긴장할 건 없어. 일단 처음에 내가 디제이들을 소개하면 자네들이 앞에 나가서 칼싸움을 하는 쇼를 잠깐 하는 거야. 그리고 한 사람당 15분씩 디제잉을 할 거야. 나중에 사람들의 박수로 누구의 디제잉이 좋았는지 평가할 거야. 알겠지?”

이윽고 시간이 되자 미쉘이 디제이들을 하나씩 호명했다. “한국에서 온 남훈~”과 같은 식으로 말이다. 우리는 한 손에는 파워레인저 인형을, 다른 손에는 장난감 플라스틱 칼을 들고 챙챙 입으로 소리를 내면서 칼싸움을 시작했다. 국제적인 디제잉 전쟁의 시작이다. 내 순서는 세 번째였다. 무슨 곡을 틀어야 한지 정말 고민했던 기억이 난다. 15분이면 3, 4곡 정도를 선보여야 하는데 춤추기에는 힘들거나 난해하지 않으면서 뭔가 인상에 남을 만한 곡을 틀어야 했다. 그렇다면 차라리 한국 스윙의 특색을 보여주는 곡을 틀면 어떨까라는 생각이 들었다.

그래서 내가 튼 곡은 영화 〈모던 보이〉의 주제음악, '색채의 블루스'였다. 원곡은 에고 래핑이라는 일본 밴드의 것인데 스윙을 출 때 이 노래가 깔리는 나라는 한국과 일본 정도일 테고, 그렇다면 동남아쪽 사람들에게는 낯설지 않을까 하는 추측을 했다. 나의 추측은 맞아떨어졌다. 지금도 내 디제잉 타임에 사람들의 호응이 괜찮았다고 자부한다.

하지만 결과적으로 나는 패배였다. 중국에서 스윙을 가르치고 있는 중국계 미국인인 아담 리가 우승을 차지했다. 변명을 하자면 중국과 동남아 스윙계는 어느 정도로 연결되어 친밀한 관계를 맺고 있으니 그만큼 아담과 친분을 가진 이들도 많았다. 내 디제잉이 나빴던 건 아니라고 믿고 싶다.

그럼에도 불구하고, 디제잉 배틀 이후로 갑자기 나의 인지도가 상승했다. 은근히 춤 신청이 조금씩 들어온다 싶었는데, 한 중국계 아가씨가 다가와서 말했다. "당신과 춤을 추는 걸 동영상으로 찍고 싶다. 당신은 너무 멋진 춤을 춘다." 나야 물론 오케이지! 베이징에서 온 룰루는 젊었고 미인인 데다가 옷도 매우 섹시하고 맵시 있게 입는 20대 중반의 여성이었다. 가슴이 조금 두근거렸다. 나중에 알고 보니 유부녀였지만.

자정이 되자 셔틀버스가 다가왔다. 이제 자러 가는가 했지만 천만에. 이제 클럽 스노우라는 곳에서 야간의 블루스와 린디홉을 즐길 시간이다. 해변에서 신나게 놀았으니 이제는 좀 느린 음악에 맞춰 잔잔하게 즐기러 가는 것이었다. 솔직히 애프터눈 댄스와 이브닝 댄스로 이미 다리 근육이 혹사되어 부들부들 떨리는 참이었지만 그렇다고 발을 뺄 수는 없었다. 이 밤에는 나의 디제잉 타임이 2시간이나 잡혀 있기도 했다.

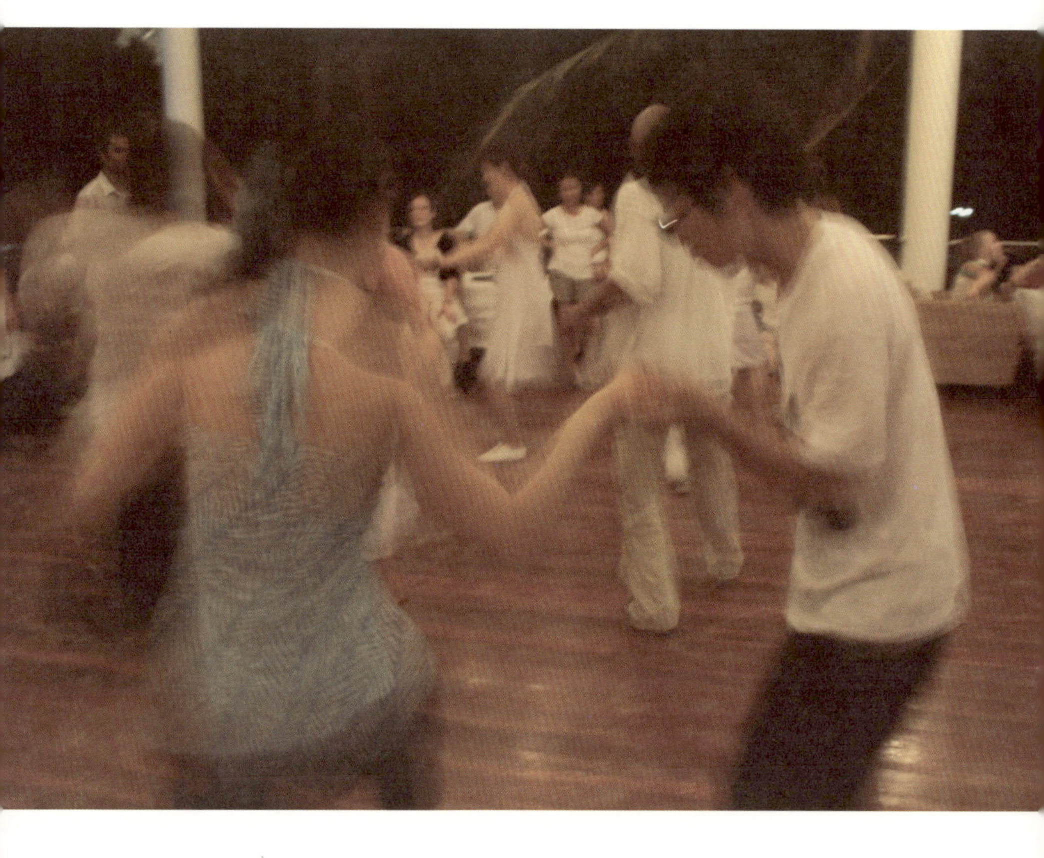

노라 존스Norah Jones를 비롯해서 이런저런 블루스 선곡을 준비했는데 솔직히 당시의 내 디제잉 역량이라는 것이 별것 아니어서 그다지 좋은 곡을 틀지는 못했다. 다만 그곳 사람들은 블루스에 그리 익숙하지 않아서 내가 트는 곡이 어떤지 판단할 수 있는 사람들이 많지 않았던 것이 다행이었다. 몇몇 백인 리더들을 빼면, 나는 그럭저럭 괜찮은 블루스 리더에 속했다. 아람을 파트너로 한국에서 배운 탱고 스타일의 블루스를 출 때는 뭇사람들의 시선이 느껴졌다. 그런 스타일의 댄서가 여기에는 한 커플도 없었던 것이다.

열심히 놀고, 마시고, 춤추고 있는데 아람이 말했다.

"너 여기에서 꽤 괜찮은 댄서다."

다행이었다. 몇 시간 전에 알아챘지만 나는 그곳에서 유일한 한국인 리더였다. 내셔널리즘에는 관심 없고, 한국 대표라는 생각 같은 건 하지 않지만 그래도 안 좋은 소릴 듣고 돌아가는 것보다는 낫지 않겠는가.

이심전심으로 통한 그 아침의 짧은 대화

전날 밤, 나는 원래 사용하던 방을 정리하고 다른 방으로 옮겨가게 되었다. 방값을 좀더 아끼기 위해 미셸의 주선으로 다른 참가자와 방을 나눠 쓰게 된 것이다. 그런데 나의 룸메이트는 전날 디제잉 배틀에서 나에게 패배를 안겨준 아담 리였다. 아담과 나는 사이가 좋다고 하기는 어려웠다. 그렇다고 나쁘다고 하기도 어려웠지만, 어딘지 거리감과 경계심이 사라지지 않는다. 일부러 그러는 것도 아니건만. 리더 사이에는 어쩔 수 없는 경쟁 심리 같은 것이 약간 있는 것일까?

하지만 문제는 이게 아니었다. 이날 나는 방치되었다. 늦게 일어나서 아람과 리사가 쓰는 방의 문을 두드려보니 그녀들은 어딘가로 사라지고 없었다. 아침 스케줄로 예정되어 있는 근처의 사구_{sand dunes}를 관광하러 간 모양이었다. 이럴 수가! 나만 놓고 둘이 떠나다니. 나에게는 로밍 핸드폰도 없었고, 유창한 영어 실력도 없었다.

갑작스러운 고립이었다. 결국 챙겨온 노트북을 들고 근처의 카페로 향했다. 식사나 하면서 느긋하게 기다리는 수밖에 없다. 갑자기 혼자가 되니 불안감이 엄습했다. 내 영어 실력은 그야말로 형편없는데, 그렇지 않다 하더라도 베트남 사람들이 영어를 잘 알아듣는 것도 아니다.

그때 카페에서 도니아를 만났다. 도니아는 베트남 사람인 카트린과 함께 있었다. 둘 다 VLX의 주최자였다. 내가 혼자 온 것을 보고 두 사람이 나를 불러 합석을 제안했다. 순간 움찔했지만 그렇다고 도망갈 순 없었다. 역시나 또 배짱을 부렸다. '좀 망하면 어때?' 결국 마주 앉아 대화를 시작했다.

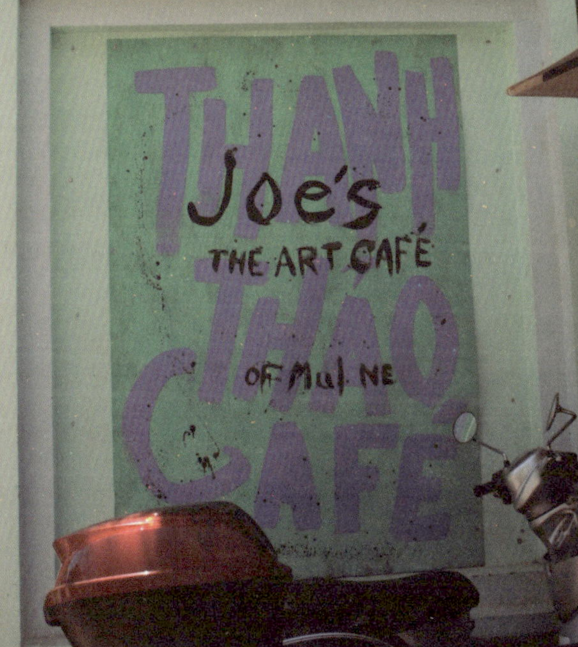
THANH THẢO
EAT AT Joe's
THE ART CAFÉ
THANH
Joe's
THE ART CAFÉ
THẢO
OF MUI NE
CAFÉ

"일행은 어디 갔어, 남훈?"

도니아는 베트남에서 잡지 스타일리스트로 일하고 있는 젊은 여성이다. 나이는 20대 중반으로, 알제리 혈통이 조금 섞여 있는 프랑스 미녀다. 그녀는 VLX의 공식 일정이 끝나면 사이공에서 자신의 집에서 이틀 동안 아람과 나를 재워줄 사람이기도 했다.

"남훈, 스윙 춘 지 얼마 되었어?"

"1년 되었는데?"

"정말? 그전에 다른 춤을 춘 적 있어?"

"아니 전혀. 걷고 숨 쉬는 거 말고는……."

"굉장히 놀랍네. 상당히 잘 추던데, 그게 어떻게 가능하지?"

"1년 동안 일주일에 7일 정도 춤추러 다니면 가능해. 그리고 난 지금 직업이 없거든. 춤추러 다닐 시간이 많았지."

의외로 대화는 술술 진행되고 있었다. 아마 도니아는 프랑스인, 카트린은 프랑스와 베트남 양쪽에 체류하는 베트남인으로, 둘 다 영어가 모국어가 아니었기 때문은 아닐까 싶었다. 그러다보니 그들의 영어 발음은 오히려 또박또박했다. 속도도 빠르지 않았고 상대가 말을 잘 못하더라도 기다릴 인내심을 가지고 있었다.

"한국 댄서들은 춤을 매우 잘 추던데."

"음…(뭐라고 해야 하지), 한국인들은 하드 트레이닝을 즐겨. 어릴 때부터 생활화되어 있다고 할까."

"오, 과연!"

여기 와서 새삼 느낀 거지만 우리는 정말 하드 트레이닝을 즐기는 민족인 것 같다. 우리가 북한이나 중국의 곡예단을 볼 때 느끼는 기분을 이 친구들이 한국 스윙 댄서들을 보면서 느꼈을지도 모른다. 영어를 잘하지 못 하는 게 꼭 창피한 것이 아니듯, 춤을 너무 열심히 춘다는 것도 꼭 자랑은 아닌 것 같다. 우리는 페이스북 주소를 주고받고, 도니아의 방으로 갔다. 다행히 그곳에서 잠시 기다리다보니 아람과 리사를 다시 만날 수 있었다.

언제나 기본은,
즐겁게 느낌대로

점심을 먹고 리조트에 딸려 있는 식당의 2층 플로어를 이용해서 일정표에 적힌 대로 애프터눈 댄스를 즐겼다. 내 생전, 이런 댄스 강행군이 있을 줄은 몰랐다. 하루의 깨어 있는 시간 대부분 동안 춤만 추고 있었다. 그럼에도 불구하고 더이상은 춤추기 싫다는 생각은 들지 않았으니 역시 춤의 원동력은 사람과의 만남인지 모르겠다.

애프터눈 댄스가 끝나고 저녁을 먹은 후, 클럽 스노의 2층 플로어에서 나의 디제잉으로 밤의 댄스 타임이 막을 올렸다. 이번에는 스윙곡을 선곡해야 했는데 나는 비교적 느린 템포지만 재미있게 들리는 보컬 곡 위주로 선곡했다. 초보가 대부분이었던 상황을 고려한 것이기도 했고 나 스스로도 빠르고 복잡한 음악을 즐길 정도의 춤 실력이 되지 않았기 때문이기도 했다. 이유야 어쨌거나 반응은 뜨거웠다.

"So nice djing!"

"What a lovely song!"

여기서 선곡 관련한 해프닝 하나. 한 베트남 아가씨가 다가와서 생일을 맞이한 댄서들을 위해 '생일빵'을 하고 싶은데 적당한 음악을 골라 틀어달라고 부탁했다. 자기가 생일을 맞이한 사람들을 소개하고 수신호를 보내면 바로 음악을 플레이해달라는 것이다. 참고로 한국 스윙 댄스 신에서의 생일빵 모습은 이렇다. 생일을 맞은 사람을 원형으로 둘러싸고 한 사람씩 번갈아가며 그 사람과 춤을 춘다. 리더라면 팔로어들이 돌아가면서, 팔로어라면 리더들이 돌아가면서 춤을 추는 것이다.

문제는 내가 생일빵용으로 준비해둔 곡이 하나도 없었다는 거다. 결국 허겁지겁 고를 수밖에 없었다. '생일빵이라면 아무래도 빠른 템포여야 기분이 나겠지. 그리고 시간도 좀 길어야겠지. 한 5분짜리면 될까?'

그런데 음악을 틀어달라고 부탁한 친구가 수신호를 보낸 순간이었다. 긴장했는지 내 손가락은 사정없이 미끄러졌고 마우스 버튼을 잘못 누르고 말았다. 골라놓은 곡이 아닌 전혀 엉뚱한 음악이 플레이되었다. 하지만 생각보다 좋은 곡이 나온 것 같았다. '내가 가진 곡 중에 이런 것도 있었나?'

사람들은 환호했다. 쉽고 간단하면서 흥겨운 로큰롤 곡이었고, 무엇보다 3분 정도로 길이가 짧았다. 생일을 맞이한 사람들이 대부분 초보인지라 빠르고 긴 곡을 틀었으면 큰일 날 뻔했다. 그야말로 소 뒷걸음질 치다가 쥐 잡은 격이었다. 아가씨는 나를 돌아보며 '최고의 선곡이다' 라는 듯 엄지손가락을 추켜올렸다. 물론 나 역시 눈을 찡긋하며 태연하게 엄지손가락을 들어보였다. '훗, 이 정도야!'

이제 내 자랑을 조금 하자. 베트남에 와서 갑자기 기술 좋은 리더에 속하게 된 나는 어제보다 더욱 흥이 올랐고 몸의 반응이나 창조적인 감성도 활성화되었다. 한마디로 정점에 올라 있었다. 지금의 내가 그때의 나보다 실력은 훨씬 낫지만, 요즘도 베트남에서의 나만큼 팔로어와 훌륭하게 교감하며 춤추고 있는 것 같진 않다. 그때는 마법에 걸려 있었다고 할까? 그 결과 어떤 팔로어는 춤을 추고 나서 볼에 키스를 해주기도 했다. 물을 마시러 아래층으로 내려가려는데 팔로어 두 명이 붙들더니 지금 가는 거냐며, 가면 안 된다며 날 놓아주지 않기

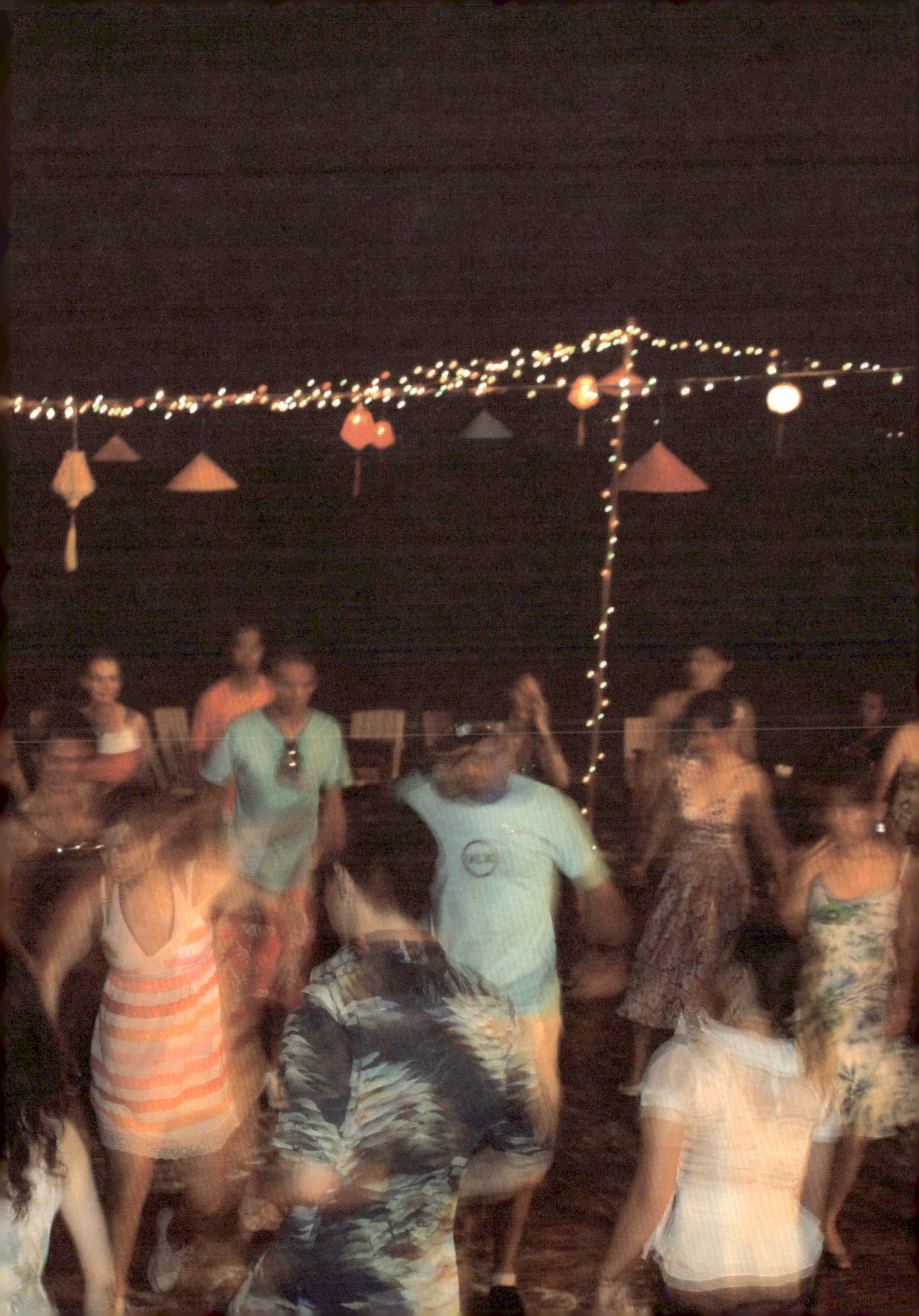

도 했다. 나중에 최반장에게 이 이야기를 하니 "내가 그 자리에 있었어야 했는데! 내가 겪을 일이었는데!" 하고 비명을 질렀다.

베트남으로 모여든 각국의 댄서 중 나보다 실력 있는 댄서가 없었던 것은 아니다. 대부분의 댄서들은 기본이 부족했다. 그들에게는 우리처럼 일주일에 7일 동안 춤을 출 수 있는 스윙 바 같은 것도 없고, 스윙을 함께 출 수 있는 사람들의 수도 부족하니 당연한 일이었다. 하지만 각국에서 찾아온 댄서 중 최소 5~6명은 뛰어난 실력의 소유자였다. 미셸은 원숙하고 능란하게 춤을 추었고 아담은 중국에서 스윙을 가르치는 강사답게 구사할 수 있는 패턴이 다양하고 화려했다. 그리고 막간을 이용해 찰스턴 공연을 선보인 러시아에서 온 예브게니는 넋을 잃고 바라볼 정도로 멋졌다. 찰스턴을 그렇게 잘하는 사람을 실물로 보는 것은 처음이었다.

즐거움은 제 발로 찾아오지 않는다

다음날 오후, 무이네를 떠나 사이공으로 향했다. 공식 일정이 끝나고 바로 베트남을 떠나는 이들도 있었지만 그렇지 않은 이들도 꽤 있었다. 사이공에서도 여러 가지 비공식 일정이 기다리고 있었다. VLX 이후에도 사이공에 체류할 스윙 댄서들을 위한 스케줄을 마련하고 있었던 것이다. 홈스테이를 알아봐주기도 하고, 함께 춤출 시간과 장소를 마련하기도 했다. 상당히 품이 많이 가는 일이고, 열정이 없으면 하기 힘든 일인데도 그들은 그렇게 온 힘을 다하고 있었다.

베트남의 유일한 스윙 동호회, 사이공 스윙에 대한 이야기를 조금 더 해보자. 미셸과 카트린은 베트남에 사이공 스윙을 만든 1기 멤버이다. 사이공 스윙은 베트남에 체류하는 서양인(주로 프랑스인)과 베트남인들이 함께 어울려서 만든 동호회다. 정확하게 말하면 린디홉을 추는 소수의 서양인과 그 주변의 베트남인들이 만든 동호회다. 그러다 보니 사이공 스윙의 멤버 중 베트남인은 프랑스 등 유럽에 살았던 이들이거나 (베트남은 프랑스 치하에 있었다) 외국계 회사에 다니는 직장인 등, 어떤 식으로든 서양인들과 어울리는 베트남인일 수밖에 없다.

그 말은 베트남에서도 꽤 잘사는, 좋은 직장을 가진 베트남인들이 사이공 스윙의 멤버라는 이야기다. 상류층들이라고 해야 할까? 그래서인지 다들 영어에도 능통하다. 이 현상은 중국이나 대만의 스윙 댄서들을 보아도 마찬가지였다. 우리와는 스윙을 즐기는 계층이 약간 다르다. 그리고 동남아의 스윙 인구 자체가 적기 때문에 중국과 동남아의 스윙 댄서들은 거의 한 그룹처럼 서로 교류한다는 느낌이다. 한

쪽에서 스윙 관련 강습이 열리면 다른 나라의 사람들도 찾아가서 듣는 식이다. 한국과 비교하면 여러 가지 차이가 있다.

한국의 스윙 댄스 신은 그 도입부터 서구인의 개입 없이 한국인에 의해 자발적으로 이루어졌고 국내 댄서들의 노력으로 순수한 결실을 맺었다. 국내의 스윙 댄스 문화는 평범한 직장인들의 문화로, 독립적으로 충분한 양적·질적 볼륨을 가지고 있다. 그렇기 때문에 오히려 아람과 나는 소셜 댄스, 혹은 스윙 댄스가 인터내셔널한 그 무엇이라는 생각을 해본 일이 없었다.

그런데 이번 VLX를 통해 우리는 춤만으로도 전 세계인들과 연결될 수 있다는 사실을 깨달았다. 무엇보다 중요한 것은 VLX가 소셜 댄스에 살짝 지쳐 있었던 당시의 나에게 그 일종의 영양제 역할을 해주었다는 것이다. 소셜은 즐겁다. 하지만 기대가 크고 애정이 있는 사람일수록 그만큼의 스트레스도 있다. 뭔가 뜻대로 되지 않으니 힘들어하기도, 실망하기도 한다. 재미없는 춤을 추기도 하고, 춤 자체가 재미없게 느껴질 때도 있다. 소셜 댄스 역시 사람과 사람의 만남이기에 서로 잘 알게 되다보면 항상 긍정적인 일만 일어나진 않으며 그러다보면 보이지 않는 벽에 부닥치는 순간이 온다.

그럴 때마다 나는 언제나 베트남에서의 시간들을 떠올린다. '우리는 잘하기 위해 춤을 추는 것이 아니다. 사람과 사람의 만남을 즐겁게 하기 위해 춤을 추는 것이다' 라는 그곳에서의 생각을 되새김질 한다. 나에게 소셜 댄스의 원점은 맨 처음 지터벅을 배웠을 때이고, 터닝 포인트는 베트남에서의 시간이다.

그렇게 춤을 추며 깨닫게 되는 것 한 가지는 확실하다. 즐거움이

라는 것은 절대로 그냥 찾아오는 것이 아니고, 자신의 발로 스텝을 밟
고 누군가를 만나서 손을 잡아야만 생겨난다는 사실. 그게 원칙이다.
그래서 춤을 두고 인생과 같다고 하는 것 같다.

우리는 계속,
춤을 춰야만 한다

문제는 시기다. 앞의 글들을 유심히 읽었다면 내 말을 이해할 것이다. 소셜 댄스는 사회적 변동과 깊은 연관이 있다. 땅고가 부에노스아이레스에서 유행하던 시기를 생각해보자. 그건 아르헨티나가 세계에서 다섯 손가락 안에 꼽히는 선진국이던 시기다. 스윙이 미국에서 융성하던 시기는? 1920년대와 1930년대의 경제 호황기였다. 살사는? 맘보의 요람이 된 쿠바의 아바나는 미국의 관광객이 돈을 펑펑 쓰던 곳이었고, 맘보가 히트한 1950년대에 미국 경제는 전성기를 맞았다.

1980년대는 세계경제 자체가 호황이었던 시절이다. 이 시기에 소셜 댄스들은 어땠을까? 아르헨티나의 땅고 공연단은 세계를 순회하며 브로드웨이식 쇼를 펼쳤다. 이로 인해 아르헨티나에 땅고 열기가 다시 불붙기 시작했다. 스윙 댄스는 미국의 일각에서 부활의 움직임을 보이기 시작했다. 살사에서는 '살사 로맨티카' 라고 하는 달콤한 사랑 노래가 유행하면서 살세라와 살세로들의 심장을 녹여댔다.

내가 무슨 말을 하려는지 알겠는가? 소셜 댄스는 살기 좋은 시대에 융성한다는 것이다. 소셜 댄스가 융성하려면 사람들이 잘살아야 하고 놀 준비가 되어 있어야 한다. 새로운 리듬이 나오려면 사람들이 그걸 몸으로 음미할 준비가 되어 있어야 한다. 춤을 추려면 사람들이 춤을 출 정도의 여유가 있어야 한다.

경기 호황과 소셜 댄스의 상관관계는 한국에서도 마찬가지다. 살사나 스윙이나 땅고가 한국에서 열심히 성장하던 시기는 1990년 후반에서 2000년대 중반 사이다. 본격적으로 한국의 대중들의 소비 능력과 여가문화가 확장되던 시기다.

그렇게 치면 이런 불황의 시기에 소셜 댄스를 홍보하는 책을 낸다는 것이 좀 마음에 걸린다. 지금은 앞에서 열거한 소셜 댄스들의 성장도 주춤하다. 이것을 두고 동호회 문화의 한계라는 말도 나오고 있지만 실은 그 이전에, 경제불황이 발목을 잡고 있는 것이 더 확실한 것 같다.

그래서 이 책이 잘 팔리고 소셜 댄스 인구가 더 늘어나려면 (당연히 더 늘어나야 하는데!) 뜬금없는 말 같기는 하지만 이 나라의 경제가 좀 좋아져야 하는 것 같다. 그런데 그건 내 뜻대로 잘 안 되는 일이다. 대체 좋아지기나 하는 걸까? 대체 몇 년째 불황인 걸까? 그런데 그렇다고 경기가 좋아지길 기다리면서 미뤄둘 수도 없는 노릇 아닌가.

사실 나는 경제불황의 한복판에서 소셜 댄스를 시작했다. 회사를 그만두고 바로, 실업수당을 까먹으며 춤추기 시작했다. 그러나 실업수당이 다 떨어진 상태에서도 각종 푼돈 벌이를 하며 계속 춤을 췄다. 그렇게 치면 또 불황기에는 불황기만의 춤을 추는 이유가 있는 법은 아닐까! 그렇다. 불황이라고 해도 인생은 흘러간다. 그러므로 우리는 경제적 상황에 상관없이 삶을 즐기는 방법을 찾아야 한다. 그러한 방법 중 춤을 추는 것은 꽤 권할 만하다.

언젠가 같이 춤을 시작한 한 후배가 자기가 꾼 꿈을 말한 일이 있다.

"바깥에 폭풍이 치고 있었는데 우리는 스윙 바에서 춤만 추고 있었어요. 절대 밖으로 나가지 않고. 내가 아는 사람들 모두 다 스윙 바에 있었고, 웃으면서 춤을 추고 있었어요."

내 생각엔 이건 아무리 생각해도 경제불황을 상징하는 꿈이다. 우리는 춤을 추면서 저 폭풍이 지나가길 기다리는 거다. 적어도 누군가의 손을 잡고 있는 그 순간에는 격랑 같은 현실을 견딜 수가 있으니. 3분의 즐거움만으로도 하루를 버틸 수 있다. 그러니 당신에게도 한번 권하고 싶다. 우리는 무슨 수를 써서든 행복해져야 한다. 경제적 변화 하나하나에 일희일비하지 않고 행복하기 위해서는 돈 말고 다른 행복할 거리를 가지고 있어야 한다. 나에게 그것은 춤이었다.

물론 누군가에게는 그게 춤이 아닐 수도 있다. 어쨌거나 소셜 댄스가 당신의 '무언가'일 가능성은 없지 않다. 그러니 시도해보자.

이 책을 쓰기 위해 각종 자료, 문헌을 뒤지고 여러 사람을 인터뷰했다. 어떤 경우에는 소화를 제대로 하지 못하고 쓴 부분이 있을지도 모르겠다. 오류가 있다면 그건 모두 나의 탓이다. 더불어 담당 편집자 한아름 님께, 여러 도움을 준 엘 땅고의 피쉬 님께, 나의 스윙 지기들인 린디 유랑 캠프 사람들에게, 그리고 라틴 파라다이스의 강사 선생님과 동기들에게 감사한다.

　2009년, 스윙 댄스를 추다가 살사와 땅고 강습까지 듣기 시작했다. 그런데 아이러니하게도, 이 책을 쓰게 되면서 오히려 강습에 나갈 시간이 없어졌다. 이제 책을 거의 끝냈으니 다시 시작해야겠다. 뉴욕에서 스윙과 살사를, 부에노스아이레스에서 땅고를 추겠다는 야심은 아직 사그라들지 않았다.

서른 살에 처음 시작하는

스윙 살사 탱고

© 깜악귀 2010

초판인쇄	2010년 6월 1일
초판발행	2010년 6월 7일

지은이	깜악귀
펴낸이	김정순
책임편집	한아름
도움주신 분들	고태석, 곽아람, 권혜원, 김종건, 마정필, 박윤희, 이샘, 이인경 님
사진	서정민
디자인	김진영
마케팅	정상희 한승일 임정진

펴낸곳	(주)북하우스 퍼블리셔스
출판등록	1997년 9월 23일 제406-2003-055호
주소	121-840 서울시 마포구 서교동 395-4 선진빌딩 6층
전자우편	editor@bookhouse.co.kr
홈페이지	www.bookhouse.co.kr
전화번호	02-3144-3123
팩스	02-3144-3121

ISBN   978-89-5605-455-1 10680

이 도서의 국립중앙도서관 출판도서목록(CIP)은 e-CIP 홈페이지(http://www.nl.go.kr/cip.php)에서
이용하실 수 있습니다. (CIP제어번호 : CIP2010001909)